Jeanine Suurmond
Conny Seeleman
Karien Stronks
Marie-Louise Essink-Bot

Een arts van de wereld

Jeanine Suurmond
Conny Seeleman
Karien Stronks
Marie-Louise Essink-Bot

Een arts van de wereld

Etnische diversiteit in de medische praktijk

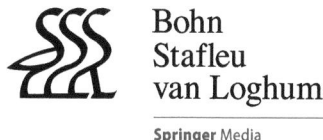

Houten 2012

ISBN 978-90-313-9146-2

© Bohn Stafleu van Loghum, onderdeel van Springer Media, 2012
Alle rechten voorbehouden. Niets uit deze uitgave mag worden verveelvoudigd, opgeslagen in een geautomatiseerd gegevensbestand, of openbaar gemaakt, in enige vorm of op enige wijze, hetzij elektronisch, mechanisch, door fotokopieën of opnamen, hetzij op enige andere manier, zonder voorafgaande schriftelijke toestemming van de uitgever.

Voor zover het maken van kopieën uit deze uitgave is toegestaan op grond van artikel 16b Auteurswet j° het Besluit van 20 juni 1974, Stb. 351, zoals gewijzigd bij het Besluit van 23 augustus 1985, Stb. 471 en artikel 17 Auteurswet, dient men de daarvoor wettelijk verschuldigde vergoedingen te voldoen aan de Stichting Reprorecht (Postbus 3060, 2130 KB Hoofddorp). Voor het overnemen van (een) gedeelte(n) uit deze uitgave in bloemlezingen, readers en andere compilatiewerken (artikel 16 Auteurswet) dient men zich tot de uitgever te wenden.

Samensteller(s) en uitgever zijn zich volledig bewust van hun taak een betrouwbare uitgave te verzorgen. Niettemin kunnen zij geen aansprakelijkheid aanvaarden voor drukfouten en andere onjuistheden die eventueel in deze uitgave voorkomen.

NUR 870
Lay-out en prepress: Crest Premedia Solutions (P) Ltd., India
Ontwerp omslag: Studio Bassa, Culemborg

Eerste druk, eerste oplage 2005
Eerste druk, tweede oplage 2008
Tweede druk, eerste oplage 2012

Bohn Stafleu van Loghum
Het Spoor 2
Postbus 246
3990 GA Houten

www.bsl.nl

Woord vooraf

De etnische diversiteit in de medische praktijk neemt snel toe. Vooral in de grote steden, maar ook daarbuiten. Dit stelt eisen aan een arts. Om kwalitatief hoogwaardige zorg te kunnen leveren, zal hij of zij de etnische achtergrond van patiënten in ogenschouw moeten nemen. Bijvoorbeeld omdat de kans op bepaalde ziekten per etnische groep kan verschillen. Of omdat de beleving van ziekte en gezondheid of therapietrouw deels tot stand komt onder invloed van iemands etnische herkomst. Dit boek met patiëntencasuïstiek beoogt (toekomstig) artsen te ondersteunen bij het leren omgaan met deze diversiteit.

Dit boek is gemaakt in opdracht van de werkgroep *Interculturalisatie van het medisch onderwijs*. Deze is in 1999 ingesteld door de commissie voor het Stimuleringsprogramma Gezondheidsonderzoek (SGO) van ZonMw. De werkgroep heeft als opdracht meegekregen concrete activiteiten en/of onderwijsmateriaal te ontwikkelen om de artsopleiding beter te laten aansluiten op de behoeften van de multi-etnische samenleving. Deze opdracht paste uitstekend binnen de oorspronkelijke gedachte achter het SGO, die geformuleerd kan worden als gericht stimuleren van patiëntgebonden onderzoek en medisch onderwijs.

In 2001 is in opdracht van deze werkgroep geïnventariseerd in hoeverre er in de artsopleiding aan de acht medische faculteiten aandacht bestond voor etnische en culturele diversiteit.[1] Uit die inventarisatie bleek dat de artsopleiding nog nauwelijks afgestemd was op de toenemende culturele en etnische diversiteit onder patiënten. Betrokken docenten en andere vertegenwoordigers van de faculteiten gaven aan dat dit deels te wijten was aan het ontbreken van geschikt onderwijsmateriaal. Hierop heeft de SGO-werkgroep besloten het nu voorliggende boek met patiëntencasuïstiek te laten ontwikkelen. De gedachte achter de keuze voor casuïstiek was dat onderwijsmateriaal op dit terrein primair gericht zou moeten zijn op het stimuleren van bewustwording. Casuïstiek is een goed middel hiervoor. Vanuit een concrete casus krijgt de lezer suggesties over hoe om te gaan met het gepresenteerde probleem. Ook worden suggesties gedaan voor literatuur ter verdere verdieping.

De SGO-werkgroep hoopt met dit boek een stimulerende rol te spelen bij de verdere interculturalisatie van de medische opleidingen in Nederland. Daarnaast verwacht de werkgroep dat de casuïstiek zeer bruikbaar is voor de nascholing, vervolgopleiding of praktische ondersteuning van alle in de gezondheidszorg werkzame artsen en andere medische beroepsgroepen.

Prof. dr. J.C. van Es
Voorzitter SGO-werkgroep *Interculturalisatie van het medisch onderwijs*

---

[1] Wieringen JCM van, Kijlstra MA, Schulpen TWJ. Interculturalisatie van het medisch onderwijs in Nederland. Een inventarisatie bij de faculteiten geneeskunde. Utrecht: Centre for Migration and Child Health, 2001.

Ten geleide

Dit boek neemt u mee naar de spreekkamer en laat zien wat het concreet voor een arts betekent om patiënten van allochtone herkomst op consult te hebben. Het geeft inzicht in de knelpunten, maar laat ook zien wat *good practice* is en welke voldoening een geslaagde interactie kan geven. Door analyse van de gebeurtenissen, het geven van achtergrondinformatie en het stellen van vragen, hopen we handvatten te bieden voor de omgang met etnische diversiteit in de medische praktijk.

De casuïstiek in dit boek berust op waargebeurde situaties. Artsen uit verschillende delen van Nederland hebben openhartig hun ervaringen met ons gedeeld. Wij zijn hun daar veel dank voor verschuldigd. De casuïstiek krijgt een extra dimensie omdat niet alleen het verhaal van de artsen is opgetekend, maar omdat ook de patiënten een gezicht en stem hebben gekregen. Dit biedt de lezer gelegenheid om inzicht te krijgen in het perspectief van deze patiënten. Wij willen de patiënten danken voor hun onmisbare bijdrage. Om redenen van privacy worden artsen noch patiënten bij hun eigen naam genoemd.

Wij zijn de werkgroep *Interculturalisatie van het medisch onderwijs*, ingesteld door SGO-ZonMw, erkentelijk voor de opdracht voor dit boek. Meer specifiek gaat onze dank uit naar prof. dr. Jan van Es, dr. Benno Bonke, prof. dr. Herman van Rossum en dr. Margriet van Rees voor hun constructieve bijdragen in de verschillende fasen van ontwikkeling van het boek.

Drs. Veronica Selleger (VUmc, Amsterdam), dr. Arko Oderwald (VUmc, Amsterdam) en drs. Anke van der Kwaak (KIT, Amsterdam) hebben vele eerdere versies van de casus doorgenomen. Vanuit hun eigen expertise hebben zij de casuïstiek van constructief commentaar voorzien, wat nieuwe inzichten opleverde en de casus rijker en praktischer voor het onderwijs maakte. Wij danken hen voor hun inbreng en enthousiasme bij de totstandkoming van het boek.

Eveneens dank aan prof. dr. Can Ince, dr. Richard Koopmans, prof. dr. Marcel Levi, dr. Hans Schipper, dr. Manon Schreuder, dr. Henk van Weert (allen AMC, Amsterdam), dr. Kitty Heijns, prof. dr. Joop de Jong (beiden VUmc, Amsterdam) en dr. Agnes van der Heijde (Erasmus MC, Rotterdam), die de prefinale versies van de casus vooral op de medische aspecten nog gedetailleerd hebben bekeken. Enkele casus zijn in het onderwijs 'uitgeprobeerd', wat ons zeer bruikbare feedback van studenten heeft opgeleverd. Ten slotte was Noor Oosterhof onmisbaar bij de praktische voorbereiding van het manuscript.

In de volksmond is 'een man van de wereld' iemand die weet hoe het eraan toegaat. Maar in het contact met allochtone patiënten blijkt opeens dat 'het' er ook anders aan toe kan gaan. Anders in negatieve, maar juist ook in positieve zin. We hopen dat dit boek en de beschreven competenties helpen bij het omgaan met diversiteit. Wanneer u daar uw eigen weg in hebt gevonden, kunt u zich een arts van de wereld noemen.

Conny Seeleman
Jeanine Suurmond
Karien Stronks
Amsterdam, augustus 2005

Ten geleide bij de tweede druk

Er is inmiddels veel meer kennis over etnische verschillen in gezondheid en in gebruik van gezondheidszorg. Ook zijn er de laatste jaren ontwikkelingen geweest in beleid rondom allochtonen. Het werd daarom tijd voor een herziene versie van *Een arts van de wereld*. Dankzij een subsidie van ZonMw was dit mogelijk. Voor deze herziene versie is aan de meeste hoofdstukken nieuwe informatie toegevoegd over resultaten uit onderzoek of over wijzigingen in beleid. Daarnaast zijn twee nieuwe casus toegevoegd over thema's die tot nu toe ontbraken in deze uitgave.

We willen een aantal mensen bedanken die meegewerkt hebben aan de herziening van *Een arts van de wereld*. Drs. Lietje Petris heeft meegeschreven aan twee casus over vluchtelingen en asielzoekers. Eveneens dank aan dr. Lizzy Brewster, drs. Jeannine Nellen, dr. Vera Nierkens, dr. Marjolein Peters, dr. Judith Sluiter, dr. Tanja Vrijkotte (allen AMC, Amsterdam), drs. Jan Dokter (Maasstad Ziekenhuis, Rotterdam), dr. Maria van den Muijsenbergh (Pharos), drs. Jan Wuijster (Rubenshoek, Den Haag) en prof. dr. Marina Cornel (VUmc, Amsterdam), die de prefinale versies van de casus vooral op de medische aspecten nog gedetailleerd hebben bekeken. Ten slotte was Noor Oosterhof wederom onmisbaar bij de praktische voorbereiding van het manuscript.

Jeanine Suurmond
Conny Seeleman
Karien Stronks
Marie-Louise Essink-Bot
Amsterdam, maart 2012

Inhoud

0 Etnische diversiteit in de medische praktijk: een introductie

0.1	Inleiding	2
0.2	Mensen van allochtone herkomst in Nederland	2
0.3	Consequenties van de aanwezigheid van mensen van allochtone herkomst voor zorgverlening door artsen	8
0.4	Vier algemene boodschappen over de zorgverlening aan mensen van allochtone herkomst	13
0.5	Verantwoording van de ontwikkeling van de casuïstiek	15
	Literatuur	15

I Casuïstiek

1 Een Ghanese man met hypertensie ... 19

1.1	Prevalentie van hypertensie op jonge leeftijd	20
1.2	De beleving van hypertensie en de behandeling	22
1.3	Bespreken van terugkeer	24
1.4	Beschouwing	25
1.5	Verder lezen	26
	Literatuur	26

2 Een Somalische vrouw met spierpijn ... 29

2.1	Vitamine D	30
2.2	Diagnose en behandeling	31
2.3	Etnische verschillen in vitamine D-deficiëntie	34
2.4	Beschouwing	35
2.5	Verder lezen	35
	Literatuur	35

3 Een lusteloze baby uit Sierra Leone ... 37

3.1	Diagnose van anemie	38
3.2	Sikkelcelziekte	39
3.3	Sikkelcelziekte en screening	41
3.4	Behandeling van sikkelcelziekte	41
3.5	Bloedtransfusies en levensbeschouwelijke principes	42
3.6	Begeleiden van adolescente patiënten met sikkelcelziekte	43
3.7	Beschouwing	44
3.8	Verder lezen	44
	Literatuur	44

4 Een Guinese vrouw met hiv ... 47

4.1	Hiv/aids en man-vrouwverschillen	48
4.2	Transmissieroute en taboe	49
4.3	Therapietrouw en hiv	50

4.4	Bekendmaken van hiv-status	52
4.5	Determinanten van gedrag en hiv	53
4.6	Cultuursensitieve preventie	54
4.7	Beschouwing	54
4.8	Verder lezen	56
	Literatuur	56

5	**Een Turkse man met pijn op de borst**	59
5.1	Leefstijl- en andere risicofactoren voor hart- en vaatziekten	60
5.2	Constructie van culturele verschillen	64
5.3	Beschouwing	66
5.4	Verder lezen	67
	Literatuur	67

6	**Een Marokkaanse jongen met astma**	69
6.1	Crossculturele kwesties	71
6.2	Ouders van kinderen in het ziekenhuis	75
6.3	Besluitvorming over of met kinderen?	77
6.4	Beschouwing	78
6.5	Verder lezen	79
	Literatuur	79

7	**Een Turkse vrouw met diabetes**	81
7.1	Etnische verschillen in prevalentie van diabetes	82
7.2	Allochtone patiënten en diabeteszelfmanagement	82
7.3	Verwachtingen en misverstanden in het consult	84
7.4	Culturele en andere invloeden op medische keuzes	85
7.5	Beschouwing	86
7.6	Verder lezen	87
	Literatuur	87

8	**Een zwangere Marokkaanse vrouw**	89
8.1	De relatie tussen etnische herkomst en perinatale gezondheidsuitkomsten - determinanten van etnische verschillen in perinatale morbiditeit en sterfte	90
8.2	Conflicthantering	93
8.3	Patient delay	94
8.4	Beschouwing	94
8.5	Verder lezen	95
	Literatuur	96

9	**In dialoog met een Marokkaanse man en vrouw**	99
9.1	Verhelderen hulpvraag	100
9.2	Het geven van instructies	103
9.3	Ineffectief pilgebruik	103
9.4	Maagdelijkheid en hulpvraag	105
9.5	Gespreksleiding	106
9.6	Onbegrip voorkomen	106

9.7	Beschouwing	107
9.8	Verder lezen	108
	Literatuur	108

10 Een Nederlandse vrouw met blaasontsteking — 111

10.1	Verklaringen en verwachtingen	113
10.2	Beschouwing	115
10.3	Verder lezen	116
	Literatuur	116

11 Een Iraanse vrouw met chronische pijnklachten — 117

11.1	De diagnose PTSS	118
11.2	Allochtone ouderen en de zorg	121
11.3	De gezondheid van allochtone ouderen	121
11.4	Beschouwing	122
11.5	Verder lezen	123
	Literatuur	123

12 Een Marokkaanse vrouw met hoofdpijn, hartkloppingen en buikpijn — 125

12.1	Somatisatie	126
12.2	Aandachtspunten psychosociale problemen	128
12.3	Somatisatie en het arts-patiëntcontact	130
12.4	Beschouwing	131
12.5	Verder lezen	131
	Literatuur	131

13 Een Marokkaanse man met een depressie — 133

13.1	Vertrouwen creëren	136
13.2	Prevalentie van discriminatie	138
13.3	Tweede generatie	140
13.4	Hulp bij discriminatie	141
13.5	Beschouwing	141
13.6	Verder lezen	142
	Literatuur	142

14 Een Marokkaans meisje met spierzwakte en uitvalsverschijnselen — 145

14.1	Differentiële diagnose	146
14.2	Alternatieve genezers	147
14.3	Juridische aspecten bij weigering medische behandeling	150
14.4	Beschouwing	151
14.5	Verder lezen	151
	Literatuur	152

15 Een Bosnische vrouw met RSI — 153

15.1	Type-I- en type-II-reacties	154
15.2	Beschouwing	157
15.3	Verder lezen	157
	Literatuur	157

16	**Een vermoeden van meisjesbesnijdenis**	159
16.1	Medische gevolgen van de ingreep	161
16.2	Redenen voor meisjesbesnijdenis	161
16.3	Dialoog met de patiënt	162
16.4	Juridische aspecten bij meisjesbesnijdenis in Nederland	162
16.5	Beschouwing	163
16.6	Verder lezen	164
	Literatuur	164
17	**Een onverzekerd Armeens echtpaar**	165
17.1	Medische zorg aan onverzekerden	166
17.2	Gezondheid van ongedocumenteerde migranten	168
17.3	Een geneeskundige verklaring afgeven in verband met een asielverzoek	169
17.4	Zelfdoding	170
17.5	Beschouwing	170
17.6	Verder lezen	171
	Literatuur	171
18	**Een Turkse vrouw met pijn en tintelingen in de polsen**	173
18.1	Cultuur en pijn	175
18.2	Verbetering van de arbozorg aan allochtone werknemers	176
18.3	Beschouwing	177
18.4	Verder lezen	177
	Literatuur	178
19	**Een Afghaanse vrouw met longkanker**	179
19.1	Bespreekbaarheid van ziekte en dood	182
19.2	De wens om informatie te ontvangen	183
19.3	Euthanasie, zorgvuldigheidseisen, rechten, plichten	184
19.4	Aandachtspunten euthanasie en allochtone patiënten	185
19.5	Beschouwing	186
19.6	Verder lezen	187
	Literatuur	187
20	**Een Surinaamse man met schizofrenie**	189
20.1	Schizofrenie en migratie	190
20.2	Allochtone patiënten en onvrijwillige opname	191
20.3	Aandachtspunten bij gedwongen opname	192
20.4	Diagnose en cultuur	193
20.5	Verslaving en mensen van allochtone herkomst	194
20.6	Familiebanden	195
20.7	Beschouwing	196
20.8	Verder lezen	197
	Literatuur	197
21	**Een Turks echtpaar met een kinderwens**	199
21.1	Gezondheidsrisico's	200
21.2	Consanguïniteit en gezondheidsuitkomsten	200

21.3	Informatie geven aan (aanstaande) ouders		201
21.4	Diagnostiek		203
21.5	Etnische verschillen in gebruik van prenatale diagnostiek		203
21.6	Zwangerschapsafbreking		204
21.7	Beschouwing		205
21.8	Verder lezen		205
	Literatuur		206
22	**Een Poolse man met brandwonden**		207
22.1	Uitleg van transplantatie, genezing van littekens en zelfzorg		209
22.2	Sociale context		212
22.3	Beschouwing		212
22.4	Verder lezen		213
	Literatuur		213
	Over de auteurs		215
	Register		217

Etnische diversiteit in de medische praktijk: een introductie

0.1 Inleiding – 2

0.2 Mensen van allochtone herkomst in Nederland – 2
0.2.1 Begrippen – 2
0.2.2 Enkele feiten en cijfers – 4

0.3 Consequenties van de aanwezigheid van mensen van allochtone herkomst voor zorgverlening door artsen – 8
0.3.1 Medische aspecten – 9
0.3.2 Persoonlijke aspecten – 9
0.3.3 Aspecten in de relatie tot de maatschappij en het gezondheidszorgsysteem – 12

0.4 Vier algemene boodschappen over de zorgverlening aan mensen van allochtone herkomst – 13
0.4.1 De geschetste problemen in de zorg zijn zelden uniek voor mensen van allochtone herkomst – 13
0.4.2 Kwalitatief hoogwaardige zorg voor mensen van allochtone herkomst is meer dan het aanleren van tips en trucs – 14
0.4.3 Ervaren knelpunten in de zorgverlening aan mensen van allochtone herkomst zijn niet altijd cultureel van aard – 14
0.4.4 Normatieve opvattingen mogen een goede zorgverlening aan mensen van allochtone herkomst niet in de weg staan – 14

0.5 Verantwoording van de ontwikkeling van de casuïstiek – 15

Literatuur – 15

0.1 Inleiding

Met de aanwezigheid van migranten in Nederland wordt de medische praktijk in etnisch opzicht steeds gevarieerder. Artsen hebben in toenemende mate te maken met een diversiteit aan patiënten, variërend van Indische Nederlanders die al jaren in Nederland verblijven, tot net gearriveerde asielzoekers die geen woord Nederlands spreken.

Deze ontwikkeling heeft gevolgen voor de gezondheidszorg. Met de komst van mensen uit andere landen – in Nederland aangeduid met de term 'allochtonen' – komen immers ook andere ziekten de spreekkamer binnen. Sikkelcelziekte bij mensen van Surinaamse en Afrikaanse herkomst is een bekend voorbeeld, maar denk ook aan importziekten als tbc onder asielzoekers. De communicatie met een patiënt van allochtone herkomst kan moeilijk verlopen. Ook kunnen verschillen in perspectieven van arts en patiënt een effectieve behandeling in de weg staan, bijvoorbeeld wanneer beiden anders aankijken tegen de oorzaken van het gezondheidsprobleem van de patiënt.

Voor goede kwaliteit van zorg is het belangrijk dat zorgorganisaties en zorgverleners op een adequate manier inspelen op etnische diversiteit in de patiëntenpopulatie. Resultaten van wetenschappelijk onderzoek naar de gezondheidstoestand en het zorggebruik van mensen van allochtone herkomst kunnen de arts helpen om de zorgverlening goed af te stemmen op de kenmerken van specifieke groepen patiënten.

De ervaring leert dat de toepassing van die kennis in de spreekkamer niet eenvoudig is. Het vereist een vertaalslag van kennis uit heel verschillende vakgebieden (epidemiologie, psychologie, culturele antropologie enz.) naar de praktijk van het arts-patiëntcontact. Deze bundel met casuïstiek helpt bij die vertaalslag. Het boek wil (toekomstige) artsen bewust maken van de manier waarop de etnische herkomst van een patiënt een rol kan spelen in de zorg. Daarnaast proberen we handvatten aan te reiken voor de afstemming van de zorgverlening op patiënten uit verschillende etnische groepen.

Voorafgaand aan de casuïstiek geeft dit inleidende hoofdstuk algemene informatie over allochtone groepen in Nederland. Vervolgens worden de consequenties van de aanwezigheid van die groepen voor de zorgverlening door artsen geschetst en beschrijven we de competenties die een arts moet hebben voor adequate zorg aan patiënten met verschillende etnische achtergronden. Daarbij wordt aangegeven welke competenties in welke casus terugkeren. De paragraaf daarna geeft enkele algemene boodschappen die van belang zijn bij het lezen van de casus. Het hoofdstuk sluit af met een verantwoording van de manier waarop de casuïstiek is ontwikkeld.

0.2 Mensen van allochtone herkomst in Nederland

0.2.1 Begrippen

Op 1 januari 2012 leefden er volgens het CBS in Nederland bijna 3,5 miljoen mensen van allochtone herkomst. Een allochtoon wordt door het CBS gedefinieerd als een persoon die in het buitenland geboren is en van wie ten minste één ouder in het buitenland is geboren (eerste generatie), of een persoon die in Nederland is geboren maar van wie ten minste één ouder in het buitenland geboren is (tweede generatie)[1]. Personen die evenals hun ouders in Nederland geboren zijn, maar van wie (één van) de grootouders buiten Nederland zijn geboren ('derdegeneratieallochtonen'), worden volgens deze definitie niet tot de groep allochtonen gerekend. Alle personen van wie beide ouders in Nederland zijn geboren, worden als autochtone Nederlanders geclassificeerd, ook al zijn ze zelf niet in Nederland geboren.

Niet-westerse en westerse allochtonen
Mensen van allochtone herkomst worden vaak onderverdeeld in westerse en niet-westerse. De laatste groep wordt gedefinieerd als mensen die afkomstig zijn uit Turkije, Afrika, Latijns-Amerika en Azië (Japan en Indonesië uitgezonderd). Westerse allochtonen zijn vooral afkomstig uit Europa en Noord-Amerika[2]. In 2011 waren er in Nederland 1,5 miljoen allochtonen van westerse afkomst, en ruim 1,9 miljoen van niet-westerse afkomst. De eerste groep vormt daarmee 9% en de tweede 11% van de totale Nederlandse bevolking[1]. Impliciet lijkt met deze classificatie een onderscheid naar sociaal-cul-

turele positie te worden aangeduid, waarbij wordt aangenomen dat mensen van buiten Europa verder van 'de' westerse cultuur afstaan. Niettemin bestaan er ook binnen de groep westerse allochtonen grote verschillen in cultuur. Denk bijvoorbeeld aan migranten uit voormalig Joegoslavië of de voormalige Sovjet-Unie, die in deze systematiek tot dezelfde categorie behoren als migranten uit West-Europese landen zoals het Verenigd Koninkrijk.

Etniciteit

Allochtone groepen onderscheiden op basis van geboorteland is eigenlijk een operationalisatie van het begrip 'etniciteit'. Etniciteit kan worden gedefinieerd als de bevolkingsgroep waartoe een persoon zelf vindt dat hij of zij behoort, of waartoe anderen vinden dat hij of zij behoort, op grond van gedeelde kenmerken zoals taal, religie, dieet, herkomst, lichamelijke kenmerken of cultuur. Deze definitie betekent dat iedereen een etniciteit heeft, ook autochtone Nederlanders. De definitie laat ook meteen beperkingen zien van het onderscheiden van allochtone groepen op basis van geboortelandcriteria. Binnen een bepaald herkomstland wonen soms verschillende etnische groepen. Voorbeelden hiervan zijn de Creoolse en Hindoestaanse bevolkingsgroepen van Suriname (de eerste met een gemengde Afrikaans-Europese oorsprong, en de tweede oorspronkelijk afkomstig uit India), en de Turkse en Koerdische bevolking onder de Turken.

Etniciteit heeft te maken met een gemeenschappelijke geschiedenis, oorsprong en afstamming. Mensen definiëren zelf hun etnische achtergrond op basis van wat zij zelf ervaren of denken dat hun gemeenschappelijke afstamming en geschiedenis is. Hoe iemand zijn etniciteit invult, kan afhangen van tijd en plaats. Zo kan eenzelfde persoon zichzelf in verschillende situaties anders definiëren, bijvoorbeeld als Nederlander, Marokkaan of Berber. In die zin is etniciteit dynamisch en veranderlijk. Toch is de kern ervan niet veranderlijk: dat blijft het gevoel van continuïteit met het verleden. Etnische identiteit heeft daarmee een belangrijke sociale en psychologische functie. Weten waar je vandaan komt, geeft een gevoel van continuïteit en verbondenheid[3].

Ras

In tegenstelling tot bijvoorbeeld in de Verenigde Staten wordt in Nederland zelden onderscheid gemaakt naar ras. De reden hiervoor is een gebrek aan biologische basis voor deze classificatie: de variatie in genetische kenmerken binnen een ras is veel groter dan die tussen rassen[4]. Dit neemt niet weg dat bij specifieke gezondheidsproblemen een onderscheid op basis van genetische kenmerken wel degelijk relevant kan zijn. Het eerdergenoemde voorbeeld van sikkelcelziekte onder creoolse Surinamers illustreert dat.

Nationaliteit

Nationaliteit wordt in Nederland evenmin als de basis voor classificatie van allochtonen gebruikt. De meeste mensen van allochtone herkomst hebben de Nederlandse nationaliteit.

Migranten

Een andere term die vaak in relatie tot mensen van allochtone herkomst wordt gebruikt, is *migranten*. Deze term legt de nadruk op het migratieproces dat mensen van allochtone herkomst achter de rug hebben. Vaak worden de begrippen allochtonen en migranten als uitwisselbaar gezien, maar dit is strikt genomen niet juist, omdat tweedegeneratieallochtonen niet zelf gemigreerd zijn.

Cultuur

Ten slotte verdient in deze context het begrip *cultuur* aandacht. Cultuur is als het ware de bril waardoor iemand de werkelijkheid bekijkt, haar interpreteert en er zin aan geeft[5]. Het begrip cultuur verwijst naar gemeenschappelijke tradities, waarden, normen, gewoonten, gebruiken en taal. Grofweg gezegd: waar iemands etnische herkomst wat duurzamer en statischer is, is cultuur dynamisch en variabel. Mensen halen aspecten uit een cultuur die ze naar eigen goeddunken gebruiken en veranderen, bijvoorbeeld ze nemen de taal of bepaalde tradities en gewoonten over van een cultuur (bijvoorbeeld eetgewoonten). Cultuur kan van invloed zijn op bepaalde waarden en normen, zoals op de verhouding tussen een individu en de samenleving, of op wat de gewenste rollen zijn van mannen en vrouwen. Die waarden en normen zijn weer van invloed op wat iemand als gezond en als ziek beschouwt. Cultuur en cultuurverschillen kunnen dan ook een belangrijke rol spelen in de zorg voor patiënten.

Etniciteit = Cultuur?

Etniciteit en cultuur worden vaak als synoniem van elkaar gebruikt. Dat is niet terecht. Etnische groepen verschillen op veel meer aspecten van elkaar dan alleen op hun cultuur. Voorbeelden zijn taalvaardigheid, migratiegeschiedenis, opleidingsniveau en de mate waarin een bepaalde etnische groep te maken heeft met discriminatie. Een ander probleem dat zich voordoet wanneer etniciteit en cultuur aan elkaar gelijk gesteld worden, is dat men daardoor gemakkelijk vergeet dat ook binnen een etnische groep grote verschillen in cultuur bestaan, bijvoorbeeld tussen mensen uit verschillende sociale klassen.

Toch is het opvallend dat mensen kunnen blijven vasthouden aan hun idee van oorsprong, aan wat zij zelf ervaren als continuïteit met het verleden, ook als hun cultuur vermengd raakt met een andere cultuur en daardoor verandert. Bijvoorbeeld, allochtone jongeren vernederlandsen en nemen de Nederlandse cultuur voor een groot deel over, maar in etnische zin worden ze niet of slechts ten dele Nederlands. Ze zijn trots op hun etnische achtergrond en blijven zich (ook) zien als Marokkaan of Antilliaan. Culturen kunnen dus vermengen of overlappen, maar etnische groepen doen dit veel minder.

De impliciete koppeling tussen etniciteit en cultuur ziet men terug in de manier waarop het begrip allochtonen in het dagelijks spraakgebruik wordt ingevuld. Zo bedoelt men, wanneer men over allochtonen spreekt, veelal alleen *niet-westerse* allochtonen. Iets dergelijks kwam naar voren in een onderzoek onder medisch specialisten, die een onderscheid naar etnische herkomst vooral bleken te maken op basis van een *gevoelde culturele afstand*. Zo werden patiënten van Russische, Servisch-Kroatische en Egyptische afkomst minder vaak als allochtoon ervaren dan patiënten van Turkse, Marokkaanse of Armeense afkomst. Ook over patiënten van de tweede of derde generatie Turken en Marokkanen werd minder vaak in termen van allochtoon gesproken[6].

0.2.2 Enkele feiten en cijfers

Nederland heeft een lange geschiedenis als immigratieland. Al eeuwenlang vestigen migranten zich om een verscheidenheid aan redenen in Nederland. Op basis van die redenen is een indeling in zes hoofdgroepen te maken.

Ten eerste zijn er migranten uit de voormalige koloniën (Indische Nederlanders, Surinamers, Molukkers, Antillianen, Arubanen). Surinamers vormen op dit moment met 344.000 personen de op één na grootste allochtone groep in Nederland, Antilianen/Arubanen de vierde groep (◘ tabel 1).

Een tweede groep is die van de arbeidsmigranten die sinds de jaren zestig naar Nederland zijn gekomen. In 2007 kwamen nog zo'n 32.000 arbeidsmigranten naar Nederland[1]. De grootste groepen arbeidsmigranten waren eerst afkomstig uit Turkije en Marokko. Tegenwoordig komen arbeidsmigranten meestal uit de Europese Unie. Op de arbeidsmigratie van Turkse en Marokkaanse mannen volgde gezinsmigratie (zie hierna). Met respectievelijk 388.000 en 355.000 personen vormden Turkse en Marokkaanse Nederlanders in 2011 de grootste en op twee na grootste groep allochtonen (◘ tabel 1).

Asielzoekers vormen een derde groep allochtonen. In Nederland wordt gekeken of zij in aanmerking komen voor een vluchtelingenstatus. Is dat niet het geval, dan wordt hun verzocht Nederland te verlaten. Dat betekent vertrek met onbekende bestemming (vaak de illegaliteit in) of gedwongen uitzetting naar het land van herkomst. In 2000 en 2001 kwam nog dertig procent van de immigranten in het kader van asiel naar Nederland. In 2007 was dit minder dan vijf procent. In 2001 waren er nog bijna 33.000 eerste asielaanvragen, in 2010 waren dat er 12.000[9]. De grootste groepen vluchtelingen in Nederland waren in 2011 vluchtelingen uit Irak (53.000), Afghanistan (40.000), en Iran (33.000) (◘ tabel 1). De omvang van de vluchtelingengroepen reflecteert deels de politieke situatie in de regio van herkomst, zoals het instorten van het communisme in Oost- en Centraal-Europa eind jaren tachtig, de oorlog in Bosnië en Kroatië begin jaren negentig en de oorlog in Kosovo eind jaren negentig, en de schending van mensenrechten in onder meer Afghanistan en Irak (zie voor een overzicht ► www.unhcr.org).

0.2 • Mensen van allochtone herkomst in Nederland

Tabel 1 Bevolking naar herkomstgroepering in 1995, 2004 en 2011.

		1995	2004	2011	
		×1 000			1995 = 100
totaal		15.424	16.258	16.654	108
autochtonen		12.976	13.170	13.230	102
westerse allochtonen		1.317	1.420	1.525	116
w.o.					
	België	111	113	113	102
	Duitsland	414	390	378	91
	Frankrijk	26	33	38	150
	Griekenland	10	13	15	150
	Indonesië	413	399	380	92
	Italië	31	36	40	129
	Polen	24	36	87	362
	Portugal	13	17	21	161
	Spanje	28	31	35	125
	Ver. Koninkrijk	66	76	79	120
	voormalig Joegoslavië	49	76	80	163
	voormalige Sovjet-Unie	11	42	61	554
niet-westerse allochtonen		1.129	1.668	1.899	168
w.v.					
	eerste generatie	744	1.021	1.069	143
	tweede generatie	385	647	830	215
w.o.					
	Turkije	264	352	389	147
	Marokko	219	306	356	163
	Suriname	276	325	345	161
	Ned. Antillen en Aruba	86	131	142	165
	Afghanistan	3	36	40	1333
	Brazilië	6	12	18	300
	China	22	42	56	254
	Colombia	5	9	13	260
	Dominicaanse Republiek	5	10	12	240
	Egypte	11	18	21	190
	Ethiopië	8	10	12	150

Tab. 1 vervolg

	1995	2004	2011	
Filipijnen	7	12	17	240
Ghana	12	19	21	175
Hongkong	17	18	18	105
India	9	13	22	244
Irak	8	43	53	662
Iran	14	28	33	235
Kaapverdië	16	20	21	131
Pakistan	14	18	19	135
Somalië	17	25	31	182
Vietnam	13	18	20	153

Bron: CBS p. 78 2004[7], gecombineerd met cijfers CBS 2011[8].

De vierde groep bestaat uit mensen die zich als gevolg van gezinshereniging of -vorming in Nederland hebben gevestigd. Bij gezinshereniging gaat het om gezinnen die al voor de migratie bestonden, waarbij een of meer gezinsleden zich bij het lid/de leden voegen die al langer in Nederland is/zijn. Sinds het einde van de jaren negentig neemt deze groep in omvang af. Van migratie in verband met gezinsvorming is sprake wanneer iemand zich in Nederland vestigt met het oog op een huwelijk of niet-gehuwd samenwonen. Er vestigden zich in 2007 circa 25.000 personen in Nederland vanwege gezinsmigratie. Gezinsmigratie was in dat jaar de tweede belangrijkste migratiereden, na arbeidsmigratie. Gezinsmigratie betreft meer vrouwen dan mannen, veelal afkomstig uit Turkije of Marokko[1].

Ten vijfde zijn er personen in Nederland die niet migreren, maar wel tijdelijk in Nederland aanwezig zijn. Zij mogen of willen zich niet permanent in Nederland vestigen. Voorbeelden zijn asielzoekers met een afgewezen asielverzoek of patiënten, zoals kinderen met kanker, die tijdelijk naar Nederland komen voor een speciale behandeling.

Tot slot woont er in Nederland ook een grote groep westerse allochtonen die zich, voor zover ze uit bepaalde landen van de EU afkomstig zijn, vrij in Nederland kunnen vestigen.

In de grote steden is de toename in etnische diversiteit het duidelijkst zichtbaar. Zo was in Amsterdam en Rotterdam in 2009 bijna 50% van de bevolking van allochtone herkomst. Ongeveer 35% van de bevolking van die steden heeft een niet-westerse allochtone herkomst, in Den Haag is dit 33% en in Utrecht 21%[1]. Allochtonen van niet-westerse afkomst zijn de laatste tien jaar steeds meer naar de gemeenten rondom de vier grote steden getrokken en dat proces zal zich naar alle waarschijnlijkheid voortzetten[10]. Ook in middelgrote en kleinere steden is de aanwezigheid van mensen van niet-westerse allochtone herkomst goed te merken, waarbij het percentage mensen van allochtone herkomst varieert van bijvoorbeeld 10% in Groningen, 12% in Nijmegen, 15% in Enschede, tot ruim 27% in Almere[11].

Grote verschillen binnen groepen van allochtone herkomst

'De' allochtoon bestaat niet. Mensen van allochtone herkomst verschillen van elkaar in bijvoorbeeld cultuur en migratiegeschiedenis. Die verschillen kunnen van belang zijn voor de zorgverlening aan die groepen[12] [13] [14]. De wijze waarop die verschillen in de zorgverlening kunnen doorwerken, komt later in dit hoofdstuk aan de orde. Zoals hiervoor al is aangegeven, kunnen mensen allereerst van elkaar worden onderscheiden naar land van herkomst. Hoewel mensen uit eenzelfde herkomstland bepaalde kenmerken met elkaar delen – zo hangt bijvoorbeeld een groot deel van de Turkse en Marokkaanse bevolking het islamitische geloof aan – bestaan er ook grote verschillen tussen de groepen, bijvoorbeeld in taal, cultuur en sociaaleconomische positie.

Maar ook binnen een groep uit een bepaald herkomstland bestaan grote onderlinge verschillen. Een eerste onderscheid dat gemaakt wordt, is dat tussen de eerste en tweede generatie. Pas sinds heel recent heeft de tweede generatie mensen van Turkse en Marokkaanse herkomst ongeveer een gelijke omvang als de eerste generatie. (In 2011 had de eerste generatie van Turkse herkomst een omvang van 197.000 personen en bestond de tweede generatie uit 191.000 personen. De eerste generatie van Marokkaanse herkomst had een omvang van 167.000 en de tweede generatie van 188.000 personen.) De eerste generatie groeit nog wel steeds als gevolg van gezinshereniging of gezinsvorming. Samenhangend met de Nederlandse definitie van allochtonen op basis van geboortelandcriteria bestaat er geen derde generatie allochtonen in de officiële statistieken. Deze personen zijn immers zelf in Nederland geboren uit ouders die ook in Nederland zijn geboren. Als we deze generatie toch zichtbaar willen maken, is het nodig ook het geboorteland van iemands grootouders te kennen. Het CBS schat dat er in 2011 ongeveer 81.000 personen met ten minste één niet-westerse grootouder in Nederland leefden, waarvan 10.000 van Turkse origine, 7.000 Marokkaans, 36.000 Surinaams en 16.000 Antilliaans/Arubaans[15].

Ook kunnen leden van één etnische groep in cultureel opzicht van elkaar verschillen. Zo leeft de eerste generatie met hun 'oude' cultuur in een 'nieuwe' cultuur, terwijl de tweede generatie veel meer tussen de cultuur van hun ouders en de nieuwe cultuur instaat. Dit illustreert direct dat cultuur niet statisch is: 'de' cultuur van bijvoorbeeld de bevolking van Surinaamse herkomst verandert in de loop van de jaren, mede onder invloed van 'de' cultuur van het gastland. Dit proces van verandering wordt aangeduid met de term *acculturatie*. Door het nieuwe contact ontstaan veranderingen in oorspronkelijke culturele patronen van een of beide groepen. Daarbij zijn er grote variaties binnen herkomstgroepen zichtbaar in de mate waaraan individuen enerzijds vasthouden aan de oorspronkelijke cultuur en anderzijds de cultuur van het gastland overnemen[6][16]. Grofweg zijn er vier patronen te onderscheiden. Sommige groepen migranten zijn vrijwel volledig geassimileerd in de Nederlandse samenleving. Ze gedragen zich als het ware als autochtone Nederlanders. Indische Nederlanders zien zichzelf in het algemeen als zodanig. Men spreekt van separatie wanneer wordt vastgehouden aan de eigen cultuur en er geen contact wordt gezocht met de dominante cultuur. Soms wordt dit ook aangeduid als de 'traditionele mens'. Een deel van de eerste generatie arbeidsmigranten (Turken, Marokkanen) behoort hiertoe. In het geval van integratie streeft men naar behoud van de eigen cultuur, maar wil men tegelijkertijd onderdeel zijn van de grotere samenleving. Je zou dit kunnen aanduiden als de 'biculturele mens', die heen en weer schakelt van de ene naar de andere cultuur en in beide culturen functioneert. Marginalisatie impliceert dat het contact is verloren met zowel de cultuur van de dominante meerderheid als die van de minderheid waartoe men behoort. Individuen kunnen voor verschillende levensdomeinen verschillende acculturatiepatronen volgen. Iemand kan bijvoorbeeld een patroon van integratie vertonen op het domein van gezondheid, werk of school, en daarnaast vasthouden aan het voedingspatroon uit het land van herkomst.

Daarnaast bestaan er binnen een etnische groep grote verschillen in sociaaleconomische status. In vergelijking met de autochtone bevolking zijn niet-westerse allochtonen relatief laag opgeleid. Zo heeft van de Turkse groep in Nederland 35% niet meer dan basisonderwijs en van de Marokkaanse groep 40%[17]. Bovendien heeft meer dan 80% van de Marokkaanse oudere mannen en meer dan 90% van de oudere Marokkaanse vrouwen geen opleiding voltooid (ook geen lagere school). Het opleidingsniveau van Surinaamse en Antilliaanse ouderen is hoger dan dat van de Turkse en Marokkaanse ouderen, hoewel het percentage dat geen opleiding heeft gevolgd nog altijd groter is dan bij de autochtonen[18]. Overigens wordt dit verschil kleiner onder de jongere generaties. Dit impliceert dat ook tussen de eerste en tweede generatie grote verschillen in opleidingsniveau bestaan.

Ook wat arbeidsparticipatie betreft verschillen (niet-westerse) mensen van allochtone herkomst van de autochtone bevolking, en doen zich binnen de allochtone bevolking verschillen voor[19]. Van de niet-westerse allochtonen heeft 53% een betaalde baan, tegen 69% van de autochtone Nederlanders. Mensen van niet-westerse allochtone herkomst hebben vaker geen betaalde baan dan mensen van autochtone herkomst. In 2011 was 4,5% van de autochtone Nederlanders werkloos, terwijl dit gold voor 12,6% van de niet-westerse migranten. Sinds 2008 is de netto arbeidsparticipatie bij niet-westerse allochtonen harder gedaald en de werkloosheid sterker toegenomen dan bij autochtone Nederlanders. De afstand is de afgelopen jaren daarmee weer vergroot. Niet-westerse allochtone vrouwen zijn iets vaker werkloos dan mannen. Cijfers laten tevens grote verschillen zien tussen herkomstgroepen. Als we kijken naar de netto arbeidsparticipatie, valt op dat deze onder niet-westerse allochtonen het hoogst is voor personen van Surinaamse, Antilliaanse of Arubaanse afkomst. De netto arbeidsparticipatie ligt voor personen van Marokkaanse afkomst het laagst, gevolgd door Turkse allochtonen en overige niet-westerse allochtonen. De groep vluchtelingen laat een zeer divers beeld zien. Mensen van allochtone herkomst zijn bovendien oververtegenwoordigd in de lagere functieniveaus. Dit, samen met het lagere opleidingsniveau en de hogere werkloosheid, brengt met zich mee dat het gemiddelde maandinkomen van mensen van allochtone herkomst lager ligt dan dat van autochtonen[7]. Een groot percentage moet rondkomen van een minimuminkomen. Daar komt bij dat het besteedbaar inkomen van de Turkse en Marokkaanse bevolkingsgroep relatief laag is doordat vaak grote gezinnen moeten worden onderhouden en dikwijls ook familie in het thuisland[7].

De vier 'klassieke' migrantengroepen in Nederland (Turkse, Marokkaanse, Surinaamse en Antilliaanse Nederlanders) wonen vooral in de vier grote steden (Amsterdam, Rotterdam, Den Haag, Utrecht) in woningen van relatief lage kwaliteit (bijvoorbeeld in huizen die tot het slechte deel van de non-profit huursector horen) en zijn vaker dan autochtonen aangewezen op een flatwoning[20][21]. Ander onderzoek naar diverse recenter aangekomen vluchtelingengroepen (Afghanen, Irakezen, Iraniërs en Somaliërs) laat zien dat zij – in vergelijking met de klassieke migrantengroepen – wat meer gespreid over het land wonen en verhoudingsgewijs wat vaker in eengezinswoningen wonen[7][22].

0.3 Consequenties van de aanwezigheid van mensen van allochtone herkomst voor zorgverlening door artsen

De steeds groter wordende etnische variatie in de bevolkingsopbouw in Nederland heeft consequenties voor de zorgverlening door artsen (en uiteraard ook andere beroepsgroepen). De casuïstiek in deze bundel heeft als doel dit te illustreren. Voorafgaand aan de casus, worden in deze paragraaf die consequenties van etnische diversiteit in theoretische zin geïntroduceerd. Dit gebeurt aan de hand van de eindtermen zoals omschreven in het *Raamplan Geneeskunde 2009*, het document dat omschrijft welke kennis, attitudes en vaardigheden een arts moet bezitten aan het eind van zijn opleiding[23].

In het Raamplan 2009 komt diversiteit op verschillende plekken expliciet aan de orde. In zijn rol van medisch deskundige moet de arts volgens het Raamplan vaardigheden hebben om in diagnostiek, therapie en prognose op adequate wijze rekening te houden met geslacht, leeftijd, levensfase en culturele achtergrond van de patiënt. Ook moet de arts kunnen signaleren wanneer de inzet van een tolkvertaler nodig is en deze ook weten in te schakelen. In zijn rol van communicator moet de arts volgens het Raamplan in staat zijn adequaat om te gaan met diverse patiëntengroepen, zoals kinderen, mannen en vrouwen en patiënten met verschillende culturele achtergronden. De arts moet vaardigheden hebben om met interculturele situaties in de zorg om te gaan en de eigen interpersoonlijke sterktes en zwaktes daarin te evalueren. De arts houdt (nog steeds volgens het Raamplan) rekening met mogelijke etnische achtergronden en met culturele en maatschappelijke onderwerpen die in de samenleving een rol spelen en van invloed kunnen zijn op het leveren van zorg aan individuen in de samenleving.

Goede kwaliteit van zorg voor allochtone patiënten stelt specifieke eisen aan zowel de kennis als de attitudes en vaardigheden van een (toekomstig) arts. Deze 'driepoot' van kennis, attitudes en vaardigheden wordt wel aangeduid met de term *competenties*. Specifiek voor de zorgverlening aan mensen van allochtone herkomst wordt dan over *culturele competenties* gesproken[24]. De culturele competenties die het uitgangspunt zijn geweest bij de ontwikkeling van de casuïstiek, worden hier gespecificeerd. Tevens wordt aangegeven welke competenties in welke casus uitgewerkt worden. De nadruk ligt daarbij op kennis en attitudes, omdat casuïstiek minder geschikt is voor het aanleren van vaardigheden.

0.3.1 Medische aspecten

In alle fasen van de medische procesgang (anamnese, lichamelijk onderzoek, differentiaaldiagnose e.d.) kan het in medisch-technisch opzicht van belang zijn de etnische achtergrond van een patiënt in het oog te houden. Zo kunnen epidemiologische verschillen in het vóórkomen van bepaalde ziekten van invloed zijn op de waarschijnlijkheid van een differentiaaldiagnose. Type-II-diabetes komt bijvoorbeeld in Nederland onder de Hindoestaanse bevolking veel meer voor dan onder de autochtone bevolking. Dit impliceert dat een arts bij een patiënt uit deze bevolkingsgroep met een bepaald klachtenpatroon eerder aan de mogelijkheid van diabetes mellitus moet denken dan bij een patiënt van autochtone herkomst. Dit is dan ook als aandachtspunt opgenomen in de NHG-richtlijn diabetes mellitus: bij Hindoestaanse patiënten wordt de huisarts geadviseerd eens per drie jaar een bloedglucosebepaling te doen vanaf 35 jaar, bij andere patiënten vanaf 45 jaar[25]. Ook kan iemands etnische herkomst van invloed zijn op de wijze waarop klachten zich manifesteren, dan wel op de effectiviteit van een behandeling. Een voorbeeld van het eerste is de uiting van psychiatrische aandoeningen. Antihypertensiva kunnen als voorbeeld dienen voor differentiatie in behandeling: terwijl in de standaarden van huisartsen bij behandeling van hypertensie een diureticum of een bètablokker als eerste voorkeur worden genoemd – middelen die onder de autochtone bevolking goed werken – lijken Creoolse Surinamers juist minder goed op deze medicatie te reageren. Dit betekent dat de behandeling van hypertensie gedifferentieerd moet worden naar etnische herkomst. Ook dit is inmiddels opgenomen in de richtlijnen[26].

Een aantal casus beoogt de lezer bewust te maken van etnische verschillen in epidemiologie van ziekten en effectiviteit van behandeling, en de implicaties ervan voor de medische procesgang (tabel 2).

0.3.2 Persoonlijke aspecten

Het Raamplan 2009 stelt ook eisen aan communicatie en het persoonlijk functioneren van een arts (bijvoorbeeld het vermogen tot reflectie op het eigen functioneren in relatie tot patiënten met een andere culturele achtergrond). Zo kan, wanneer de patiënt weinig Nederlands spreekt, de communicatie tussen arts en patiënt moeilijk zijn. Ook kan onzekerheid bij de arts over de omgangsgewoonten van een patiënt uit een andere cultuur zijn of haar persoonlijke functioneren beïnvloeden. Daar waar het in de vorige paragraaf ging om etnische variatie in *ziekte*, zijn nu de kenmerken van de *patiënt* achter de ziekte van belang. In het Raamplan 2009 wordt expliciet de bekwaamheid van de arts gevraagd om met patiënten een therapeutische relatie aan te gaan op basis van wederzijds begrip, empathie en vertrouwen. Hierbij moet hij of zij zorgen voor open en respectvolle communicatie, en empathie en betrokkenheid kunnen tonen. Deze competenties zijn natuurlijk bij alle patiënten van belang, maar stellen extra eisen aan de benodigde vaardigheden als het gaat om patiënten die wat etnische herkomst, of andere kenmerken betreft, verder van de arts af staan. Hierna wordt daarom een verdere uitwerking van die competentie gegeven. Een belangrijke vraag daarbij is hoe de verhouding zou moeten zijn tussen kennis en attitude. Is het voor een goed persoonlijk functioneren van de arts belangrijk om kennis over bijvoorbeeld andere culturen te hebben, of moet een arts vooral een bepaalde attitude hebben die het mogelijk maakt in een persoonlijk contact meer inzicht in de cultuur van een patiënt te verkrijgen?

Tabel 2 Culturele competenties met betrekking tot medisch-technische aspecten.

benodigde competenties	in welke casus komt deze competentie aan de orde?	
kennis hebben van epidemiologie en manifestatie van ziekten in verschillende etnische groepen	1	Een Ghanese man met hypertensie
	2	Een Somalische vrouw met spierpijn
	3	Een lusteloze baby uit Sierra Leone
	4	Een Guinese vrouw met hiv
	7	Een Turkse vrouw met diabetes
	8	Een zwangere Marokkaanse vrouw
	11	Een Iraanse vrouw met chronische pijnklachten
	13	Een Marokkaanse man met een depressie
	20	Een Surinaamse man met schizofrenie
	21	Een Turks echtpaar met een kinderwens
	22	Een Poolse man met brandwonden
kennis hebben van differentiële effecten van behandeling in verschillende etnische groepen, onder andere etnofarmacologie	1	Een Ghanese man met hypertensie
	3	Een lusteloze baby uit Sierra Leone

Een zekere mate van kennis over bijvoorbeeld de cultuur, migratiegeschiedenis en levensomstandigheden van een etnische groep lijkt onontbeerlijk voor een goede hulpverlening. Zo kan het behulpzaam zijn te weten hoe in de islam tegen euthanasie wordt aangekeken, of dat er in bepaalde etnische groepen een taboe hangt rond hiv.

Maar er kleeft aan de overdracht van zulk soort kennis ook een nadeel. En dat is dat cultuur daarbij gemakkelijk als een statische set van ideeën, normen, waarden, gewoonten en instituties kan worden opgevat. Individuele leden kunnen bovendien gemakkelijk gezien worden als 'afgeleiden' van de cultuur waarin zij zijn opgegroeid en hun ideeën en gewoonten worden dan als vanzelfsprekend herleid tot een cultureel kenmerk. Dit kan leiden tot hardnekkige stereotyperingen van hoe personen denken en hoe daarmee omgegaan moet worden.

Om dit te vermijden moet de nadruk in onderwijs in culturele competenties niet zozeer liggen op de overdracht van kennis over culturen, maar vooral op het ontwikkelen van een etnisch-sensitieve houding. Met andere woorden, de arts moet zich ervan bewust zijn dat de etnische herkomst van de patiënt kan doorwerken in bijvoorbeeld de manier waarop hij klachten beleeft en presenteert, en in zijn hulpzoekgedrag en therapietrouw.

De aandacht van de arts dient echter niet alleen gericht te zijn op de patiënt, maar zeker ook op zichzelf. Inzicht in eigen opvattingen is nodig om verschillen en overeenkomsten met die van de patiënt te zien. Dit zal de gevoelde culturele afstand verkleinen, een open houding bevorderen en de zekerheid in communicatie vergroten.

Ook is het belangrijk dat een arts zich bewust is van zijn eigen vooroordelen en van een neiging tot stereotypering. Alleen dan kan hij de patiënt op zijn eigen gedrag beoordelen, in plaats van af te gaan op kenmerken van de cultuur waartoe de patiënt behoort.

Ook kunnen omgaan met onzekerheid is in dit kader een belangrijke competentie. De professionele onzekerheid wordt bij uitstek op de proef gesteld wanneer een arts contact heeft met een patiënt uit een andere cultuur en niet meer kan uitgaan van gedeelde kennis over bijvoorbeeld communicatie, gedragscodes en gebruiken. De arts weet niet zeker of de patiënt zijn manier van communiceren

◘ Tabel 3 Culturele competenties met betrekking tot persoonlijke aspecten.

benodigde competenties	in welke casus komt deze competentie aan de orde?	
kennis hebben over context waarin bepaalde etnische groepen leven (cultureel, sociaal, historisch)	4	Een Guinese vrouw met hiv
	6	Een Marokkaanse jongen met astma
	13	Een Marokkaanse man met een depressie
	17	Een onverzekerd Armeens echtpaar
	21	Een Turks echtpaar met een kinderwens
	22	Een Poolse man met brandwonden
bewust zijn van de wijze waarop de etnische herkomst van de patiënt zijn ideeën over gezondheid en gezondheidszorg, zijn referentiekader, de vanzelfsprekendheid van normen en waarden enzovoort kan beïnvloeden	4	Een Guinese vrouw met hiv
	5	Een Turkse man met pijn op de borst
	6	Een Marokkaanse jongen met astma
	7	Een Turkse vrouw met diabetes
	8	Een zwangere Marokkaanse vrouw
	9	In dialoog met een Marokkaanse man en vrouw
	10	Een Nederlandse vrouw met blaasontsteking
	12	Een Marokkaanse vrouw met hoofdpijn, hartkloppingen en buikpijn
	14	Een Marokkaans meisje met spierzwakte en uitvalsverschijnselen
	15	Een Bosnische vrouw met RSI
	16	Een vermoeden van meisjesbesnijdenis
	19	Een Afghaanse vrouw met longkanker
	20	Een Surinaamse man met schizofrenie
bewust zijn van de eigen ideeën over gezondheid en gezondheidszorg, referentiekader, vanzelfsprekendheid van normen en waarden enzovoort	1	Een Ghanese man met hypertensie
	5	Een Turkse man met pijn op de borst
	7	Een Turkse vrouw met diabetes
	9	In dialoog met een Marokkaanse man en vrouw
	10	Een Nederlandse vrouw met blaasontsteking
	12	Een Marokkaanse vrouw met hoofdpijn, hartkloppingen en buikpijn
	14	Een Marokkaans meisje met spierzwakte en uitvalsverschijnselen
	16	Een vermoeden van meisjesbesnijdenis
	17	Een onverzekerd Armeens echtpaar
	19	Een Afghaanse vrouw met longkanker
	20	Een Surinaamse man met schizofrenie
	21	Een Turks echtpaar met een kinderwens

◘ Tabel 3 vervolg

benodigde competenties	in welke casus komt deze competentie aan de orde?	
bewust worden van eigen vooroordelen en neiging tot stereotypering	2	Een Somalische vrouw met spierpijn
	11	Een Iraanse vrouw met chronische pijnklachten
	13	Een Marokkaanse man met een depressie
	15	Een Bosnische vrouw met RSI
	18	Een Turkse vrouw met pijn en tintelingen in de polsen
bewust zijn van persoonlijke en professionele onzekerheid	6	Een Marokkaanse jongen met astma
	12	Een Marokkaanse vrouw met hoofdpijn, hartkloppingen en buikpijn
	14	Een Marokkaans meisje met spierzwakte en uitvalsverschijnselen
	19	Een Afghaanse vrouw met longkanker
flexibel en creatief kunnen inspelen op nieuwe situaties	6	Een Marokkaanse jongen met astma
	11	Een Iraanse vrouw met chronische pijnklachten
	15	Een Bosnische vrouw met RSI
	18	Een Turkse vrouw met pijn en tintelingen in de polsen
in staat zijn informatie over te brengen op een voor de patiënt begrijpelijke wijze en inzien wanneer externe hulp nodig is bij de communicatie	8	Een zwangere Marokkaanse vrouw
	9	In dialoog met een Marokkaanse man en vrouw
	14	Een Marokkaans meisje met spierzwakte en uitvalsverschijnselen
	18	Een Turkse vrouw met pijn en tintelingen in de polsen
	19	Een Afghaanse vrouw met longkanker
	22	Een Poolse man met brandwonden

snapt en de gebruiken begrijpt, en het is moeilijk om contact te leggen[27]. Het blijkt dat onzekerheid samenhangt met eerdergenoemde competenties. Artsen die zichzelf als cultuursensitief zien en vinden dat ze effectief intercultureel communiceren, ervaren minder angst in het contact met allochtone patiënten[28].

Samenhangend met het vorige punt zijn ook flexibiliteit en creativiteit van belang. Door de confrontatie met patiënten uit andere etnische groepen kan een arts voor nieuwe problemen gesteld worden. Voor de oplossing ervan kan het nodig zijn buiten het traditionele kader van denken en handelen te treden. In ◘ tabel 3 wordt aangegeven hoe de competenties die hiervoor zijn uitgewerkt, aan de casus zijn gekoppeld.

0.3.3 Aspecten in de relatie tot de maatschappij en het gezondheidszorgsysteem

Een arts functioneert in de gezondheidszorg en, nog breder, in een maatschappij. Die context is van

0.4 · Vier algemene boodschappen over de zorgverlening

◻ **Tabel 4** Culturele competenties die de relatie van een arts tot de maatschappij of het gezondheidszorgsysteem betreffen.

benodigde competenties	in welke casus komt deze competentie aan de orde?	
kennis hebben van wettelijke regels en juridische procedures	14	Een Marokkaans meisje met spierzwakte en uitvalsverschijnselen
	15	Een Bosnische vrouw met RSI
	16	Een vermoeden van meisjesbesnijdenis
	17	Een onverzekerd Armeens echtpaar
	19	Een Afghaanse vrouw met longkanker
	20	Een Surinaamse man met schizofrenie

belang voor de uitoefening van zijn vak. Zo heeft een arts te maken met regelgeving op het terrein van financiering van de zorg en met opvattingen en juridische regelingen rondom bijvoorbeeld euthanasie. Ook die context verandert onder invloed van de toenemende etnische diversiteit en dat beïnvloedt het functioneren van een arts. In het geval van een patiënt van allochtone herkomst kan de arts bijvoorbeeld geconfronteerd worden met andere opvattingen over abortus dan hij gewend is. Ook kan de arts te maken krijgen met ingewikkelde en veranderende wetgeving rondom zorgverlening aan illegalen. Het Raamplan 2009 vraagt van de arts: "de bekwaamheid om op een eerlijke, betrokken wijze hooggekwalificeerde zorg te leveren, met aandacht voor de integriteit van de patiënt; rekening houdend met mogelijke etnische achtergronden en met culturele en maatschappelijke onderwerpen die in de samenleving een rol spelen welke van invloed kunnen zijn op het leveren van zorg aan individuen in de samenleving". Voor een deel zijn voor een goede omgang hiermee de competenties vereist die in de vorige paragraaf zijn besproken. De omgang met conflicterende waarden vereist bijvoorbeeld een open houding en ook bewustzijn van eigen ethische opvattingen en mogelijke verschillen daarin met die van anderen. Specifiek voor dit deel van het Raamplan zijn vooral de competenties die te maken hebben met juridische en ethische aspecten van zorgverlening, bijvoorbeeld rond zorg aan illegalen, en rond euthanasie bij mensen van allochtone herkomst. Een aantal casus behandelt die problematiek (◻ tabel 4).

0.4 Vier algemene boodschappen over de zorgverlening aan mensen van allochtone herkomst

Tot slot van dit hoofdstuk geven we de lezer nog vier boodschappen mee die belangrijk zijn om in het achterhoofd te houden bij het lezen van de casus.

0.4.1 De geschetste problemen in de zorg zijn zelden uniek voor mensen van allochtone herkomst

Bij het lezen van een casus zal het soms lijken alsof de geschetste problemen uniek zijn voor mensen van allochtone herkomst. Dit is niet terecht. Een groot deel van de problemen die besproken worden, kunnen zich net zo goed onder de autochtone bevolking voordoen. Communicatieproblemen en cultuurverschillen tussen arts en patiënt zijn een voorbeeld daarvan. Ook onder autochtonen bestaan immers verschillende culturen. En ook autochtone patiënten die goed Nederlands spreken, hebben last van een taalbarrière in de communicatie met een arts die vaktaal spreekt. Wel is het zo, dat bij mensen van allochtone herkomst problemen in de zorgverlening vaak uitvergroot zijn. Aandacht voor allochtone patiënten legt daarmee bloot waar meer in het algemeen knelpunten in het arts-patiëntcontact liggen. Dit werkt dan als het ware als een vergrootglas.

Samenhangend met het voorafgaande is het niet wenselijk om twee verschillende houdingen aan te leren, één voor autochtonen en één voor mensen van allochtone herkomst. Of om specifieke methoden of speciale communicatieregels aan te leren. Omgekeerd betekent het dat culturele competenties die in het voorafgaande zijn gespecificeerd, goed aansluiten bij de algemene eindtermen van artsen zoals omschreven in het Raamplan. Zo is de eindterm dat een arts kennis moet hebben van de epidemiologie van ziekten zowel op die onder de autochtone als die onder de allochtone bevolking van toepassing. Het impliceert tevens dat de ontwikkeling van culturele competenties uiteindelijk *alle* patiënten, dus ook die van autochtone herkomst, ten goede komt. In de woorden van Betancourt: 'cross-cultural attitudes, knowledge, skills are essential to medical professionalism and all patients clearly stand to benefit'[29].

0.4.2 Kwalitatief hoogwaardige zorg voor mensen van allochtone herkomst is meer dan het aanleren van tips en trucs

In reactie op problemen in de zorg aan mensen van allochtone herkomst worden vaak allerlei tips gegeven. Zo wordt wel gezegd dat tijdens een gesprek met een allochtone patiënt de hulpverlener korte en duidelijke zinnen moet maken of moeilijke woorden moet vermijden[30]. Eveneens gebruikelijk is in dit kader om te wijzen op algemene verschillen tussen culturen, bijvoorbeeld dat in het Westen vooral in een ik-cultuur geleefd wordt, terwijl niet-westerse culturen vooral volgens een wij-cultuur zouden leven[31].

Aan deze benadering kleeft het bezwaar dat het lijkt alsof de aangeleerde trucjes in elke willekeurige situatie kunnen worden toegepast. Het gevaar daarvan is dat de arts te gemakkelijk denkt te weten hoe de allochtone patiënt in elkaar steekt. Hiermee kan voorbijgegaan worden aan grote verschillen binnen een etnische groep in cultuur, sociaaleconomische status, taal en genetische kenmerken.

0.4.3 Ervaren knelpunten in de zorgverlening aan mensen van allochtone herkomst zijn niet altijd cultureel van aard

Etniciteit en cultuur worden vaak aan elkaar gelijkgesteld. Ten onrechte, zo is hiervoor aangegeven. Samenhangend hiermee wordt van knelpunten in de zorgverlening vaak als vanzelfsprekend aangenomen dat ze een culturele achtergrond hebben. Aan die houding kleeft het gevaar van culturalisatie. Eigenlijk geeft de goedbedoelde term 'cultureel competente' zorg hier een verkeerd signaal. Sommigen spreken daarom liever van 'diversiteitssensitieve' zorg. Door op zoek te gaan naar culturele tradities als oorzaak van een probleem, worden de huidige omstandigheden waarin de migrant leeft, en die net zo goed een verklaring kunnen vormen voor zijn of haar gedrag, ten onrechte verwaarloosd.

0.4.4 Normatieve opvattingen mogen een goede zorgverlening aan mensen van allochtone herkomst niet in de weg staan

De casus in deze bundel illustreren dat de zorgverlening aan mensen van allochtone herkomst zal moeten inspelen op specifieke kenmerken en behoeften van die groepen. Alleen dan kan iedere burger een recht op gelijke *toegankelijkheid tot en kwaliteit van zorg* gegarandeerd worden. Dit recht is verankerd in verschillende wetten, zoals de Kwaliteitswet Zorginstellingen, de Wet op de Geneeskundige Behandelingsovereenkomst (WGBO) en de Wet op de Beroepen in de Individuele Gezondheidszorg (Wet BIG).

Dit boek beoogt een bijdrage te leveren aan het bevorderen van de toegankelijkheid en kwaliteit van zorg voor allochtone groepen door bij te dragen aan de ontwikkeling van culturele competenties van artsen. De ontwikkeling daarvan is echter geen garantie voor kwalitatief hoogwaardige zorg. Een gevaar is dat normatieve opvattingen van een individuele arts over de positie van mensen van allochtone herkomst in de Nederlandse samenleving de zorgverlening binnensluipen. Zo valt onder sommige zorgverleners de opvatting te beluisteren dat mensen van allochtone herkomst 'gewoon Nederlands zouden moeten leren', en dat daarmee knelpunten in de zorgverlening aan die groep zouden zijn opgelost. Zo'n houding is in strijd met de beroepsethiek van artsen. Een arts dient in een gegeven situatie de zorg zo goed mogelijk af te stemmen op de individuele patiënt, ongeacht zijn of haar persoonlijke opvattingen en vooroordelen over bijvoorbeeld de gewenste mate van integratie van mensen van allochtone herkomst in de samenleving.

0.5 Verantwoording van de ontwikkeling van de casuïstiek

De casuïstiek in deze bundel berust op waargebeurde situaties. De casus zijn verkregen via artsen uit verschillende specialismen (huisartsgeneeskunde, gynaecologie/verloskunde, kindergeneeskunde, interne geneeskunde, bedrijfsgeneeskunde, cardiologie, psychiatrie, brandwondenzorg). Voor vrijwel alle casus is ook met de betrokken patiënt gesproken. Beide perspectieven zijn in de casus verwerkt. De casus beschrijft hoe het proces van zorgverlening feitelijk heeft plaatsgevonden en is nadrukkelijk niet bedoeld als een voorbeeld van *good practice*.

De casus concentreren zich op niet-westerse allochtone groepen. Welke etnische groepen vertegenwoordigd zijn, hebben de auteurs niet volledig zelf in de hand gehad. Hiervoor waren zij deels afhankelijk van de casuïstiek die door artsen is aangeleverd. Veel van de deelnemende artsen waren werkzaam in de grote steden. Mede als gevolg daarvan, maar mogelijk ook ermee samenhangend dat juist in die groepen veel problemen worden ervaren, is een oververtegenwoordiging zichtbaar van Turkse en Marokkaanse patiënten.

Wat de opbouw van de casus betreft het volgende. De beschrijving van een casus wordt onderbroken door kennis- en attitudevragen. De vragen sluiten direct aan bij de in dit hoofdstuk gespecificeerde culturele competenties. Kennisvragen verwijzen naar informatie die in de literatuur opgezocht kan worden. Een daaropvolgende tekst, deels geplaatst in kaders, levert informatie in 'antwoord' op de kennisvraag. Attitudevragen verwijzen naar introspectie en laten de lezer de eigen attitude nader onderzoeken. 'Antwoorden' op de attitudevragen keren terug in de beschouwing die aan het eind van iedere casus geplaatst is.

Via het trefwoordenregister kan de lezer snel bij een relevante casus terechtkomen, bijvoorbeeld via specifieke onderwerpen (therapietrouw, hiv, depressie).

Literatuur

1. http://www.cbs.nl/nl-NL/menu/themas/bevolking/publicaties/artikelen/archief/2009/2009-2656-wm.htm (accessed 2 december 2011).
2. www.cbs.nl. maart 2005.
3. Verkuyten M. Etnische identiteit. Theoretische en empirische benaderingen. Amsterdam: Spinhuis, 1999.
4. Bhopal R. Glossary of terms relating to ethnicity and race: for reflection and debate. J Epid Comm Health 2004; 58: 441-445.
5. Wolffers I, Kwaak A van der (red). Gezondheidszorg en cultuur. Cultuur en gezondheid: het plaatselijke en het globale. Amsterdam: VU Uitgeverij, 2004, 51-63.
6. Duursen N van, Brummelhuis H ten, Reis R. Zorgverlening bij chronische buikklachten. Is er verschil in de behandeling van 'allochtone' en 'autochtone' patiënten? Cultuur Migratie Gezondheid 2004; 1; 2: 28-39.
7. CBS. Allochtonen in Nederland 2004. Voorburg: CBS, 2004, p. 78.
8. http://statline.cbs.nl (accessed 2 december 2011).
9. www.ind.nl, 2011 (accessed 2 december 2011).
10. Gijsberts M, Huijnk W, Dagevos J (red). Jaarrapport integratie 2011. Den Haag: Sociaal en Cultureel Planbureau, 2012.
11. Kullberg J, Nicolaas H. Wonen en wijken. In: Gijsberts M, Dagevos J (red). Jaarrapport Integratie 2009, 168-199. Den Haag: Sociaal en Cultureel Planbureau, 2010.
12. Stronks K, Uniken Venema P, Dahhan N, Gunning-Schepers LJ. Allochtoon, dus ongezond? Mogelijke verklaringen voor de samenhang tussen etniciteit en gezondheid geïntegreerd in een conceptueel model. TSG 1999; 77: 33-40.
13. Foets M, Suurmond J, Stronks K. De relatie tussen etnische herkomst en gezondheids(zorg). In: Foets M, Schuster J, Stronks K (red). Gezondheids(zorg) onderzoek onder allochtone bevolkingsgroepen. Een praktische introductie. Amsterdam: Aksant, 2008.
14. Agyemang C, Kunst AE, Bhopal R, Anujuo K, Zaninotto P, Nazroo J, Nicolaou M, Unwin N, Valkengoed I van, Redekop WK, Stronks K. Diabetes prevalence in populations of South Asian Indian and African origins: a comparison of England and the Netherlands. Epidemiology 2011; 22; 4: 563-567.
15. http://statline.cbs.nl (accessed 2 december 2011).

16. Berry JW. Acculturation and adaptation in a new society. Int Migration Review 1992; 30: 65-85.
17. Gijsberts M, Iedema J. Opleidingsniveau van niet-schoolgaanden en leerprestaties in het basisonderwijs. In: Gijsberts M, Huijnk W, Dagevos J (red). Jaarrapport integratie 2011. Den Haag: Sociaal en Cultureel Planbureau, 2012.
18. Schellingerhout R (red). Gezondheid en welzijn van allochtone ouderen. Den Haag: Sociaal Cultureel Planbureau, 2004. Te downloaden via: http://www.scp.nl/dsresource?objectid=20867&type=org.
19. Huijnk W. De arbeidsmarktpositie vergeleken. In: Gijsberts M, Huijnk W, Dagevos J (red). Jaarrapport integratie 2011. Den Haag: Sociaal en Cultureel Planbureau, 2012.
20. Kullberg J, Vervoort M, Dagevos J. Goede buren kun je niet kopen. Den Haag: Sociaal en Cultureel Planbureau, 2009.
21. Kullberg J, m.m.v. Jurjen Iedema en Miranda Vervoort. Wonen. In: Gijsberts M, Huijnk W, Dagevos J (red). Jaarrapport integratie 2011. Den Haag: Sociaal Cultureel Planbureau, 2012.
22. Permentier M, Wittebrood K. De woonsituatie van vluchtelingengroepen in Nederland. In: Dourleijn E, Dagevos J (red). Vluchtelingengroepen in Nederland. Over de integratie van Afghaanse, Iraakse, Iraanse en Somalische migranten. Den Haag: Sociaal Cultureel Planbureau, 2011, 126-141.
23. Nederlandse Federatie vanUniversitaire Medische Centra (red. Herwaarden CLA van, Laan RFJM, Leunissen RRM). Raamplan Artsenopleiding 2009. Houten: Badoux, 2009.
24. Seeleman C, Suurmond J, Stronks K. Cultural competence: a conceptual framework for teaching and learning. Medical Education 2009; 43: 229-237.
25. http://nhg.artsennet.nl/kenniscentrum/k_richtlijnen/ k_nhgstandaarden/SamenvattingskaartjeNHGStandaard/M01_svk.htm
26. Richtlijn CVRM, op te vragen via http://nhg.artsennet.nl/kenniscentrum/k_richtlijnen/k_nhgstandaarden.htm#clusterK
27. Vries S de. Psychosociale hulpverlening en vluchtelingen. Utrecht: Pharos, 2000.
28. Ulrey KL, Amason P. Intercultural communication between patients and health care providers: an exploration of intercultural communication effectiveness, cultural sensitivity, stress and anxiety. Health Commun 2001; 13; 4: 449-463.
29. Betancourt JR. Cross-cultural Medical Education: Conceptual Approaches and Frameworks for Evaluation. Acad Med 2003; 78: 560-569.
30. Zakboekje Communicatie Hulpverlening Allochtonen. Woerden: NIGZ, 2003.
31. Pinto D. Interculturele communicatie. Houten: Bohn Stafleu van Loghum, 1990.

Casuïstiek

Hoofdstuk 1   Een Ghanese man met hypertensie – 19

Hoofdstuk 2   Een Somalische vrouw met spierpijn – 29

Hoofdstuk 3   Een lusteloze baby uit Sierra Leone – 37

Hoofdstuk 4   Een Guinese vrouw met hiv – 47

Hoofdstuk 5   Een Turkse man met pijn op de borst – 59

Hoofdstuk 6   Een Marokkaanse jongen met astma – 69

Hoofdstuk 7   Een Turkse vrouw met diabetes – 81

Hoofdstuk 8   Een zwangere Marokkaanse vrouw – 89

Hoofdstuk 9   In dialoog met een Marokkaanse man en vrouw – 99

Hoofdstuk 10   Een Nederlandse vrouw met blaasontsteking – 111

Hoofdstuk 11   Een Iraanse vrouw met chronische pijnklachten – 117

Hoofdstuk 12   Een Marokkaanse vrouw met hoofdpijn, hartkloppingen en buikpijn – 125

Hoofdstuk 13   Een Marokkaanse man met een depressie – 133

Hoofdstuk 14   Een Marokkaans meisje met spierzwakte en uitvalsverschijnselen – 145

Hoofdstuk 15   Een Bosnische vrouw met RSI – 153

Hoofdstuk 16   Een vermoeden van meisjesbesnijdenis – 159

Hoofdstuk 17   Een onverzekerd Armeens echtpaar – 165

Hoofdstuk 18   Een Turkse vrouw met pijn en tintelingen in de polsen – 173

Hoofdstuk 19   Een Afghaanse vrouw met longkanker – 179

Hoofdstuk 20   Een Surinaamse man met schizofrenie – 189

Hoofdstuk 21   Een Turks echtpaar met een kinderwens – 199

Hoofdstuk 22   Een Poolse man met brandwonden – 207

Een Ghanese man met hypertensie

1.1 Prevalentie van hypertensie op jonge leeftijd – 20

1.2 De beleving van hypertensie en de behandeling – 22

1.3 Bespreken van terugkeer – 24

1.4 Beschouwing – 25

1.5 Verder lezen – 26

Literatuur – 26

Casus

Meneer Yeboah is 31 jaar en komt uit Ghana. Hij was altijd fit, maar klaagt de laatste weken over hoofdpijn. Op een ochtend heeft hij erg veel hoofdpijn. Bovendien is hij misselijk en hij ziet slecht. Meneer Yeboah denkt dat er iets ernstigs aan de hand is en besluit naar het ziekenhuis te gaan. In het ziekenhuis wordt een CT-scan gemaakt van de hersenen. Er blijkt een verhoogde hersendruk in het occipitaal gebied. Bovendien worden er ernstige afwijkingen bij het oogspiegelen geconstateerd: bloedingen, exsudaten en stuwingspapillen aan beide zijden. Bij meneer Yeboah is nooit eerder de bloeddruk gemeten, vertelt hij desgevraagd.

> *Kennisvraag*
> Meneer Yeboah is jong. Waarom is hypertensie desondanks een waarschijnlijke diagnose? Leg uit.

1.1 Prevalentie van hypertensie op jonge leeftijd

In Nederland is een hogere leeftijd (mannen ouder dan 55 jaar en vrouwen ouder dan 65 jaar) een belangrijke risicofactor voor hypertensie. Er is op dit moment nog maar weinig Nederlands onderzoek, maar daaruit blijkt net als uit Amerikaans en Brits onderzoek dat hypertensie bij mensen van Afrikaanse afkomst vaker voorkomt, op jongere leeftijd ontstaat, moeilijker is te behandelen, vaker tot orgaanschade leidt en vaker fataal is op vroegere leeftijd[1].

Casus

Bij meneer Yeboah wordt de volgende diagnose gesteld: Hij heeft maligne hypertensie met hypertensieve encefalopathie. Zijn bloeddruk is zeer hoog (220/140 mmHg). Meneer Yeboah is verbaasd wanneer hij de diagnose van maligne hypertensie hoort. Hij is jong, kent in zijn familie geen hypertensie en voelde zich afgezien van zo nu en dan wat hoofdpijn eigenlijk altijd gezond.

> *Kennisvraag*
> Waarom komt hypertensie vaker voor bij sommige etnische groepen?

Prevalentie van hypertensie bij mensen van allochtone herkomst

Uit internationaal onderzoek blijkt dat de prevalentie van hypertensie varieert tussen etnische groepen. Zo laat een Britse overzichtsstudie zien dat bij mensen van Afrikaanse afkomst vaker hypertensie voorkomt dan bij blanken[2]. Ook in Nederland is er onderzoek gedaan naar de prevalentie van hypertensie. Uit het SUNSET-onderzoek in Amsterdam bleek dat hypertensie bij zowel Creoolse Surinamers als bij Hindoestaanse Surinamers vaker voorkomt dan bij Nederlandse autochtonen[3]. Een andere studie (de AGM-studie) in Amsterdam vond onder Turkse en Marokkaanse mannen en vrouwen een lagere prevalentie van hypertensie (>140/90)[4] (figuur 1.1). Naar de prevalentie van hypertensie bij Ghanezen in Nederland is nog geen onderzoek gedaan[2], maar uit ander onderzoek blijkt een hoge prevalentie van hypertensie[4]. Waarom hypertensie vaker voorkomt bij met name nazaten van West-Afrikanen en mensen van het Indiase subcontinent is niet duidelijk. Bij mensen van negroïde afkomst is een toegenomen intravasculair volume bij lage reninewaarden kenmerkend voor de hoge bloeddruk[5]. De zoutgevoeligheid van de bloeddruk zou veroorzaakt kunnen worden door een veranderde dynamiek van het renine-angiotensinesysteem bij negroide mensen. Meer distale oorzaken kunnen gezocht worden in leefstijl (overgewicht/obesitas, weinig lichaamsbeweging, zoutrijk voedsel), een lage sociaaleconomische positie (overgewicht en obesitas hangen samen met een laag opleidingsniveau) en het langer

1.1 · Prevalentie van hypertensie op jonge leeftijd

onbehandeld laten van hypertensie (zie kader *Etnische verschillen in risicoprofiel* in casus 2)[1].

Casus

Meneer Yeboah wordt ingesteld op een diureticum, een ß-blokker en een ACE-remmer om als streefwaarde een bloeddruk van 140/90 mmHg te bereiken. Aanvullend onderzoek heeft uitgewezen dat hij een (niet-functionerende) schrompelnier heeft, waaraan hij geopereerd moet worden. Er is dus ook sprake van secundaire hypertensie. Meneer Yeboah is niet verzekerd en verblijft illegaal in Nederland. Hij woont bij vrienden. Tijdens een controlebezoek bij de internist blijkt zijn bloeddruk nog niet voldoende verlaagd (160/100 mmHg).

▸ *Kennisvraag*
Welke verklaring hebt u voor het sterk verhoogd blijven van de bloeddruk?

Antihypertensiva en etnische achtergrond van de patiënt

Omdat hypertensie bij negroïde patiënten vaak agressiever is, heeft dit implicaties voor de keuze van het bloeddrukverlagende medicijn. Gebruikelijke bloeddrukverlagende medicijnen (ß-blokkers zoals metoprolol en atenolol en ACE-remmers) zijn minder effectief bij negroïde patiënten. Uit een overzichtsstudie blijkt dat bij zwarte patiënten de effectiviteit van ß-blokkers en ACE-remmers niet anders was dan het effect van een placebo[7]. Wanneer ß-blokkers niet effectief de bloeddruk verlagen, kan de arts beter het gebruik ervan stoppen in plaats van de doses te verhogen of een ander medicijn toe te voegen. Op theoretische gronden (laag renineprofiel bij negroïde patiënten) zijn ACE-remmers waarschijnlijk ook geen goede eerste keus. De effectiviteit hiervan bleek half zo groot bij negroïde patiënten in vergelijking met blanke patiënten. Het gebruik van diuretica lijkt bij negroïde patiënten juist effectiever te zijn dan bij blanke patiënten[8]. Calciumantagonisten waren de enige medicijnen die bij alle patiënten effectief de bloeddruk verlaagden[7]. Er zijn echter nog geen

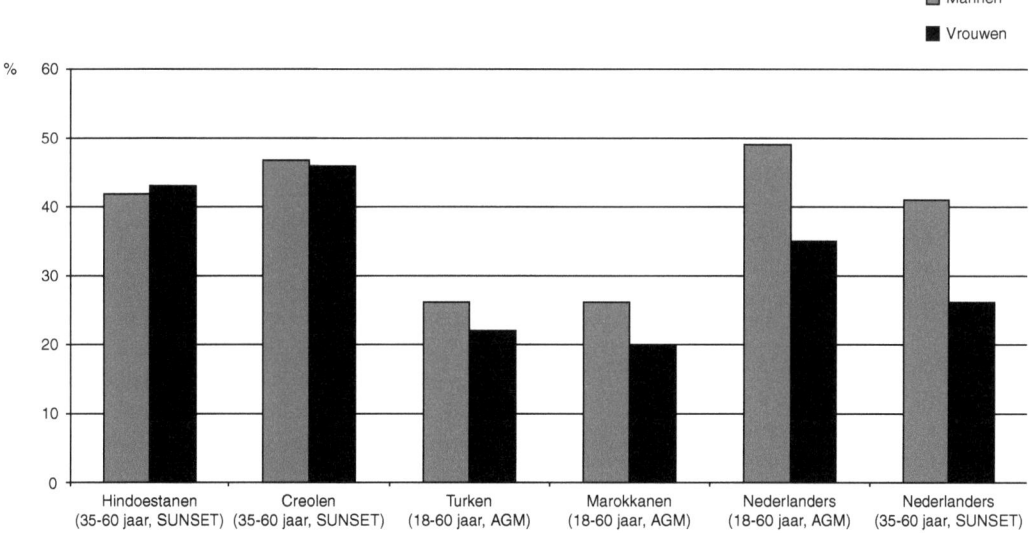

◨ **Figuur 1.1** Percentage allochtonen met hypertensie, uitgesplitst naar leeftijd[6].

gecontroleerde studies naar effecten op morbiditeit en mortaliteit.

Antihypertensiva zijn één groep geneesmiddelen waarvan het effect wordt onderzocht bij verschillende etnische groepen. Er zijn aanwijzingen dat ook andere medicijnen verschillen in de uitwerking bij etnische groepen, zoals pijnstillers en psychofarmaca[9]. Op dit moment is er nog maar weinig bekend over de relatie tussen etniciteit en effecten van medicijnen[8].

Bij gebrek aan inzicht in mogelijke effecten kan men aan negroïde patiënten met primaire hypertensie het beste die medicijnen voorschrijven waarmee hoge bloeddruk goed gecontroleerd kan worden en die de minste bijwerkingen hebben. Calciumantagonisten zijn voor veel negroïde patiënten in de eerstelijnszorg geschikt[10].

Het sterk verhoogd blijven van de bloeddruk kan ook komen doordat de patiënt de medicijnen niet (regelmatig) slikt. Over het algemeen kan gezegd worden dat naarmate bij patiënten basale levensbehoeften minder goed vervuld zijn (huisvesting, financiën, werk), het moeilijker is om therapietrouw te zijn (zie kader *Therapietrouw* in casus 6). Het sterk verhoogd blijven van de bloeddruk kan ook liggen aan onderbehandeling (de arts schrijft te weinig medicatie voor). In het geval van meneer Yeboah is er sprake van secundaire hypertensie, die de arts niet mag onderbehandelen.

Casus

Meneer Yeboah heeft daarna nog verschillende controleafspraken met de internist. Zijn vrienden betalen deze rekeningen, totdat meneer Yeboah een tijdelijke verblijfsvergunning heeft. Pas dan wordt zijn niet-functionerende nier verwijderd. Meneer Yeboah neemt zijn medicijnen goed in en hij controleert zelf twee keer per dag zijn bloeddruk. Geleidelijk aan is zijn bloeddruk, met behulp van de medicatie, een stuk beter onder controle. Meneer Yeboah vertelt dat hij een hoge bloeddruk van tevoren voelt aankomen. Hij voelt het dan achter zijn ogen drukken en hij krijgt hoofdpijn. Hij heeft soms de indruk dat hypertensie veroorzaakt wordt door stress. Hij probeert harde geluiden te vermijden. Ook vindt hij het beter om niet naar gewelddadige scènes op de televisie te kijken. De internist probeert na te gaan hoe meneer Yeboah denkt over hypertensie, maar veel tijd is er niet per consult.

▶ Kennisvraag

Hoe beleven patiënten hypertensie? Zijn hierin verschillen tussen allochtone en autochtone patiënten?

1.2 De beleving van hypertensie en de behandeling

Uit onderzoek blijkt dat patiënten het vaak moeilijk vinden om uit te leggen wat hypertensie is:
- 'Ik weet niet… er zit een prop in, het bloed stroomt niet goed door en daardoor komt er een prop.'
- 'Ik weet het niet…de bloedsomloop in je organen die gaat anders, het werkt anders, het is verkeerd.'[11]

Wanneer patiënten wordt gevraagd naar de oorzaak van hypertensie, hebben zij daar ook verschillende ideeën over. Patiënten, zowel allochtone als autochtone, leggen hypertensie dikwijls letterlijk uit als 'overdruk'[1]. Het lichaam wordt bijvoorbeeld gezien als een expansievat waarin de druk wordt opgevoerd[12].

Veel patiënten zien stress dan ook als belangrijke oorzaak van hun hypertensie. Stress leidt in hun opvatting tot een hogere druk in het lichaam, dus tot een hogere bloeddruk. Deze interpretatie contrasteert met het gangbare biomedische idee dat er geen verband is tussen hypertensie en stress[13] (zie ook kader *Illness en disease* in casus 5). Patiënten beleven hypertensie ook als een symptomatische ziekte: men ervaart tijdelijk symptomen als hoofdpijn of druk in de oren en men gaat ervan uit dat dan de bloeddruk verhoogd is. Bij afwezigheid van deze symptomen denkt men dat de bloeddruk is verlaagd[11] en kan men besluiten om minder of geen anithypertensiemedicatie te nemen[14].

Zowel allochtone als autochtone hypertensiepatiënten ervaren stressfactoren, zoals problemen op het werk, zorgen om geld, en relatie- of familieproblemen. Een verschil tussen allochtone en autochtone patiënten is dat migranten de ervaren stress soms ook in verband brengen met het verblijf in Nederland[11]:

- 'In Suriname had ik die stress niet, volgens mij is Nederland het enige land waar het er zo jachtig aan toegaat, alles moet en alles moet snel.'
- 'In Suriname ben ik 100% gezond.'

Verblijf in het thuisland kan dan een reden zijn om te stoppen met de medicatie[14]. Wat ideeën over behandeling betreft, kunnen er dus eveneens verschillen zijn tussen allochtone en autochtone patiënten. Uit onderzoek bij Creools-Surinaamse patiënten blijkt dat zij hypertensie soms met kruiden en huismiddelen behandelen, zoals sopropo, tamarinde, papaya, rode katoen, kokosbast of knoflook[11] [12]. Deze middelen worden naast de reguliere medicijnen of soms in plaats van de reguliere medicatie gebruikt. De behandeling met knoflook lijkt een klein bloeddrukverlagend effect te hebben, van andere alternatieve middelen is dat nooit aangetoond of niet onderzocht[1]. Het gebruik van deze alternatieve middelen wordt door artsen meestal niet nagevraagd[15]. Het ervaren van bijwerkingen van de antihypertensiva (bijvoorbeeld potentieverlies bij mannen) en de angst afhankelijk te worden van medicatie[14] kan een reden zijn voor patiënten om zich tot huismiddelen te wenden of om minder antihypertensiemedicatie te nemen dan voorgeschreven door de arts.

Casus

De internist bespreekt met meneer Yeboah een aantal leefregels, zoals meer lichaamsbeweging en een aangepast dieet. Ze besluiten dat meneer Yeboah langzaam met wat wandelingetjes in de buurt begint. Ook bespreken ze samen zijn dieet. De internist vertelt meneer Yeboah dat het goed is om minder vet en zout te eten.

> *Kennisvraag*
> **Hoe kunt u als arts samen met de patiënt tot een goede therapietrouw komen?**

Medicatie- en leefstijladviezen

Patiënten hebben regelmatig problemen met het nemen van medicijnen tegen hypertensie[13]. Deze therapieontrouw komt niet alleen voort uit onwetendheid of vergeetachtigheid, maar kan ook een rationele afweging van de patiënt zijn, bijvoorbeeld angst voor bijwerkingen of weerstand tegen medicijnen. Voor de ene patiënt is het belangrijk om regelmatig zijn medicijnen te slikken, ook al heeft hij last van bijwerkingen. Een andere patiënt staat sceptisch tegenover alle medicijnen, dus ook tegen bloeddrukverlagende medicijnen, en besluit ze zo min mogelijk te slikken. Ook wanneer de patiënt hypertensie niet als een chronische conditie ziet, maar als een ziekte die af en toe optreedt, bestaat de kans dat de patiënt alleen zijn medicijnen neemt wanneer symptomen ervaren worden. Echter, uit onderzoek waarin de daadwerkelijke communicatie van artsen tegen het licht is gehouden, blijkt dat het uitwisselen van informatie voor veel artsen een struikelblok is[16]. Artsen vragen bijvoorbeeld wel of de patiënt zijn bloeddrukverlagende medicijnen inneemt, maar dit gaat vaak in de vorm van een gesloten vraag, zodat er weinig ruimte is voor de zorgen en ongerustheid van de patiënt[16]. Patiënten op hun beurt vertellen uit zichzelf vaak weinig over waarom ze bepaalde medicijnen wel of niet innemen. Als de arts er niet expliciet naar vraagt, blijft dat in het consult onbesproken.

Artsen zouden moeite kunnen doen om het perspectief van de patiënt te achterhalen en indien nodig de patiënt te helpen met inzicht krijgen in hypertensie en behandeling[16]. Voordat u leefstijladviezen geeft of samen met de patiënt een besluit over de medicamenteuze behandeling neemt, zult u de ideeën van de patiënt moeten kennen en in het gesprek aan de orde laten komen. Probeer ook met een patiënt na te gaan

waar en wanneer het lastig is om advies over medicatie, lichaamsbeweging of dieet op te volgen. De arts kan de patiënt helpen de voor- en nadelen van medicatie op een rijtje te zetten en kan nagaan wat belemmeringen en onduidelijkheden voor de patiënt zijn.
Pas dan kan een gezamenlijk besluit over de behandeling worden genomen. Bij patiënten van allochtone herkomst kunt u waar mogelijk adviezen zo veel mogelijk laten aansluiten bij de leefstijl. Zo eten Hindoestaanse en Creoolse Surinaamse mannen minder verzadigde vetten dan autochtone Nederlanders[17]. De arts kan er bij deze groepen beter voor zorgen dat zij hun goede voedingsgewoonten vasthouden[18] in plaats van te wijzen op een nieuw dieet. Ook adviezen over lichaamsbeweging zijn effectiever als ze aansluiten bij de leefwereld van de patiënt. Ghanese en Surinaamse patiënten vinden soms dat ze gezondheidsadviezen als fietsen of zwemmen niet kunnen opvolgen omdat ze deze vaardigheden nooit hebben geleerd in het land van herkomst[19]. Patiënten die sport of lichaamsbeweging niet als onderdeel zien van hun leefstijl, zoals relatief vaak het geval is bij ouderen en mensen van allochtone herkomst, zullen meer moeite hebben advies hierover in te passen in hun dagelijks leven dan patiënten die sport zien als een vorm van recreatie[20]. Niet iedereen verstaat overigens hetzelfde onder lichamelijke activiteit. Het wordt snel geassocieerd met sportbeoefening of het doen van oefeningen, en minder snel met dagelijkse activiteiten als traplopen, in de tuin werken of naar de bushalte lopen[19]. Uit onderzoek blijkt dat voor Ghanese en Surinaamse hypertensiepatiënten de kerk een plek kan zijn waar zij steun ervaren. De kerk organiseert bijvoorbeeld lichaamsbeweging voor de kerkgangers, waaraan men gezamenlijk kan deelnemen[19].

Casus

Meneer Yeboah heeft een verblijfsvergunning voor nog een jaar. Hij is bezig met het leren van Nederlands en zou graag willen studeren. De kans is echter groot dat hij na dit jaar terug moet naar Ghana. Dit wil meneer Yeboah niet. Hij heeft weliswaar in Ghana een bachelor in economie en heeft er gewerkt als leraar, maar hij wil liever zijn toekomst in Nederland opbouwen. Bovendien vraagt hij zich af hoe hij zich in Ghana zou moeten redden zonder de medicijnen die hij nu krijgt. De internist vindt dat hij met meneer Yeboah diens toekomst moet bespreken. Hij wil samen met hem kijken naar de voor- en nadelen van teruggaan naar Ghana.

> *Kennisvraag*
> Welke factoren zijn van belang bij het bespreken van de mogelijke terugkeer van de patiënt?

> *Attitudevraag*
> Vindt u het bespreken van terugkeer horen bij uw taak als arts?

1.3 Bespreken van terugkeer

Sinds de invoering van de nieuwe Vreemdelingenwet in 2000 zijn de mogelijkheden om als vreemdeling in Nederland te blijven beperkt. Ook vreemdelingen die onder medische behandeling zijn en die serieuze gezondheidsrisico's lopen, kunnen uitgezet worden naar het land van herkomst (zie kader *Uitzettingsverbod op medische gronden* in casus 17). Artsen en hulpverleners hebben nauwelijks invloed op deze beslissing van de Immigratie- en Naturalisatiedienst (IND). In het geval van meneer Yeboah betekent terugkeer naar Ghana terugkeer naar een land met een bevolking met een lage gemiddelde levensverwachting (60 jaar) en een hoog sterftecijfer. Per 10.000 personen is er ongeveer 1 arts[21]. Wanneer iemand besluit niet terug te keren nadat de verblijfsvergunning is afgelopen, is hij illegaal in Nederland en kan hij zich niet meer verzekeren tegen ziektekosten (zie casus 17 *Een onverzekerd Armeens echtpaar*). De mogelijke terugkeer kan ambivalente gevoelens en angst bij de patiënt oproepen. Soms uit dit zich in slaapproblemen, psychosomatische klachten of het ontstaan van gezins- en relatieproblematiek[22]. Ook kan de patiënt met vragen komen die te maken hebben met zingeving, bijvoorbeeld: wat heb ik met mijn leven gedaan en wat wil ik bereiken? Gevoelens over gemiste kansen en verloren idealen kunnen de gedachten beheersen.

Factoren die voor de patiënt een rol spelen bij een beslissing over terugkeer, zijn: de huidige situatie in het land van herkomst (is het er veilig, is er werk, is er familie of zijn er vrienden, zijn er medische voorzieningen?) en de situatie in Nederland (heeft men een verblijfsvergunning, zijn er kinderen, heeft men (illegaal) werk, een partner, vrienden, ervaart men discriminatie of onveiligheid?). Ook psychologische factoren spelen een rol, zoals de wens voor een betere toekomst of weerbaarheid bij tegenslag[22] [23]. Uit onderzoek blijkt dat niet iedere hulpverlener ervoor kiest om de terugkeer te bespreken[24]. Sommigen zien het als verraad aan de patiënt en vinden het risico te groot dat de vertrouwensband erdoor geschaad wordt. Artsen zullen voor zichzelf moeten uitmaken of ze de terugkeer met de patiënt willen bespreken. Een arts die een terugkerende patiënt behandelt, zal in ieder geval het medische beleid bespreken. Kan de patiënt aan medicijnen komen, welke medicijnen zijn nodig? Daarnaast kan de arts met patiënten die willen of moeten terugkeren, nagaan hoe zij hun situatie ervaren en welke van de genoemde factoren een rol spelen in het besluit. Vaak zijn er bij de patiënt ambivalente gevoelens van wanhoop en hoop, angst en verdriet. Probeer deze gevoelens ter sprake te brengen. Eventueel kunt u kijken naar hoe deze gevoelens het dagelijks functioneren van de patiënt belemmeren. Piekert de patiënt er voortdurend over, zijn er ernstige beperkingen in het dagelijks functioneren, is er een emotionele crisissituatie? Een besluit om terug te keren kan een rouwproces bij de patiënt op gang brengen. Maar naast verdriet en pijn kan er ook ruimte komen om de verworvenheden in het gastland (bijvoorbeeld nieuwe vriendschappen, opgedane levenservaring) te ervaren. Probeer in een sfeer van vertrouwen en genegenheid deze tegenstrijdige gevoelens en ervaringen te bespreken[22].

1.4 Beschouwing

Hypertensie komt vaker voor bij bepaalde etnische groepen en manifesteert zich op jongere leeftijd, is ernstiger en vaak lastiger met medicijnen te behandelen. Het gevaar bestaat dat de arts ten onrechte denkt dat de patiënt zijn medicatie niet gebruikt omdat de bloeddruk hoog blijft, maar er niet aan denkt dat de hypertensie zich bij de patiënt ernstiger manifesteert. Ook is het effect van de behandeling met ß-blokkers en ACE-remmers bij zwarte patiënten vaak minder en kan het raadzaam zijn andere medicatie voor te schrijven, in plaats van de dosis ß-blokkers te verhogen. Het beloop van een ziekte en de effectiviteit van de behandeling kan verschillen per etnische groep en de arts kan de behandeling verbeteren door hiermee rekening te houden.

De ideeën die allochtone en autochtone patiënten over hypertensie hebben, lijken in Nederland niet zo veel van elkaar te verschillen. Beide groepen patiënten hebben een vergelijkbare beleving van hypertensie. Het blijft de taak van de arts de perspectieven van de patiënt zorgvuldig na te gaan. Dit is vooral belangrijk omdat – wanneer de patiënt eenmaal is ingesteld – de patiënt de zelfzorg krijgt voor zijn hypertensie. De patiënt is gebaat bij goede informatie en goed overleg over zijn behoeften, zorgen en ervaringen.

Ook al is de invloed van stress op hypertensie nauwelijks aangetoond, in de ogen van de patiënt kan stress een belangrijke factor zijn in de beleving van hypertensie. Voor een goede verstandhouding met de patiënt moet u dit serieus nemen en bespreken met de patiënt. U kunt uw eigen medische visie naast die van de patiënt leggen of samen met de patiënt kijken hoe de patiënt tot optimale zelfzorg kan komen met betrekking tot hypertensie en de ervaren stress. Wanneer de patiënt zich serieus genomen voelt, zal dat de therapietrouw over het algemeen vergroten.

Als arts krijgt u met veel verschillende patiënten te maken en met evenzoveel visies op hypertensie. Zo heeft meneer Yeboah alle vertrouwen in de arts en is het gemakkelijk om met hem afspraken te maken over zijn behandeling. Bij andere patiënten krijgt u geen grip op hun visie, worden gemaakte afspraken gewijzigd of niet nagekomen. Wees alert op mogelijke verschillen in beleving van hypertensie, op taalproblemen en op het snel willen denken voor de patiënt en het invullen van diens wensen, behoeften of ervaringen. De zorgen en behoeften van allochtone patiënten kunnen anders zijn: zo kan onzekerheid rond een verblijfsvergunning een grote invloed hebben op de gezondheid of het welbevinden[25]. Andere stressfactoren van migranten kunnen zijn: inburgeringseisen van de overheid, racisme, discriminatie, werkloosheid, financiële problemen, beperking van gezinshereniging, missen van familieleden, heimwee, ontworteling, isolement, het leven tussen twee culturen en het wonen in een nieuw en vreemd land[26]. In de ogen van patiënten kunnen al deze factoren meespelen in de beleving van de hypertensie. Wees u er echter van bewust dat de besluitvorming met allochtone patiënten niet anders hoeft te zijn dan met autochtone patiënten. Wanneer u zich te veel richt op verschillen, bestaat het gevaar dat u niet meer openstaat voor de individuele patiënt.

Deze casus eindigt met de mogelijke terugkeer van de patiënt naar zijn eigen land. In zo'n geval moet u overwegen of u dit met de patiënt wilt bespreken. Mogelijke overwegingen om dit te doen zijn: een goede (vertrouwens)relatie met de patiënt, de wens om zicht te blijven houden op belemmeringen en behoeften van de patiënt en overstijgend biomedisch willen handelen. Mogelijke overwegingen om dit niet met de patiënt te bespreken zijn: een wankele vertrouwensrelatie, de voorkeur om zich niet te mengen in het privéleven van de patiënt en zich te willen beperken tot de biomedische behandeling van de klachten. U zult zelf als arts hierin een afweging moeten maken.

1.5 Verder lezen

– Agyemang C, Bindraban N, Mairuhu G, Montfrans G, Koopmans R, Stronks K. SUNSET (Surinamese in The Netherlands: Study on Ethnicity and Health) Study Group. Prevalence, awareness, treatment, and control of hypertension among Black Surinamese, South Asian Surinamese and White Dutch in Amsterdam, The Netherlands: the SUNSET study. J Hypertens 2005; 23; 11: 1971-1977.
– Benson J, Britten N. Patients' decisions about whether or not to take antihypertensive drugs: qualitative study. BMJ 2002; 325: 873-878.
– Beune E, Haafkens J, Meeuwesen L. 'Hee broedoe' (hoog bloed): opvattingen over hypertensie van Creools-Surinaamse patiënten in de huisartsenpraktijk. Huisarts & Wetenschap 2004; 47; 13: 620-624.

Literatuur

1. Wilson RP, Freeman A, Kazda MJ, Andrews TC, Berry L, Vaeth PAC, Victor RG. Lay beliefs about high blood pressure in a low-to-middle-income urbane African-American community: an opportunity for improving hypertension control. Am J Med 2002; 112: 26-30.
2. Agyemang C, Bhopal R. Is the blood pressure of people from African origin adults in the UK higher or lower than that in European origin white people? A review of cross-sectional data. J Hum Hypertens 2003; 17; 8: 523-534.
3. Agyemang C, Bindraban N, Mairuhu G, Montfrans G van, Koopmans R, Stronks K, SUNSET (Surinamese in The Netherlands: Study on Ethnicity and Health) Study Group. Prevalence, awareness, treatment, and control of hypertension among Black Surinamese, South Asian Surinamese and White Dutch in Amsterdam, the Netherlands: the SUNSET study. J Hypertens 2005; 23; 11: 1971-1977.
4. Agyemang C. Rural and urban differences in blood pressure and hypertension in Ghana, West Africa. Public Health 2006; 120; 6: 522-533.
5. CBO. Herziening richtlijn hoge bloeddruk. Utrecht: CBO, 2000.
6. Valkengoed I, Stronks K. Hart- en vaatziekten bij allochtonen in Nederland. Hoofdstuk 5. In: Nederlandse Hartstichting (red). Hart- en vaatziekten in Nederland 2007. Cijfers over leefstijl- en risicofactoren, ziekte en sterfte (RP51). Den Haag: Hartstichting, 2007.
7. Brewster LM, Montfrans GA van, Kleijnen J. Systematic review: antihypertensive drug therapy in black patients. Ann Intern Med 2004; 141; 8: 614-628.
8. Burroughs VJ, Maxey RW, Levy RA. Racial and ethnic differences in response to medicines: towards individualized pharmaceutical treatment. J Natl Med Assoc 2002; 94; 10 Suppl: 1-26.
9. Kortmann FAM, Oude Voshaar RC. Aspecten van farmacotherapie bij etnische minderheden. Tijdschrift voor Psychiatrie 1998; 40; 3: 143-155.

10. Nederlands Huisartsen Genootschap. Multidisciplinaire Richtlijn Cardiovasculair risicomanagement, herziening 2011. Houten: Bohn Stafleu van Loghum, 2011. Download via: http://www.cbo.nl/Downloads/1463/Multidisciplinaire%20richtlijn%20CVRM%20definitief.pdf.
11. Beune E, Haafkens J, Meeuwesen L. 'Hee broedoe' (hoog bloed): opvattingen over hypertensie van Creools-Surinaamse patiënten in de huisartsenpraktijk. Huisarts en Wetenschap 2004; 47; 13: 620-624.
12. Schuster J, Beune E, Stronks K. Metaphorical constructions of hypertension among three ethnic groups in the Netherlands. Ethn Health 2011; 16; 6: 583-600.
13. Benson J, Britten N. Patients' decisions about whether or not to take antihypertensive drugs: qualitative study. BMJ 2002; 325: 873-878.
14. Beune EJAJ, Haafkens JA, Agyemang C, Schuster JS, Willems DE. How Ghanaian, African-Surinamese and Dutch patients perceive and manage antihypertensive drug treatment: a qualitative study. Journal of Hypertension 2008; 26: 648-656.
15. Dijkman P, Haan M de. Cultureel bepaalde ziektebeleving en geneeswijzen. Een exploratief onderzoek onder allochtone patiënten in negen Amsterdamse huisartspraktijken. Huisarts en Wetenschap 1999; 42: 205-210.
16. Brink-Muinen A van den, Dulmen AM, Schellevis FG, Bensing JM (red). Tweede nationale studie naar ziekten en verrichtingen in de huisartspraktijk. Deel 7: Communicatie en hoge bloeddruk. Utrecht: Nivel, 2004.
17. Leest LATM van, Dis SJ van, Verschuren WMM. Hart- en vaatziekten bij allochtonen in Nederland. Een cijfermatige verkenning naar leefstijl- en risicofactoren, ziekte en sterfte. Bilthoven: RIVM, 2002, 27 (tabel).
18. Bindraban NR, Montfrans GA van. Hypertensie bij allochtonen in Nederland. Bijblijven 2003; 19: 14-19.
19. Beune EJAJ, Haafkens JA, Agyemang C, Bindels PJE. Inhibitors and enablers of physical activity in multiethnic hypertensive patients: a qualitative study. Journal of Human Hypertension 2010; 24: 280-290.
20. Schultz JA, Sprague MA, Branen LJ, Lambeth S. A comparison of views of individuals with type 2 diabetes mellitus and diabetes educators about barriers to diet and exercise. J Health Commun 2001; 6; 2: 99-115.
21. www.who.int
22. Schell P, Santini I, Groenenberg M. Terugkeer. In: Rohlof H, Groenenberg M, Blom C (red). Vluchtelingen in de GGZ. Handboek voor de hulpverlening. Utrecht: Pharos, 2001, 169-177.
23. Geraci D. Bewogen terugkeer. Methodiek voor psychosociale begeleiding van (ex)asielzoekers en ongedocumenteerden. Utrecht: Pharos, 2011.
24. Müller F. Terugkeer: een onvermijdelijk thema. Terugkeer in de behandeling van asielzoekers en vluchtelingen met een psychiatrische stoornis. Cultuur, Migratie en Gezondheid 2004; 4: 12-19.
25. Grotenhuis R. Organisatie van de zorg. In: Grotenhuis R. (samensteller). Van pionieren tot verankeren. Tien jaar gezondheidszorg voor vluchtelingen. Utrecht: Pharos, 2003, 161-189.
26. Bloemen EJJM. Zorg voor asielzoekers en vluchtelingen. In: Neef JE de, Tenwolde J, Mouthaan KAA (red). Handboek Interculturele Zorg. Maarssen: Elsevier/De Tijdstroom, 1998, deel III, 2.16, 1-31.

Een Somalische vrouw met spierpijn

2.1	**Vitamine D – 30**	
2.1.1	Bronnen van vitamine D – 31	
2.2	**Diagnose en behandeling – 31**	
2.3	**Etnische verschillen in vitamine D-deficiëntie – 34**	
2.4	**Beschouwing – 35**	
2.5	**Verder lezen – 35**	
	Literatuur – 35	

> **Casus**
>
> Bij een AIOS huisartsgeneeskunde (huisarts in opleiding) komt mevrouw Ismael op het spreekuur. Mevrouw Ismael is 45 jaar, afkomstig uit Somalië en woont zo'n vijf jaar in Nederland. Vanwege haar islamitische geloof draagt zij een hoofddoek. Mevrouw Ismael vertelt dat zij vaak moe is en moeite heeft met lopen en opstaan uit de stoel en traplopen. Eigenlijk doen al haar spieren pijn. Ze heeft hier al een paar jaar last van, maar tijdens een verblijf bij familie in Italië ging het een stuk beter. Dat is nu anderhalf jaar geleden. Sindsdien zijn de klachten weer toegenomen.

> ❱ *Kennisvraag*
> Aan welke diagnose(s) denkt u bij het lezen van de klachten van mevrouw Ismael?

> **Casus**
>
> Omdat de klachten zo aspecifiek zijn, besluit de AIOS mevrouw Ismael alleen paracetamol te geven, daarna vertrekt zij. Bij het verlaten van de spreekkamer valt het de arts op dat mevrouw Ismael zich inderdaad met een zogenaamde 'waggelgang', stram en moeizaam, voortbeweegt. Na vier weken verschijnt mevrouw Ismael weer op het spreekuur. Ze heeft haar arm gestoten en dat gaf zo'n heftige pijn in haar botten dat ze weer naar de dokter is gekomen. Haar andere klachten zijn niet verminderd en de pijnstillers helpen niet. De AIOS besluit een röntgenfoto van de arm te laten maken, maar dit levert wederom geen bijzonderheden op. Mevrouw Ismael krijgt NSAID's voorgeschreven.

> ❱ *Kennisvraag*
> Zou de etnische achtergrond van de patiente een rol kunnen spelen bij haar ziekte? Zo ja, op welke manier?

> **Casus**
>
> Voor de AIOS is mevrouw Ismael één van de vele patiënten met vage klachten over overal pijn, een 'hyperpathie' zoals hij dat noemt. Ook de typische manier van lopen ziet hij vaker, met name bij andere allochtone vrouwen. Tijdens de koffie met zijn collega's komen ze te spreken over allochtone patiënten met hyperpathie. Ook zij herkennen het beeld dat hij schetst uit hun eigen spreekkamer. De algemene opvatting van de artsen is dat de klachten wel psychosomatisch zullen zijn: de situatie waarin veel vrouwen zich bevinden en de heimwee die zij hebben, zijn de oorzaak van hun klachten.

> ❱ *Attitudevraag*
> Kunt u zich vinden in de verklaring van de huisartsen?

> **Casus**
>
> Enkele weken later bespreekt de AIOS deze casus met een ervaren huisartsopleider. Die vertelt dat vitamine D-tekort pijnklachten aan spieren en botten kan geven. Ze zoeken verder naar informatie op het internet, en veel stukjes vallen op hun plaats.

> ❱ *Kennisvraag*
> — Hoe verklaart de diagnose vitamine D-tekort de klachten van mevrouw Ismael?
> — Hoe speelt de etnische achtergrond van mevrouw Ismael hierbij een rol?

2.1 Vitamine D

Vitamine D is een verzamelnaam voor steroïden die eenzelfde biologische activiteit hebben als vitamine D_3 (cholecalciferol). Naast inname via voeding produceert de huid vitamine D_3 onder invloed van UV-licht. Door omzetting in lever en nieren ontstaat uit vitamine D_3 de actieve vorm van vitamine D: calcitriol. Calcitriol speelt een belangrijke rol bij de calciumhomeostase. Bij te lage calciumconcentraties wordt de omzetting tot het actieve calcitriol gestimuleerd. Calcitriol bevordert vervolgens de opname van calcium in de darm en verhoogt resorptie van calcium uit het skelet. Voor vitale functies zoals spier- en zenuwactiviteit is een juiste calciumconcentratie van groot belang[1,2].

Een tekort aan vitamine D (hypovitaminose D) kan leiden tot een verminderde botmineralisatie, met osteomalacie (botweekheid) als gevolg. Hypovitaminose D kan tot myopathie leiden: diffuse spier- en botpijnen (schouder, heup, ruggengraat), spierzwakte (met name van de proximale spieren van armen en benen) spierkrampen en moeheid. Kenmerkend voor deze situatie is het zeer sluipende begin[2]. Naast deze calcemische effecten zijn er ook niet-calcemische effecten. Een lage vitamine D-status is in verband gebracht met een verhoogd risico op bovensteluchtweginfecties, auto-immuunaandoeningen zoals multiple sclerose, diabetes mellitus type I, inflammatoire darmziekten, reumatoïde artritis, osteoartritis en astma, en op maligniteiten zoals prostaat-, colon- en borstkanker[3]. Er zijn echter nog weinig onderzoeken van voldoende kwaliteit om hier goede uitspraken over te kunnen doen.

2.1.1 Bronnen van vitamine D

Aanmaak van vitamine D door de huid onder invloed van UV-licht is de belangrijkste bron voor vitamine D voor de mens. De hoeveelheid die wordt aangemaakt, is afhankelijk van verschillende factoren, zoals de geografische breedte waarop een mens zich bevindt of de aanwezigheid van bewolking[1]. Zowel de mate van blootstelling van de huid als het melaninegehalte van de huid, ofwel de huidskleur, is van belang voor de productie. Melanine beïnvloedt de mate waarin UV-licht doordringt tot dieper gelegen huidweefsels, waar de vitamine D-productie plaatsvindt. Onderzoek heeft aangetoond dat bij een donkere huid een zesmaal hogere dosis straling nodig is om eenzelfde stijging van de calcidiolspiegel (een parameter voor vitamine D-status) te veroorzaken dan bij een blanke huid[1]. Bij een lichte huidskleur is een blootstelling aan zonnestraling van vijf tot tien minuten tijdens het middaguur met gezicht en handen onbedekt, twee- tot driemaal per week genoeg voor voldoende vitamine D-vorming[4]. In Nederland wordt de vitamine D-voorraad vooral opgebouwd in de zomer en wordt die met name opgeslagen in het vetweefsel. Zonder extra aanvulling, zoals via het eten van vette vis (paling, makreel, zalm, haring) of UV-licht (zonnebank), is de winterspiegel van vitamine D zo'n 20-40 nmol/l lager dan de zomerspiegel.

Een tweede bron van vitamine D is de voeding. Het lichaam absorbeert ongeveer 50% van in voeding aanwezige vitamine D. Vitamine D is aanwezig in bepaalde voedingsmiddelen, zoals vette vis en melkproducten[4]. Omdat het Nederlandse voedsel in de praktijk weinig vitamine D bevat, zijn in Nederland margarine, halvarine en bak- en braadproducten verrijkt met vitamine D. Deze verrijking is niet heel groot, en anders dan men soms denkt, draagt het gebruiken van margarine en braadvet beperkt bij aan de vitamine D-spiegel[5].

2.2 Diagnose en behandeling

Om de diagnose vitamine D-deficiëntie te kunnen stellen is het belangrijk een juiste anamnese af te nemen. Vraag naar:
- pijn in heup en bovenbenen;
- moeite met overeind komen;
- blootstelling aan zonlicht;
- eetgewoonten (gebruik van melkproducten/calciuminname)[4].

De vitamine D-status wordt bepaald door de concentratie calcidiol (25-hydroxyvitamine D) in het bloed te meten. De Gezondheidsraad adviseert een algemene ondergrens van 30 nmol/l en een ondergrens van 50 nmol/l voor vrouwen ouder dan 50 jaar en mannen ouder dan 70 jaar[3]. De Gezondheidsraad adviseert voor risicogroepen een inname van 10 tot 20 μg/dag vitamine D3 (800 IE per dag) als suppletie. ◘ Tabel 2.1 geeft de adequate inname van vitamine D aan voor verschillende groepen.

Bij deficiëntie (< 30 nmol/l) wordt aanbevolen om patiënten een stootkuur te geven van 50.000 IE/ml cholecalciferoldrank (vitamine D3 van dierlijke oorsprong) en bij een spiegel onder 25 nmol/l de eerste maand 1 keer per week 1 ml als oplaaddosis. De klachten zijn dan over het algemeen binnen

◻ **Tabel 2.1** Voedingsnormen vitamine D, µg/dag volgens de Gezondheidsraad.[3]

dagelijkse extra inname vitamine D	geadviseerd voor (risicogroepen)
10 microgram	kinderen tot 4 jaar, behalve als zij dagelijks meer dan een halve liter zuigelingenvoeding of opvolgmelk gebruiken (de Gezondheidsraad waarschuwt bij kinderen overigens ook voor het gevaar van te veel vitamine D)
	personen tussen 4 en 50 (vrouwen) of 70 (mannen) jaar die een donkere huidskleur hebben of onvoldoende buiten komen
	vrouwen tot 50 jaar die een sluier dragen
	vrouwen die zwanger zijn of borstvoeding geven
	personen vanaf 50 (vrouwen) of 70 (mannen) jaar die een lichte huidskleur hebben en voldoende buiten komen
20 microgram	personen die osteoporose hebben of in een verzorgings- of verpleeghuis wonen
	personen vanaf 50 (vrouwen) of 70 (mannen) jaar die een donkere huidskleur hebben of onvoldoende buiten komen
	vrouwen vanaf 50 jaar die een sluier dragen

zes weken tot zes maanden verdwenen en de spierkracht normaliseert volledig.

Naast vitamine D-profylaxe kunt u de patiënt voorlichten over het belang van zonlicht[1] [2] (een kwartier per dag buiten, behalve in de winter, want dan maakt het lichaam geen vitamine D aan). Uit onderzoek blijkt echter dat adviezen ter bestrijding van vitamine D-deficiëntie niet altijd aansluiten bij het perspectief van patiënten (zie ook kader *Illness en disease* in casus 5). Zo bleek uit interviews met Turkse vrouwen dat zij een sterke voorkeur hadden voor vitamine D uit voeding in plaats van pillen en meenden zij dat zij genoeg vitamine D konden halen uit groente en fruit. Ook was er angst om dik te worden van vitamine D-pillen en een angst voor overdosering. Verder vond men dat te veel blootstelling aan zonlicht niet goed was, bijvoorbeeld uit angst voor huidkanker[6]. Echter, als vitamine D-deficiëntie was aangetoond en de huisarts schreef vitamine D voor, dan vonden de vrouwen het geaccepteerd om pillen te nemen. Het is van belang dat de huisarts aandacht besteed aan mogelijke zorgen en bezwaren van patiënten over het risico van gewichtstoename en overdosering[6]. Op ▶ www.huisarts-migrant.nl vindt u meer informatie over hoe te handelen bij een vitamine D-deficiëntie.

Etnische verschillen in risicoprofiel

Etnische groepen kunnen verschillen in determinanten van gezondheid, zoals leefstijl en levensomstandigheden. Determinanten van gezondheid vormen samen een risicoprofiel voor het ontstaan van gezondheidsproblemen. Als gevolg van verschillen in risicoprofiel komen specifieke ziekten bij bepaalde groepen vaker of juist minder vaak voor. Het risicoprofiel is opgebouwd uit de volgende determinanten[7]:

- *Genetica*. Genetische verschillen kunnen ten grondslag liggen aan aandoeningen als sikkelcelanemie, maar spelen waarschijnlijk ook een grote rol bij de hogere prevalentie van complexe ziekten zoals diabetes bij Hindoestaanse Surinamers.
- *Leefstijl*. Er kunnen verschillen zijn in leefstijlfactoren tussen allochtonen en autochtonen. Uit GGD-onderzoeken in de grote steden en een nationaal onderzoek komt naar voren dat een groter percentage Turken rookt vergeleken met Nederlanders, vooral de Turkse mannen[8]. Het gebruik van alcohol is juist weer lager onder Turken en Marokkanen.

- *Fysieke omgeving* (zoals arbeids- en woonomstandigheden). Over het algemeen leven en werken mensen van allochtone herkomst onder ongunstiger omstandigheden dan de autochtone bevolking.
- *Sociale omgeving*. De sociale omgeving, het al dan niet hebben van een sociaal netwerk of sociale steun, kan de gezondheid beïnvloeden. Er is echter nog weinig bekend over de gevolgen van verschillen in sociale steun tussen etnische groepen.
- *Psychosociale stress* (bijvoorbeeld als gevolg van ingrijpende levensgebeurtenissen). Allochtonen kunnen andersoortige stress ervaren dan autochtonen. Dit kan de gezondheid beïnvloeden.
- *Gebruik van zorg*. De toegankelijkheid en kwaliteit van geleverde zorg kan uiteenlopen tussen etnische groepen en daarmee invloed hebben op verschillen in gezondheid.

Etnische variaties in risicoprofiel hangen samen met algemenere verschillen in de situatie waarin allochtonen en autochtonen leven, zoals cultuur of sociaaleconomische positie. Dergelijke kenmerken kunnen *contextuele mechanismen* worden genoemd. Deze contextuele mechanismen kunnen op hun beurt inzicht geven in hoe verschillen in determinanten van gezondheid (risicoprofiel) kunnen ontstaan. Er zijn ten minste vier van deze contextuele mechanismen die via de determinanten de gezondheid kunnen beïnvloeden (zie ◘ figuur 2.1):
- *Migratie*. Door het proces van migratie zijn fysieke omstandigheden (zoals klimaat, voeding) veranderd. Daarnaast kan migratie als bron van stress beschouwd worden en daarmee van invloed zijn op de psychische gezondheid.
- *Cultuur* en acculturatie. Cultuur is van invloed op leefstijl, zoals roken, alcoholgebruik (verboden in de islam) en voeding. Culturele verschillen zijn niet statisch, maar veranderen naarmate er meer contact is tussen mensen uit verschillende culturen (acculturatie). Onder invloed hiervan kan gedrag van migranten veranderen, bijvoorbeeld meer richting (betere of slechtere) gewoonten van het gastland. Het proces van acculturatie kan ook een bron van stress vormen en daarmee de psychische gezondheid beïnvloeden.
- *Sociaaleconomische positie*. Een lage sociaaleconomische status (SES) is gerelateerd aan een slechtere gezondheid. Gemiddeld hebben mensen van allochtone herkomst een relatief ongunstige SES, waardoor een deel van het risicoprofiel verklaard kan worden. Uit onderzoek blijkt dat SES van invloed is op alle onderscheiden determinanten.
- *Maatschappelijke context*. De context waarin mensen van allochtone herkomst wonen in Nederland kan ook verschillen verklaren. Een voorbeeld is discriminatie. Discriminatie kan als stressor werken, maar ook kansen op de arbeidsmarkt beïnvloeden. Daarnaast zijn maatschappelijke opvattingen van invloed op bijvoorbeeld interculturalisatie van gezondheidszorg. De maatschappelijke context kan van invloed zijn op alle determinanten[7].

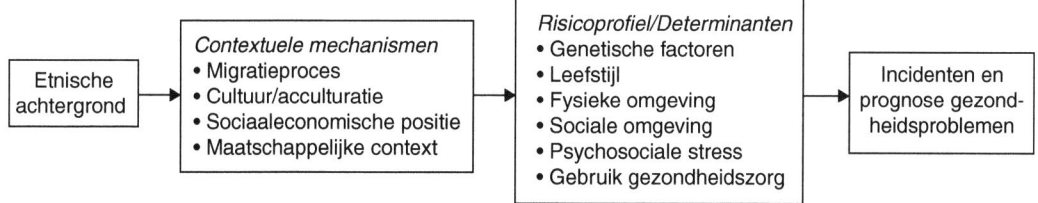

◘ Figuur 2.1   Mogelijke verklaringen voor de samenhang tussen etniciteit en gezondheid[7].

> **Kennisvraag**
> Op basis van de informatie in voorgaand kader kan een risicoprofiel voor vitamine D-deficiëntie bij mevrouw Ismael worden beschreven. Hoe zou dat eruitzien?

2.3 Etnische verschillen in vitamine D-deficiëntie

37-66% van de mensen van allochtone herkomst in Nederland heeft een lage vitamine D-spiegel (een calcidiolgehalte lager dan 25 nmol/l)[3]. Bij niet-westerse allochtone zwangeren werd bij driekwart ook een lage vitamine D-spiegel gevonden (calcidiolgehalte < 30 nmol/l) [9]. Bij de helft was sprake van een ernstige vitamine D-deficiëntie. Overigens werd ook bij ruim 10% van de Nederlandse zwangeren een vitamine D-tekort gemeten. Het verschil in prevalentie van vitamine D-tekort kan verklaard worden door het verschil in determinanten van gezondheid ofwel verschil in risicoprofiel:

- *Genetica.* Een belangrijke genetische factor kan verschil in huidskleur zijn. Ook genetisch bepaalde lactose-intolerantie, die bij een deel van de wereldbevolking voorkomt, kan een verschil in prevalentie verklaren. Hoewel bij baby's het enzym lactase – nodig voor het afbreken van melksuiker – universeel aanwezig is, verdwijnt bij veel bevolkingsgroepen het vermogen om lactase te produceren op latere leeftijd. In de meeste gebieden in de wereld, waaronder Azië, Afrika, Zuid-Amerika en het Middellandse Zeegebied, is de lactaseactiviteit in de darmen erg laag en is melk drinken ongebruikelijk. Hierdoor vallen melkproducten als bron van vitamine D grotendeels weg. Bovendien verergert een dieet dat arm is aan calcium een vitamine D-deficiëntie[10].
- *Leefstijl.* Een andere verklaring kan worden gevonden in leefstijl. Mensen die bedekkende kleding dragen (handschoenen, lange mouwen) of een sluier die een (groot) deel van het gezicht bedekt, lopen een groter risico om te weinig aan zonlicht te worden blootgesteld. Ook is het in sommige landen ongebruikelijk de zon op te zoeken en behouden mensen, eenmaal in Nederland, de gewoonte de zon te mijden. In sommige culturen speelt het leven van vrouwen zich voornamelijk binnenshuis af. Wanneer deze gewoonte ook in Nederland blijft bestaan, vormt dit een extra risicofactor voor allochtone vrouwen om een tekort aan zonlicht te krijgen. Verder spelen voedingsgewoonten een rol. Met vitamine D verrijkte voedingsmiddelen worden door sommige allochtone groepen niet of nauwelijks gebruikt. Het kan bijvoorbeeld gaan om halvarine (men eet geen brood of vindt halvarine of margarine niet lekker) of braadproducten (men is bijvoorbeeld bang dat er varkensvet in verwerkt is). Ook kan het ongebruikelijk zijn (vette) vis te eten of melkproducten te nemen[11].
- *Fysieke omgeving.* De fysieke omgeving, in dit geval de geografische breedtegraad op aarde, speelt een rol. Voor allochtone patiënten uit een land met een andere geografische ligging kan dat betekenen dat de tijd die nodig was in het land van herkomst om voldoende vitamine D aan te maken korter is dan in Nederland. Dit kan ook verklaren waarom bij sommige patiënten de klachten na een bezoek in het land van herkomst of tijdens een vakantie afnemen: er is voldoende, intensieve zon om het vitamine D-gehalte weer op peil te brengen.

Door deze determinanten lopen zowel allochtone mannen als vrouwen een hoog risico op vitamine D-deficiëntie. Andere risicogroepen zijn: ouderen, mensen met ernstig overgewicht, mensen die vanwege ziekte nauwelijks buiten komen (bijvoorbeeld doordat zij in een verzorgingshuis wonen) en baby's van moeders met een vitamine D-tekort[5].

Casus

Bij het volgende bezoek van mevrouw Ismael bepaalt de huisarts haar vitamine D-gehalte en dit blijkt inderdaad te laag te zijn. Hij schrijft haar druppeltjes voor en geeft haar een zonadvies. Na een aantal maanden gaat het beter met mevrouw Ismael.

2.4 Beschouwing

Deze casus toont aan dat de etnische achtergrond van een patiënt een belangrijke rol kan spelen bij het ontstaan van een gezondheidsprobleem. De leefstijl van mevrouw Ismael, het dragen van een hoofddoek en waarschijnlijk ook haar eetgewoonten, evenals genetische factoren zoals een donkere huid, waren van invloed op het ontstaan van een vitamine D-deficiëntie. Een dergelijk epidemiologisch verschil bestaat uiteraard niet alleen voor vitamine D-deficiëntie, maar ook voor andere aandoeningen.

Verschillen in de epidemiologie van ziekten en de verschillen in risicoprofiel die daaraan ten grondslag liggen, zijn relevant voor de waarschijnlijkheid van een differentiële diagnose. Daarom is het belangrijk bij een individuele patiënt na te gaan of determinanten als leefstijl, omgeving of psychosociale stress de gezondheid van een patiënt beïnvloed hebben. Het risicoprofiel wordt beïnvloed door algemene achtergrondfactoren. Van veel aandoeningen is het (nog) niet bekend of er etnische verschillen zijn in prevalentie, of hoe genetische verschillen een rol kunnen spelen. Sta daarom stil bij de invloed van migratie, sociaaleconomische positie of cultuur en onderzoek of deze factoren invloed hebben gehad op de ontstane gezondheidsproblemen van een patiënt. Voor u als arts is het belangrijk op de hoogte te zijn van het bestaan van deze factoren en de manier waarop zij gezondheid kunnen beïnvloeden. Dit dient u in het achterhoofd te houden bij het stellen van een diagnose.

Deze huisarts was niet op de hoogte van de klachten die met dit tekort gepaard kunnen gaan. Hierdoor heeft de patiënt lang met haar klachten door moeten lopen, terwijl er een eenvoudige en effectieve behandeling voorhanden was. Bij gebrek aan een somatische verklaring, heeft de arts zich geconcentreerd op een psychische oorzaak. Hoewel de klachten en het verhaal van de patiënt (zoals vermindering van klachten tijdens familiebezoek, langdurig bestaan van de klachten) hier wel op wijzen, was deze diagnose in dit geval onterecht. Het is overigens wel aannemelijk dat heimwee of andere psychische factoren, maar ook lichamelijke factoren zoals obesitas, de klachten van mevrouw Ismael kunnen versterken. Deze factoren dienen dan ook aandacht te krijgen in de behandeling.

2.5 Verder lezen

- Grootjans-Geerts I. Hypovitaminose D: een versluierde diagnose. NTvG 2001; 145; 43: 2057-2060.
- Gezondheidsraad. Naar een toereikende inname van vitamine D. Den Haag: Gezondheidsraad, 2008; publicatienummer 2008/15 2008. Te downloaden via: http://www.gezondheidsraad.nl/sites/default/files/200815c.pdf.
- Meer IM van der, Middelkoop BJ, Boeke AJ, Lips P. Prevalence of vitamin D deficiency among Turkish, Moroccan, Indian and sub-Sahara African populations in Europe and their countries of origin: an overview. Osteoporos Int 2011; Apr; 22 (4): 1009-1921.
- Stronks K, Uniken Venema P, Dahhan N, Gunning-Schepers LJ. Allochtoon, dus ongezond? Mogelijke verklaringen voor de samenhang tussen etniciteit en gezondheid geïntegreerd in een conceptueel model. Tijdschrift voor Gezondheidswetenschappen 1999; 77; 1: 33-40.

Literatuur

1. Gezondheidsraad. Voedingsnormen: calcium, vitamine D, thiamine, riboflavine, niacine, pantotheenzuur en biotine. Den Haag: Gezondheidsraad, 2000; 12: 82-100.
2. Wuister JD, Meer IM van der, Huisman W, Lutjenhuis MJTh. Herontdekking vitamine-D-tekort; gegevens uit de Schilderswijk. Epidemiologisch bulletin 2002; 37; 2: 8-11.
3. Gezondheidsraad. Naar een toereikende inname van vitamine D. Den Haag: Gezondheidsraad, 2008. publicatienummer 2008/15 2008. Te downloaden via: http://www.gezondheidsraad.nl/sites/default/files/200815c.pdf.
4. Grootjans-Geerts I. Hypovitaminose D: een versluierde diagnose. NTvG 2001; 145; 43: 2057-2060.
5. Wielders JPM, Muskiet FAJ, Wiel A van der. Nieuw licht op vitamine D. Herwaardering van een essentieel prohormoon. NTvG 2010; 154: A1810.
6. Wijsman-Grootendorst A, Dam R van. Opvattingen van vrouwen van Turkse afkomst over maatregelen ter

preventie en behandeling van vitamine D-deficiëntie; resultaten van focusgroepinterviews. NTvG 2005; 149; 17: 932-936.
7. Stronks K, Uniken Venema P, Dahhan N, Gunning-Schepers LJ. Allochtoon, dus ongezond? Mogelijke verklaringen voor de samenhang tussen etniciteit en gezondheid geïntegreerd in een conceptueel model. TSG 1999; 77; 1: 33-40.
8. Hoeymans N, Melse JM, Schoenmaker CG (red). Gezondheid en determinanten. Deelrapport van de VTV 2010. Van gezond naar beter. Bilthoven: RIVM, 2010.
9. Wielders JPM, Dormaël PD van, Eskes PFE, Duk MJ. Ernstige vitamine D-deficiëntie bij ruim de helft van de niet-westerse allochtone zwangeren en hun pasgeborenen. NTvG 2006; 150: 495-499.
10. Smith R. Clinical nutrition and bone disease. In: Garrow J, James WPT, Ralph A (eds). Human nutrition and dietetics. Churchill Livingstone: Harcourt Publishers Limited, 1999, 10th ed., 641-645.
11. Alberts E. Vitamine D-inneming van Turkse Amsterdammers. Wat zijn de belangrijkste voedingsbronnen? Ongepubliceerde Scriptie (nr. 04429) ten behoeve van de opleiding Voeding en Diëtetiek. Hogeschool van Amsterdam, 2004.

Een lusteloze baby uit Sierra Leone

3.1 Diagnose van anemie – 38

3.2 Sikkelcelziekte – 39
3.2.1 Klachten – 39
3.2.2 Verwarring met andere diagnoses – 40

3.3 Sikkelcelziekte en screening – 41
3.3.1 Dragerschap – 41
3.3.2 Dragerschap en zwangerschap – 41

3.4 Behandeling van sikkelcelziekte – 41

3.5 Bloedtransfusies en levensbeschouwelijke principes – 42

3.6 Begeleiden van adolescente patiënten met sikkelcelziekte – 43

3.7 Beschouwing – 44

3.8 Verder lezen – 44

Literatuur – 44

> **Casus**
>
> Mevrouw Coulibari komt oorspronkelijk uit Sierra Leone en is een maand geleden samen met haar zoontje Guillaume van zes maanden naar Nederland gekomen. Zij spreekt alleen Frans. Haar man woont al tien jaar in Nederland, heeft werk en een verblijfsvergunning en spreekt goed Nederlands. Mevrouw komt met Guillaume van nu zeven maanden bij de huisarts. Ze vertelt dat Guillaume minder levendig is. Bovendien is de eetlust ook minder en lijkt hij de laatste tijd niet meer zo goed te groeien. Zij heeft nog geen tijd gehad om naar het consultatiebureau te gaan en de baby is nog niet gevaccineerd. De huisarts kijkt het kind goed na en let, gezien de klachten, vooral op tekenen van anemie.

> ❯ *Kennisvraag*
> - Op welke verschijnselen van anemie let een huisarts?
> - Welke verschijnselen zijn lastiger bij patiënten met een donkere huidskleur waar te nemen?

3.1 Diagnose van anemie

Een arts let bij een vermoeden op anemie op bleekheid van de huid, slijmvliezen, handpalmen, nagelbed en tong. Bleekheid van de huid is bij mensen met een gekleurde huid echter niet of nauwelijks waar te nemen. Uit onderzoek blijkt dat bleekheid van de slijmvliezen samen met bleekheid van het nagelbed en de handpalm redelijk goed een ernstige anemie (Hb < 4 mmol/l) bij donkere kinderen voorspelt[1] [2]. De arts kan ook de handpalmen van Guillaume met die van zijn moeder vergelijken om een indruk van de bleekheid te krijgen. Andere signalen zijn: kinderen met anemie kunnen meer slapen en minder energie en een verminderde eetlust hebben. De groei kan daardoor vertraagd worden. De arts kan verder letten op de aanwezigheid van tachycardie en/of een hartruis: anemie kan ejectiegeruis veroorzaken.

> **Casus**
>
> Bij Guillaume valt op dat zijn handpalmen er bleek uitzien. Zijn oogwit heeft een lichtgele kleur. De huisarts besluit het Hb-gehalte te testen en vraagt aan de moeder om over twee dagen terug te komen voor de uitslag. De volgende dag is mevrouw al terug bij de huisarts. Ze maakt zich ernstig zorgen: Guillaume heeft hoge koorts, ziet bleek en is nog steeds lusteloos. Toevallig heeft de huisarts net de uitslag van het bloedonderzoek teruggekregen. Bij Guillaume was het Hb-gehalte 3,0 mmol/l, met een normaal MCV. Omdat Guillaume hoge koorts heeft, bleek ziet en toenemend lusteloos is, denkt de huisarts aan sepsis door pneumokokken. Guillaume wordt doorgestuurd naar het ziekenhuis voor uitgebreider onderzoek.

> ❯ *Attitudevraag*
> Hebt u bij het lezen van deze casus stilgestaan bij de etnische achtergrond van de patiënt? Welke rol zou die kunnen spelen?

> **Casus**
>
> In het ziekenhuis blijkt bij Guillaume inderdaad een sepsis door pneumokokken. Tegelijkertijd stelt de kinderhematoloog een andere diagnose. Guillaume heeft sikkelcelziekte. Nu mevrouw Coulibari de diagnose weet, realiseert ze zich dat ze in haar moederland wel met sikkelcelziekte is geconfronteerd. In Sierra Leone is tijdens haar zwangerschap door bloedonderzoek aangetoond dat zij drager is van sikkelcelziekte. Aangezien zij toen bang was dat haar man haar zou verstoten, heeft zij hem deze uitslag niet verteld.

> ❯ *Kennisvraag*
> - Wat is sikkelcelziekte? Hoe speelt etniciteit een rol?
> - Waarom kan sikkelcelziekte verward worden met anemie en sepsis?

Hemoglobinopathieën

Een klein gedeelte van de mensen van allochtone herkomst in Nederland (ongeveer 15% = ruim 30.000 mensen) is drager van een afwijkend gen voor een hemoglobinopathie[3]. Voorbeelden van hemoglobinopathieën zijn sikkelcelziekte en thalassemie.

Sikkelcelziekte is een autosomaal recessieve aandoening (als iemand patiënt is, heeft hij het afwijkende gen van beide ouders geërfd). Sikkelcelziekte komt voor in Afrika, maar ook bij mensen wier voorouders in de zeventiende en achttiende eeuw als slaaf uit Afrika naar Amerika, Suriname en de Antillen zijn gekomen. In Nederland is ongeveer de helft van de mensen met sikkelcelziekte van Surinaamse afkomst. De andere helft bestaat vooral uit mensen van de Nederlandse Antillen, uit Curaçao en West- en Centraal-Afrika. De ziekte komt ook wel voor in enkele gebieden in landen rond de Middellandse Zee, zoals Turkije[4]. Mensen van Noord-Europese afkomst zijn soms drager van sikkelcelziekte, evenals mensen met verre voorouders afkomstig uit gebieden met malaria[4]. De prevalentie in Nederland is 2,5 per 1000 pasgeborenen.

Een andere hemoglobinopathie, die vaker onder bepaalde groepen mensen van allochtone herkomst voorkomt, is een ziekte met de verzamelnaam thalassemie. Deze ziekte is eveneens autosomaal recessief. De ziekte komt voor in landen rond de Middellandse Zee, vandaar de naam 'thalassa' van het Griekse woord voor zee en 'haima', het Griekse woord voor bloed. Hierdoor is de ziekte ook bekend onder de naam Middellandse Zeeziekte. De ziekte komt echter ook voor in Afrika en Zuidoost-Azië. Bij de ernstigste vorm maken patiënten nauwelijks hemoglobine aan en hebben ernstige anemie. Een patiënt met een combinatie van sikkelcelziekte en thalassemie is ook mogelijk.

doeningen wordt veroorzaakt door hemoglobine S (HbS). Door bloedonderzoek (bloedbeeld, Hb-typering) kan sikkelcelziekte of dragerschap aangetoond worden. Bij sikkelcelziekte is de rode kleurstof van de erytrocyten (rode bloedlichaampjes) niet het hemoglobine-A maar het hemoglobine-S[5]. Het gevormde HbS polymeriseert (kristalliseert) indien het zuurstofgehalte van een erytrocyt daalt. Daardoor ontstaat een gelatineus netwerk van fibreuze polymeren. Dit beïnvloedt de erytrocyten in de circulatie nadelig, het membraan verhardt, de viscositeit neemt toe en er ontstaat 'uitdroging' door kaliumverlies. Door dit laatste krijgen de erytrocyten de vorm van een sikkel wanneer ze een bepaalde hoeveelheid zuurstof hebben afgegeven. De veranderde vorm van de bloedcellen zorgt voor:

- versnelde vernietiging door de milt, dit heeft een chronische hemolytische anemie als gevolg;
- verstopping van de kleine aderen en capillairen. Er ontstaan propjes van gesikkelde cellen: sikkelcellen haken in elkaar en vormen een klein propje. Dit propje kan een verstopping veroorzaken, waardoor organen minder bloed krijgen (vaso-occlusieve crises). Verstoppingen kunnen ontstaan in botten, longen, darmen, hersenen, nieren, penis en ogen[5]. Als gevolg hiervan worden weefsels ischemisch. De milt verliest door micro-infarceringen zijn functie. Dit gebeurt al op jonge leeftijd. Hierdoor ontstaat een verhoogde kans op infecties met gekapselde bacteriën zoals pneumokokken. Pijnaanvallen in de botten (dit worden botcrises genoemd) kunnen enkele dagen duren en gaan vaak samen met symptomen als subfebriele temperatuur, lichte leukocytose en tachycardie.

De morbiditeit is hoog. De doodsoorzaak op jonge leeftijd is CVA, *acute chest syndrome* (longinfarct en/of pneumonie), pneumokokkensepsis of acute miltsekwestratie. Op oudere leeftijd is de doodsoorzaak CVA, cardiorespiratoir falen of nierinsufficiëntie[5].

3.2 Sikkelcelziekte

Sikkelcelziekte is een verzamelnaam voor een aantal aandoeningen. De pathologie in al deze aan-

3.2.1 Klachten

De meeste patiënten (maar niet alle) hebben een Hb-gehalte van 4-5 mmol/l en daardoor klachten van vermoeidheid, lusteloosheid, slechte concentratie en versnelde hartactie. Door de hemolyse is het oogwit wisselend lichtgeel van kleur en is er een verhoogde kans op galstenen. Bij een infectie kan er een plotselinge toename van bleekheid of geelzucht ontstaan (hemolytische crise). Door de a-functionele milt is er een sterk verhoogd risico op infecties, met name door gekapselde bacteriën, zoals de pneumokok. Op zeer jonge leeftijd is het ontstaan van zeer pijnlijke gezwollen handen en voeten (het hand-voetsyndroom) een eerste teken van een vaso-occlusieve crise. Vanaf de leeftijd van twee jaar maakt een patiënt met sikkelcelziekte één tot tien keer per jaar een pijnlijke botcrise door, die drie tot zeven dagen kan aanhouden. Koude, stress, infecties en uitdroging kunnen een pijnlijke botcrise induceren. Andere complicaties zijn: minder kracht en gevoel in armen en/of benen door een CVA, plotseling slechter zien, plotselinge benauwdheid, hoesten, of kortademigheid (*acute chest syndrome*), plotselinge pijn in rechterbovenbuik (galstenen), pijnlijke erectie van penis (priapisme), plassen van bloed en open wonden aan benen[5]. De meeste mensen met sikkelcelziekte hebben periodes dat ze klachtenvrij zijn[4].

3.2.2 Verwarring met andere diagnoses

Een sikkelcelpatiënt vertoont vaak de kenmerken van een chronische hemolytische anemie, zoals vermoeidheid, geelzucht, bleekheid, cholelithiasis en verlaagd Hb-gehalte en reticulocytose. De diagnose van sikkelcelziekte kan dan ook verward worden met andere oorzaken van bloedarmoede, zoals een tekort aan ijzer. Behandeling van sikkelcelziekte met ijzertabletten is echter onnodig en kan zelfs schadelijk zijn. Bij een ijzertekort zijn de rode bloedcellen klein van vorm (verlaagd MCV) en bevatten weinig ijzer (hypochroom). Dit is niet het geval bij sikkelcelziekte. Ook het ferritinegehalte is bij sikkelcelziekte normaal.

De diagnose van sikkelcelziekte kan ook verward worden met andere oorzaken van geelzucht, zoals leverontsteking (hepatitis). Sikkelcellen worden door het lichaam sneller afgebroken en er ontstaat een tekort aan rode bloedcellen. Door de versnelde bloedafbraak komt gele kleurstof vrij (bilirubine), waardoor huid en oogwit geel verkleuren. Bij sikkelcelziekte bestaat er dus anemie (bleekheid en laag Hb-gehalte) en zijn er tekenen van verhoogde bloedafbraak (geel oogwit door verhoogd bilirubine).

Bij het horen van een systolische souffle kan aan een ASD gedacht worden (en kunnen patiënten ten onrechte verwezen worden naar een cardioloog). Bij de eerste symptomen van dikke handjes en voeten bij een hand-voetsyndroom wordt ook wel aan reuma of aan een botinfectie gedacht. Ten slotte ligt de verwarring met een infectie voor de hand. Er is een verhoogde vatbaarheid voor infecties door gekapselde bacteriën: bij een infectie is de bloedafbraak nog extra versneld en leidt tot andere verschijnselen als toename van bleekheid en geelzucht, donkere urine, hartkloppingen en kortademigheid. Ten onrechte kan de arts alleen aan een sepsis denken, zoals bij Guillaume het geval was, en niet denken aan de diagnose sikkelcelziekte. Denk bij de differentiatie van infecties ook aan infecties die in de tropen kunnen voorkomen en aan pneumokokkensepsis bij sikkelcelziekte.

Alle in Nederland geboren baby's worden sinds 2007 via de hielprik op sikkelcelziekte gescreend. Het blijft echter belangrijk om bij baby's van recent gemigreerde ouders alert te zijn op hemoglobinopathie, omdat sommige baby's, net als Guillaume, niet gescreend zijn in hun geboorteland.

Casus

Guillaume zal gedurende zijn eerste levensjaren te maken krijgen met verschillende complicaties van sikkelcelziekte. Eerst wordt hij een paar weken opgenomen op de kinder-IC voor de behandeling van de complicaties van de sepsis van pneumokokken. Door de behandeling knapt Guillaume weer snel op, maar zijn moeder vraagt zich af of ze misschien iets verkeerds gedaan heeft waardoor Guillaume sikkelcelziekte heeft gekregen.

▸ *Kennisvraag*
Kan sikkelcelziekte voorkomen worden? Hoe ziet de behandeling eruit?

3.3 Sikkelcelziekte en screening

3.3.1 Dragerschap

Ongeveer 15-25% van de bevolking uit Suriname en West- en Centraal-Afrika is drager van sikkelcelziekte. De meeste mensen zijn niet op de hoogte van een eventueel dragerschap, aangezien in het land van herkomst niet iedereen getest wordt. Ook is men niet altijd op de hoogte van de wijze van overerving. Informatie verstrekken en testen op dragerschap zijn belangrijke taken van de huisarts geworden. Huisartsen kunnen dragerschapsonderzoek aanvragen, dit is een bloedonderzoek (bloedbeeld, indices en hemoglobinopathie-onderzoek/ Hb (feno)typering).

Voor mensen die een gezin willen stichten, kan het belangrijk zijn te weten of zij drager zijn van sikkelcelziekte. Als beide partners dragers zijn, is er een kans van 25% op sikkelcelziekte bij hun kinderen. In dat geval komen zij in aanmerking voor erfelijkheidsvoorlichting en -advies in een klinisch genetisch centrum van een academisch medisch centrum. Prenatale diagnostiek is mogelijk. De huisarts kan ouders hiernaar verwijzen en voorlichting erover geven. De patiëntenvereniging Organization for Sickle Cell Anemia Relief (OSCAR) geeft veel informatie. Zie hun website ▶ www.sikkelcel.nl. Er is meertalige informatie beschikbaar voor ouders: zie ▶ www.oscar.antenna.nl voor informatie over erfelijke bloedarmoede en dragerschap en ▶ www.hbpinfo.com voor meertalige informatie over hemoglobinepathieën.

3.3.2 Dragerschap en zwangerschap

Zwangeren en hun partner kunnen indien zij beiden drager zijn, verwezen worden naar een klinisch genetisch centrum in de zevende week van de zwangerschap. In de tiende of elfde week kan een vlokkentest gedaan worden en door middel van DNA-onderzoek gekeken worden of de foetus sikkelcelziekte zal ontwikkelen. Vergelijkend onderzoek van het DNA van de ouders is nodig. Als uit de vlokkentest blijkt dat de foetus sikkelcelziekte zal ontwikkelen, kunnen de ouders besluiten de zwangerschap af te laten breken.

Na de geboorte wordt het hielprikbloed van alle baby's onderzocht op verschillende aandoeningen, waaronder ook sikkelcelziekte en β-thalassemie. Jaarlijks worden op deze wijze 40 tot 60 kinderen die in Nederland geboren zijn, met sikkelcelziekte gediagnosticeerd. Deze uitslag wordt aan de huisarts gemeld. Wanneer een kind sikkelcelziekte heeft, is het de taak van de huisarts de ouders hierover voor te lichten. Belangrijke punten die bij zo'n gesprek aan de orde kunnen komen, staan onder andere vermeld op de checklist huisartsen (te downloaden via http://www.oscarnederland.nl/sites/ ▶ www.oscarnederland.nl/files/Huisartsenfolder.pdf en ▶ www.rivm.nl/hielprik.

Als een kind alleen drager is van sikkelcelziekte, wordt deze uitslag ook gemeld aan de huisarts en aan de ouders. Belangrijke punten om ouders mee te geven zijn:
- Dragerschap betekent dat het kind geen sikkelcelgerelateerde klachten zal hebben, maar dat het kind het gen te zijner tijd wel kan doorgeven aan zijn of haar kinderen.
- Dragerschap van het kind betekent dat een of beide ouders ook drager is van sikkelcelziekte, ouders kunnen onderzocht worden op dragerschap.

3.4 Behandeling van sikkelcelziekte

Een baby heeft direct bij de geboorte nog geen verschijnselen van sikkelcelziekte. De baby heeft dan nog voornamelijk HbF (de foetale bloedcellen). Gedurende de eerste zes levensmaanden neemt het HbF-gehalte geleidelijk af. Bij gezonde mensen wordt het HbF vervangen door HbA en bij mensen met sikkelcelziekte door HbS. De eerste klachten kunnen optreden vanaf de vierde maand na de geboorte. Deze klachten zijn: anemie, geelzucht, pijnlijke handen en voeten en eventueel ook pneumokokkensepsis (zoals bij Guillaume). Een groot voordeel van de hielprikscreening is dat de diagnose direct na de geboorte gesteld wordt, zodat er op de leeftijd van vier maanden preventief begonnen kan worden met dagelijkse toediening van antibioticum (penicilline). Rondom die leeftijd is de milt al disfunctioneel geworden door sikkeling in de milt. Dagelijkse antibioticumprofylaxe zorgt ervoor dat het risico op een pneumokokkensepsis sterk gereduceerd wordt.

De behandeling van sikkelcelziekte is (tot nu toe) uitsluitend palliatief en bestaat uit[6]:
- (Profylaxe)antibiotica (voorkomen/bestrijden van infecties).
- Pijnstilling (bij pijn in botten en buik).
- Foliumzuur (extra bouwstoffen in verband met de verhoogde bloedaanmaak).
- Splenectomie.
- Pneumokokkenvaccinatie; vaccinaties met Prevenar (7-10 verschillende typen) is niet afdoende om pneumokokkensepsis te voorkomen. Vanaf de leeftijd van twee jaar worden kinderen met sikkelcelziekte daarom nog extra gevaccineerd met Pneumovax (23 verschillende typen).
- Hydroxyurea ter preventie van pijnlijke botcrise.
- Bloedtransfusie bij Hb < 3 mmol/l of pre-operatief.
- Chronische bloedtransfusie; schema (1 × maand) ter preventie van een herseninfarct.

▶ *Kennisvraag*
Welke problemen kunnen er zijn bij bloedtransfusies bij mensen van allochtone herkomst?

Antistoffen en antigenen bij groepen allochtonen

Bepaalde antigenen die frequent voorkomen bij autochtone Nederlanders, komen bij sommige groepen allochtonen zelden voor. Wanneer deze mensen van allochtone herkomst een donatie krijgen met bloed van een autochtone Nederlander, zal dit bloed het betreffende antigeen vaak wel bevatten, wat aanleiding kan zijn tot antistofvorming. Bij een eventuele volgende donatie kan het dan moeilijk zijn om geschikt donorbloed te vinden, dat immers het antigeen waartegen antistoffen aanwezig zijn, niet mag bevatten. We geven enkele voorbeelden.

Een eerste voorbeeld is het U-antigeen, dat voorkomt in 100% van de blanke populatie en in 98,5% van de negroïde populatie. Wanneer een negroïde patiënt na een donatie anti-U heeft ontwikkeld, zal het zeer moeilijk zijn geschikt donorbloed te vinden buiten de familie van de betrokken patiënt[7].

Een tweede voorbeeld is het Duffy-antigeen. Een van de antigenen Fya en Fyb is altijd aanwezig bij blanken. Bij 60% van de negroïde mensen zijn beide antigenen afwezig (dus Fya-negatief en Fyb-negatief). Deze mensen zijn in staat na immunisatie antistoffen te maken tegen het Fy3-antigeen, dat bij alle blanken aanwezig is. Als er antistoffen zijn gemaakt, is bij een volgende donatie bloed van een blanke donor dus onbruikbaar.

Een ander punt van aandacht is de standaard typeertest voor het D-antigeen (rhesusfactor) die voorafgaat aan bloedtransfusie en die bij zwangere vrouwen wordt afgenomen. Deze test wordt op dit moment aangepast omdat hij niet voor alle etnische groepen betrouwbaar is[8].

Bij alle patiënten met sikkelcelziekte wordt overigens een uitgebreide bloedgroeptypering gedaan.

3.5 Bloedtransfusies en levensbeschouwelijke principes

Ondanks de behoefte aan specifieke bloeddonoren zijn er nog maar weinig allochtone donoren. Dit komt door onbekendheid met het bloeddonorschap, maar ook vanwege religieuze of levensbeschouwelijke principes. Hoewel bloedtransfusies (en orgaantransplantaties) volgens islamitische geleerden zijn toegestaan, zijn er moslims die bloedtransfusies op basis van hun geloof afwijzen. Overigens geldt voor orgaandonatie dat binnen de vier grote levensbeschouwingen, het jodendom, het christendom, de islam en het humanisme, zowel voor- als tegenstanders van orgaandonatie te vinden zijn[9].

Jehova's getuigen zijn geen aparte etnische groep, maar hun ideeën over bloedtransfusie vragen van de arts wel extra aandacht[10]. Voor de meeste Jehova's getuigen zijn bloedtransfusies onacceptabel. Zij weigeren transfusies met bloed, plasma of witte bloedlichaampjes, omdat dat volgens hen verboden is in de Bijbel. Ook bloed dat eenmaal het lichaam heeft verlaten, weigeren zij. Transfusie met eigen bloed is dus ook niet mogelijk. Plasma-eiwitpreparaten zoals albumine of immunoglobuline zijn over het algemeen wel geaccepteerd. Voor artsen vormt de behandeling van Jehova's getuigen een extra uitdaging. Inmiddels zijn veel operaties mogelijk zonder transfusie van bloed. Waar mogelijk kan de arts, in niet-acute situaties, naar alternatieven zoeken.

Casus

De kinderhematoloog vindt het belangrijk om in een goed contact te investeren en kent veel van de patiënten met sikkelcelziekte goed. De moeder van Guillaume is blij dat Guillaume in goede handen is. Wanneer hij weer uit het ziekenhuis ontslagen is, zorgt ze goed voor hem. Ze geeft Guillaume precies volgens het advies van de arts zijn medicijnen en geniet van zijn levendige aanwezigheid. Wel maakt ze zich soms zorgen over zijn toekomst. Ze is dan bang dat hij als tiener dwars gaat liggen, zijn medicijnen niet meer trouw inneemt en het niet meer zo nauw neemt met zijn leefregels.

> *Kennisvraag*
> — Wat is de toekomstverwachting van een patiënt met sikkelcelziekte?
> — Hoe kunt u adolescente patiënten met sikkelcelziekte begeleiden?

3.6 Begeleiden van adolescente patiënten met sikkelcelziekte

In de loop van de jaren veroorzaakt sikkelcelziekte schade die leidt tot uitval van diverse vitale organen in het lichaam. De levensverwachting van mensen met sikkelcelziekte is in de Verenigde Staten veertig tot vijftig jaar. De levensverwachting voor patiënten met sikkelcelziekte is in Nederland waarschijnlijk ook korter dan de gemiddelde levensverwachting, maar er zijn geen exacte gegevens. Belangrijk is dat patiënten zich aan leefregels houden, zoals: goed en gevarieerd eten, voldoende (nacht)rust nemen en stress of overmatige lichaamsbeweging vermijden. Ook dienen ze voldoende vocht binnen te krijgen om het klonteren van bloed tegen te gaan. Ongeveer 30% van de mensen met sikkelcelziekte krijgt zeer ernstige complicaties (onder andere CVA, longinfarct), ongeveer 40% heeft zeer regelmatig veel klachten en ongeveer 30% heeft weinig last. Opvallend is dat 60% van de kinderen neurocognitieve stoornissen heeft en problemen kent met leren, geheugen, concentratie en planning. Dit wordt waarschijnlijk veroorzaakt door microinfarceringen in de hersenen, maar ook andere factoren, zoals het lage Hb-gehalte, kunnen een rol spelen[11].

Wanneer de leefregels in acht worden genomen en er een goede medische behandeling en begeleiding is, zullen patiënten over het algemeen redelijk kunnen functioneren. Een gezin stichten, naar school gaan, studeren, reizen en werken kunnen dan binnen de mogelijkheden liggen[4]. Er is veel informatie beschikbaar voor kinderen en jongeren die sikkelcelziekte hebben. De patiëntenvereniging OSCAR heeft bijvoorbeeld een voorlichtingspakket met onder andere videomateriaal voor kinderen van 4-6 jaar en kinderen van 6-8 jaar. De vereniging geeft ook een boekje uit met ervaringsverhalen van patiënten met sikkelcelziekte en β-thalassemie[12].

Een chronische ziekte beïnvloedt het psychische welbevinden van kinderen en jongeren. Het zelfbeeld kan verstoord raken door de ziekte en kinderen kunnen in een sociaal isolement komen door de talrijke ziekenhuisopnames. De kans dat chronisch zieke kinderen psychiatrische of gedragsproblemen krijgen, is tweemaal zo groot als bij kinderen die geen chronische ziekte hebben[13]. Bij chronisch zieke kinderen richt de arts zich meestal dan ook niet alleen op het medisch-technische handelen. Vaak probeert de arts (samen met het ziekenhuis) ook de maatschappelijke en emotionele schade als gevolg van de chronische ziekte zo klein mogelijk te houden. De zieke tiener krijgt kennis over zijn ziekte aangereikt, zodat hij in het dagelijkse leven zo goed mogelijk met zijn ziekte kan omgaan. Ook begeleiding in school- en beroepskeuze kan een punt van aandacht zijn[14]. Ouders ervaren echter het gebrek aan communicatie met de artsen als een groot knelpunt[14]. Artsen tonen niet altijd belangstelling voor wat de ziekte van het kind voor de ouders betekent. Dit uit zich bijvoorbeeld in leefstijladviezen aan het kind waarbij geen rekening gehouden wordt met wat ouders aan (praktische) mogelijkheden hebben. Bij allochtone ouders kunnen leefstijladviezen aan het kind (bijvoorbeeld over het eten) nog slechter aansluiten bij hun dagelijkse leven (zie ook casus 6 *Een Marokkaanse jongen met astma*).

Een ander knelpunt is dat de zorg rond het chronisch zieke kind vaak bij verschillende hulpverleners ligt. Vaak moeten ouders en kind iedere keer opnieuw hun verhaal vertellen omdat hulpverleners niet op de hoogte zijn van elkaars werk en ze de gegevens niet bij de hand hebben[14]. De onoverzichtelijkheid van de zorg en het gebrek aan overleg en samenwerking kunnen niet alleen tot irritatie en fouten leiden, maar deze omstandigheden vragen van ouders ook een mondige houding waarin ze zelf de regie in handen moeten nemen. Ouders die niet zo mondig zijn of problemen met de Nederlandse taal hebben, of ouders die minder thuis zijn in de organisatie van de gezondheidszorg, lukt het dan minder goed om hun eigen belangen en die van hun kind te verdedigen.

3.7 Beschouwing

Sikkelcelziekte is een ziekte die vooral bij bepaalde etnische groepen voorkomt. Komt bijvoorbeeld iemand met een Surinaamse achtergrond op het spreekuur met klachten als moeheid of met alsmaar terugkerende infecties, dan moet zeker aan sikkelcelziekte gedacht worden. De diagnose kan vertraagd worden wanneer infecties als een opzichzelfstaand staand ziektebeeld worden geïnterpreteerd en de link met sikkelcelziekte niet wordt gelegd. Ook andere symptomen, zoals buikpijn, kunnen een arts op een dwaalspoor brengen. Belangrijk bij deze casus is dat men zich realiseert dat er erfelijke ziekten zijn die vaker voorkomen bij bepaalde etnische groepen. Overigens, ook een ziekte als taaislijmziekte heeft met etniciteit te maken: deze ziekte komt vaker voor bij West- en Noord-Europeanen.

Naast adequate behandel- en screeningsmethoden is een hoge kwaliteit van leven voor zowel het kind als de ouder(s) belangrijk. Het is belangrijk om kind en ouders te ondersteunen bij de ziekte.

Het gaat om een chronische ziekte, waarbij de patient en/of verzorgers ervaringsdeskundigen worden met een eigen mening over wat de beste behandeling is. De arts moet hiermee kunnen omgaan, dat wil zeggen een eigen behandelplan kunnen uitzetten, maar tegelijkertijd ook ruimte laten aan de patiënt. Dat Guillaumes moeder zo therapietrouw is, is waarschijnlijk niet alleen aan haar toewijding te danken, maar ook aan het vertrouwelijke contact dat met de arts is ontstaan.

3.8 Verder lezen

- Hijmans CT, Grootenhuis MA, Oosterlaan J, Last BF, Heijboer H, Peters M, Fijnvandraat K. Behavioral and emotional problems in children with sickle cell disease and healthy siblings: Multiple informants, multiple measure. Pediatr Blood Cancer 2009; 53; 7: 1277-1283.
- Peters M, Heijboer H, Smiers F, Giordano PC. Diagnosis and management of thalassaemia. BMJ 2012; Jan 25; 344: e228.
- Montalembert M de. Current strategies for the management of children with sickle cell disease. Review. Expert Rev Hematol 2009; 2; 4: 455-463.
- Rees DC, Williams TN, Gladwin MT. Sickle-cell disease. Lancet 2010; 376; 9757: 2018-2031.
- Rozendaal S. Een vreemde ziekte. Hun verhaal: Patiënten met sikkelcelziekte en β-thalassemie. Soesterberg: Aspekt, 2007.

Literatuur

1. Zucker JR, Perkins BA, Jafari H, Otieno J, Obonyo C, Campbell CC. Clinical signs for the recognition of children with moderate or severe anaemia in western Kenya. Bull World Health Organ. 1997; 75; suppl 1: 97-102.
2. Desai MR, Phillips-Howard PA, Terlouw DJ, Wannemuehler KA, Odhacha A, Kariuki SK, Nahlen BL, Ter Kuile FO. Recognition of pallor associated with severe anaemia by primary caregivers in western Kenya. Trop Med Int Health 2002; 7; 10: 831-839.
3. Schulpen TWJ, Wieringen JCM van. Zorg voor kinderen en adolescenten. In: Wolffers I, Kwaak A van der (red). Gezondheidszorg en cultuur. Amsterdam: VU University Press, 2004, 167-181.

Literatuur

4. Organisatie Sikkelcel Anemie Research Nederland. Sikkelcelziekte. Symptomen en behandeling & erfelijkheid, preventie en zwangerschap. Amsterdam: Oscar, 2000.
5. Peters M, Heyboer H. Sikkelcelanemie. Protocol van de afdeling Kindergeneeskunde, ook toepasbaar voor volwassenen. Amsterdam: AMC/Kindergeneeskunde, 2003.
6. Montalembert M de. Current strategies for the management of children with sickle cell disease. Review. Expert Rev Hematol. 2009; 2; 4: 455-463.
7. Overbeeke MAM, Loos JA. Effecten van de veranderingen in de samenstelling van de bevolking op de bloedvoorziening in Nederland. CLB-Bulletin 1995; 2: 9-11.
8. Veen E, Schrijvers C, Redout E. Bewijs voor verschil? Den Haag: ZonMW, 2003.
9. Hoffer C. Reactie op casus 15 Leven na de dood – over orgaandonorschap. In: Ramsaran R, Spaans B (red.). Wankele Waarden. Levenskwesties van moslims belicht voor professionals. Utrecht: Pharos, 2003, 251-258.
10. Macdonald E. Communication in a multicultural society. In: Macdonald E (red). Difficult conversations in medicine. Oxford: Oxford University press, 2004, 130-148.
11. Hijmans CT, Grootenhuijs MA, Oosterlaan J, Last BF, Heiboer H, Peters M, Fijnvandraat K. Behavioral and emotional problems in children with sickle cell disease and healthy siblings: Multiple informants, multiple measure. Pediatr Blood Cancer 2009; 12; 7: 1277-1283.
12. Rozendaal S. Een vreemde ziekte. Hun verhaal: Patiënten met sikkelcelziekte en β-thalassemie. Soesterberg: Aspekt, 2007.
13. Tielen L, Rietbergen M, Duijneveldt I van. Ff contact. ICT voor kinderen en jongeren met een chronische of langdurige ziekte. Utrecht: VSB Fonds, 2003.
14. Winterberg DH, Jagt A van der, Kramer R, Heymans HSA. Zieke tieners. Toegesneden zorg voor adolescenten op een speciale afdeling. Medisch contact 2003; 58; 45: 1729-1732.

Een Guinese vrouw met hiv

4.1	Hiv/aids en man-vrouwverschillen – 48
4.2	Transmissieroute en taboe – 49
4.3	Therapietrouw en hiv – 50
4.4	Bekendmaken van hiv-status – 52
4.5	Determinanten van gedrag en hiv – 53
4.5.1	Perspectief op ziekte – 53
4.5.2	Preventief gedrag – 53
4.5.3	Positie – 53
4.6	Cultuursensitieve preventie – 54
4.7	Beschouwing – 54
4.8	Verder lezen – 56
	Literatuur – 56

Casus

Mevrouw Touré is 21 jaar als zij ontdekt dat ze zwanger is. Ze bezoekt de huisarts in het asielzoekerscentrum (AZC) waar zij sinds drie jaar woont. Mevrouw Touré is afkomstig uit Guinee in West-Afrika. De huisarts legt haar uit dat zwangere vrouwen in Nederland standaard een bloedonderzoek krijgen aangeboden. Mevrouw Touré geeft toestemming voor het bloedonderzoek. Als de resultaten binnen zijn, wordt zij bij de huisarts geroepen. Uit het onderzoek blijkt dat zij hiv-positief is.

▶ Kennisvraag
- Het percentage hiv-geïnfecteerden verschilt tussen etnische groepen. Welke factoren zijn hierop van invloed?
- Hoe kunnen man-vrouwverschillen het risico op het oplopen van een hiv-infectie beïnvloeden?

Epidemiologie hiv/aids

In 2011 werd het aantal hiv-geïnfecteerden in Nederland geschat op ruim 19.000[1]. Het totaal aantal aids-diagnoses is de laatste jaren gedaald van 341 in 2005 naar 241 in 2009[2]. Medio 2011 waren er 14.610 hiv-geïnfecteerde patiënten (14.455 volwassenen en 155 kinderen/adolescenten) in follow-up in een van de 25 hiv-behandelcentra in Nederland. Bijna een derde van deze groep was vijftig jaar of ouder. Het jaarlijks aantal nieuwe hiv-diagnoses was ongeveer 1100 in de laatste paar jaar en lijkt – in tegenstelling tot de jaren daarvoor – onder mannen die seks hebben met mannen (MSM) niet verder te stijgen[1]. Hoewel dit voornamelijk autochtone mannen zijn, valt op dat de laatste jaren het aantal hiv-geïnfecteerde MSM van Oost-Europese herkomst toeneemt (absolute aantallen zijn echter relatief klein, 15 diagnoses in 2005 en 30 diagnoses in 2010).

In 2011 was 59% van de hiv-geïnfecteerden van Nederlandse herkomst en 15% was afkomstig uit Sub-Saharisch Afrika[1] (◘ tabel 4.1). Na 2003 is het aantal (heteroseksuele) mensen uit Sub-Saharisch Afrika bij wie hiv-infectie werd gediagnosticeerd, sterk afgenomen. Bij mensen uit Sub-Saharisch Afrika (vooral mannen) wordt de hiv-infectie echter in een later stadium gediagnosticeerd dan bij Nederlanders. Door deze etnische verschillen in tijdstip waarop hiv-infectie wordt gediagnosticeerd, zijn er verschillen in effect van behandeling. Wanneer begonnen wordt met effectieve combinatietherapie, cART (combination antiretroviral therapy), stijgt het aantal CD4-cellen (een methode om de immuunrespons te meten). Echter bij mensen uit Sub-Saharisch Afrika duurt het langer tot het niveau van normale waarden bereikt wordt, of wordt dit niveau nooit bereikt[3][4].

Redenen om pas laat aan therapie te beginnen kunnen zijn: weinig kennis over risico op hiv-infectie, weinig kennis van mogelijkheden van behandeling, angst voor stigma en het idee dat je pas bij medische klachten hulp zoekt[5][6].

4.1 Hiv/aids en man-vrouwverschillen

Vrouwen zijn op verschillende manieren kwetsbaarder voor hiv dan mannen:
- *Biologische kwetsbaarheid.* De hiv-transmissie door seksueel contact van man naar vrouw is effectiever dan de transmissie van vrouw naar man. Daarnaast wordt het risico van hiv-transmissie vertienvoudigd door het hebben van een soa. Bij vrouwen blijven soa's echter vaak onopgemerkt en onbehandeld en daarmee is hun risico groter. Verder zijn er aanwijzingen dat besnijdenis bij mannen de transmissiekansen voor hiv en andere soa verkleint[7].
- *Sociale kwetsbaarheid.* Gezien de lagere sociale positie van vrouwen ten opzichte van mannen in veel landen, zijn zij vaker geneigd of genoodzaakt seksuele diensten te ruilen voor inkomen.
- *Geweld.* Vrouwen zijn kwetsbaarder voor seksueel geweld dan mannen.

◘ Tabel 4.1   Verdeling van hiv-geïnfecteerden in Nederland naar geboorteregio en sekse, juni 2011 (in procenten)[1].

geboorteregio	mannen (N=11.614) (80%)		vrouwen (N=2996) (20%)		totaal N=14.610	
	N	%	N	%	N	%
Nederland	7763	67	860	29	8623	59
Sub-Saharisch Afrika	938	8	1300	43	2238	15
West-Europa	723	6	122	4	845	6
Latijns-Amerika	773	7	258	9	1031	7
Caribisch gebied	394	3	162	5	556	4

— *Machtspositie*. In veel landen is de machtsverhouding tussen mannen en vrouwen in relaties niet evenwichtig verdeeld, waarbij vrouwen de minste macht en daarmee ook de slechtste onderhandelingspositie hebben om bijvoorbeeld te onderhandelen over het gebruik van een condoom.
— *Kennis*. In sommige delen van de wereld wordt aan vrouwen scholing, dus kennis, onthouden[8].

Deze kwetsbaarheid is niet evenredig over alle vrouwen in de wereld verdeeld. Sociale positie, opleidingsniveau en culturele waarden ten aanzien van seksualiteit of relaties verschillen.

Casus

Mevrouw Touré schrikt enorm. Ze had nooit gedacht dat ze hiv zou hebben, want ze voelde zich helemaal niet ziek. Ze weet wat hiv is. Sinds ze in Nederland is, heeft ze veel op televisie gezien over hiv en aids in Afrika en weet ze dat veel jonge mensen daaraan sterven. Ze denkt dat haar hetzelfde lot staat te wachten en ze maakt zich zorgen over haar baby. Ze huilt elke dag, verliest haar eetlust en piekert veel. Mevrouw Touré wordt doorverwezen naar een hiv-behandelcentrum. De internist van het hiv-behandelcentrum legt uit wat hiv is en wat het doet. Ze vertelt aan mevrouw Touré over de verschillende wijzen van transmissie, zoals seksuele overdracht, via een operatie in het land van herkomst of door een vieze naald, bijvoorbeeld tijdens een vaccinatie. Mevrouw Touré geeft aan dat 'dat met die naald' bij haar dan wel de oorzaak zal zijn geweest.

> *Kennisvraag*
> Hoe aannemelijk is de verklaring van mevrouw Touré dat zij besmet is geraakt door een vieze naald?

4.2   Transmissieroute en taboe

Uit onderzoek blijkt dat bij mannen homo- en biseksueel contact de meest voorkomende transmissieroute (73%) is. Bij vrouwen is heteroseksueel contact de meest voorkomende transmissieroute (86%)[1]. Een prikaccident is bij 2-3% van hiv-geïnfecteerden de transmissieroute[1]. De verklaring van 'de vieze naald' is dus mogelijk, maar niet de meest voor de hand liggende. De internist uit deze casus heeft ervaren dat het met name voor veel heteroseksuele hiv-patiënten, zowel allochtone als autochtone, een taboe is dat zij de infectie via seksueel contact hebben opgelopen. Hiv en aids worden beschouwd als iets schaamtevols. De infectie wordt geassocieerd met sociaal kwetsbare groepen zoals homoseksuelen en drugsgebruikers. Soms wordt het hebben van hiv gezien als iemands eigen schuld en het gevolg van onverantwoordelijk gedrag[9]. Wanneer mensen ontdekken dat ze besmet zijn met hiv, kan het voor hen moeilijk zijn te accepteren dat ze dit via seksueel gedrag hebben opgelopen. De negatieve associatie met hiv maakt het voor patiënten moeilijk om dit te vertellen aan mensen uit hun eigen omgeving. Deze arts legt de patiënte uit op welke verschillende manieren hiv-transmissie plaatsvindt. De patiënte kan hier voor zichzelf een eigen invulling aan geven. Daarmee heeft de patiënte de mogelijkheid als het ware een alibi op te bouwen (naar de eigen omgeving of voor zichzelf) over de oorzaak van haar infectie. Belangrijk is echter wel dat, onafhankelijk van de oorzaak van de eigen infectie, de patiënte erop gewezen wordt dat haar partner risico loopt door seksuele transmissie geïnfecteerd te worden of inmiddels geïnfecteerd te zijn.

Casus

Mevrouw Touré vraagt hoelang ze nog heeft te leven. De arts probeert haar gerust te stellen en vertelt dat de levensverwachting met de huidige medicatie enorm is toegenomen. De verwachting is dat ze bij juist gebruik van de medicijnen de ontwikkeling van aids kan voorkomen. De internist schrijft haar 'zwangerschapsvriendelijke' hiv-remmers voor om de hiv-load te verlagen en daarmee de kans op verticale transmissie naar haar ongeboren kindje te minimaliseren. Ze krijgt 6 pillen per dag die ze heel nauwkeurig op het juiste tijdstip moet innemen. Het lukt mevrouw Touré haar medicatie goed in te nemen en haar plasma hiv-load daalt tot onder de detectielimiet. Als haar kindje wordt geboren, blijkt na een aantal maanden tot mevrouw Touré's blijdschap dat de baby niet besmet is met het virus. Mevrouw Touré moet haar medicatie blijven slikken. Elke controle checkt de internist haar bloed en daaruit blijkt dat zij ook na haar zwangerschap therapietrouw is. Eigenlijk verbaast dit de internist. Zij heeft de indruk dat Afrikaanse patiënten vaak moeite hebben met therapietrouw. Mevrouw Touré legt haar uit dat de medicatie voor haar hetzelfde is als eten. 'It's my life. Ik vergeet ook niet om te eten. Als ik de medicijnen niet neem, dan ga ik dood.' Ondanks dat mevrouw Touré geen vaste woon- en verblijfplaats heeft (haar asielverzoek is afgewezen en in afwachting van haar beroep heeft ze het AZC moeten verlaten) en met haar baby verhuist van het ene opvanghuis naar het andere, blijft ze therapietrouw.

> **Kennisvraag**
> Waarom is de therapietrouw bij Afrikaanse hiv-patiënten vaak moeilijk?

4.3 Therapietrouw en hiv

Met de komst van de combinatietherapie van hiv-remmers is sinds 1996 de levensverwachting van hiv-patiënten enorm gestegen. Om resistentie te voorkomen vereist de combinatietherapie grote therapietrouw. Goede therapietrouw houdt in dat er geen dosis vergeten wordt, dat per keer alle pillen worden ingenomen, dat dit volgens de juiste voedingsregels (nuchter of juist met eten) en op tijd (binnen een marge van 1 tot 2 uur) gebeurt. In een Nederlands onderzoek bleek dat 47% van de onderzochte hiv-patiënten zich aan de tijds- en voedingsinstructies hield[10]. De strikte regels laten zien hoe moeilijk therapietrouw kan zijn en de cijfers tonen aan dat therapietrouw bij hiv-patiënten in het algemeen niet vanzelfsprekend is. Onderzoek toont aan dat therapietrouw onder allochtone hiv-patiënten minder goed is dan onder autochtone patiënten[11]. Redenen die door Afrikaanse patiënten genoemd werden voor therapieontrouw, hingen samen met:
- de perceptie van de ziekte, bijvoorbeeld alleen medicatie nemen als men zich ziek voelt, stoppen met behandeling wanneer men zich door bijwerkingen niet goed voelt;
- de omgeving, men wil de hiv-status niet bekendmaken aan familie of vrienden (zie *Bekendmaken van hiv-status* hierna). Ook het verblijf in een asielzoekerscentrum kan het moeilijker maken voor een hiv-patiënt om goed therapietrouw te zijn. Onzekerheid over woon- en verblijfplaats of het ontbreken van privacy kan het voor een patiënt moeilijk maken de medicatie volgens voorschrift in te nemen;
- een religieus vertrouwen, het geloof in de kracht van gebed, waardoor medicatie als overbodig wordt beschouwd;
- wantrouwen van medicatie, het idee dat mensen van verschillend ras een verschillende fysiologie hebben, waardoor niet alle medicatie voor iedereen geschikt zou zijn[12] (zie ook kader *Therapietrouw* in casus 6);

Een hiv-geïnfecteerde die illegaal in Nederland is, heeft recht op medische behandeling (zie casus 17 *Een onverzekerd Armeens echtpaar*). Stoppen met of onregelmatig volgen van de behandeling heeft gevolgen voor de effectiviteit van de behandeling. Hoe meer combinatieremmers de hiv-patiënt heeft gebruikt, hoe minder toekomstige behandelmogelijkheden er over blijven en hoe groter de kans is dat de therapie niet meer werkt en aids zich ontwikkelt. *Virological failure* (de anti-hiv-medicatie kan de hoeveelheid virus in het bloed niet meer verminderen) komt dan ook bij allochtone hiv-patiënten (met name uit Sub-Saharisch Afrika en Suriname) vaker voor[13].

Casus

De last van haar infectie draagt mevrouw Touré vrijwel alleen. Na aandringen van de huisarts in het AZC heeft ze het destijds aan haar partner verteld. Hij heeft het kunnen accepteren en is bij haar gebleven. Maar verder weet niemand ervan. Ze weet niet hoe ze haar familie in Guinee kan bereiken en verder heeft ze nauwelijks vrienden. 'Bovendien', zegt ze, 'ben ik een Afrikaans meisje. Als andere mensen weten dat ik hiv heb, willen ze niet meer met mij praten of iets met mij te maken hebben.' De internist heeft hier begrip voor. Ze is zeer terughoudend in haar advies de ziekte bekend te maken aan andere mensen. Ze weet dat hiv een ziekte is waar een groot taboe op rust. Ze raadt patiënten aan het alleen te vertellen aan mensen die steun kunnen bieden en die er mogelijk zelf belang bij hebben het geheim te houden, zoals familie.

▶ Kennisvraag
- Met welke vooroordelen of stigma's krijgen (allochtone) patiënten te maken als bekend wordt dat zij met hiv geïnfecteerd zijn?
- Wat kunnen de gevolgen zijn (positief en negatief) van het bekendmaken van iemands status? En hoe is dat specifiek voor allochtone patiënten?
- Hoe kan (angst voor) stigma de behandeling beïnvloeden?

Hiv en stigma

Maatschappelijk niveau

Vanaf het moment dat hiv en aids bekend werden, was de algemene maatschappelijke reactie er een van angst, stigmatisatie en discriminatie. Hierdoor is hiv/aids niet alleen een medische, maar ook een sociale kwestie geworden. Een stigma is een eigenschap die door een bepaalde cultuur of samenleving als negatief, minderwaardig of verwerpelijk wordt beschouwd[14]. Een bepaalde groep mensen kan vanwege die eigenschap gediscrimineerd worden en buiten de 'normale' sociale groep worden gehouden. Het stigma van hiv/aids kan betrekking hebben op de ziekte zelf of op het gedrag dat men associeert met de ziekte. Omdat hiv/aids in eerste instantie mensen uit bepaalde groepen trof (zoals homoseksuelen en drugsgebruikers), vormt het stigma van hiv/aids vaak een verlengde van vooroordelen die bestaan over seksueel gedrag van homoseksuelen en over drugsgebruik[15].

Stigma's die samenhangen met hiv/aids kunnen op verschillende manieren ontstaan. Eén daarvan, die zowel in de westerse als Afrikaanse samenlevingen wordt gevonden, is dat het stigma ontstaat op basis van religieuze schuld: door verwerpelijk gedrag zouden mensen een morele grens hebben overschreden en als gevolg daarvan een bovennatuurlijke straf (hiv-infectie) hebben gekregen. Een andere vorm van stigma ontstaat wanneer hiv/aids wordt bestempeld als een ziekte die alleen risicogroepen treft (de 'ander') en niet als een algemeen probleem voor de volksgezondheid. Hiermee worden alle mensen binnen risicogroepen beschouwd als gevaarlijk of geassocieerd met besmetting. Ook dit stigma komt voor in zowel westerse als Afrikaanse samenlevingen[16].

Individueel niveau

Op individueel niveau kunnen hiv-patiënten eveneens met stigmatisering te maken krijgen. Hierbij zijn twee vormen van stigma te onderscheiden:

- *Perceived (gevoeld) stigma*. Deze vorm van stigma is gerelateerd aan de percepties die

individuen over hun situatie/aandoening hebben en de reactie die dat zou kunnen oproepen bij anderen.
- *Enacted stigma*. Stigma door daadwerkelijke ervaring met discriminatie[17].

Een minder opvallend of onzichtbaar stigma kan een persoon soms nog verborgen houden. Mensen kunnen bijvoorbeeld hiv-geïnfecteerd zijn, en daarmee een stigmatiserend kenmerk hebben, maar dat kan verborgen zijn voor anderen. Desondanks kunnen deze mensen wel lijden onder een stigma: ze kunnen zich minderwaardig voelen en het gevoel hebben dat ze een deel van zichzelf verbergen voor de buitenwereld[18]. Iemand met een stigma hoeft dus niet altijd een stigmatiserende reactie op te roepen. Wat interacties voor mensen moeilijk maakt, is de onvoorspelbaarheid of het stigma wordt ontdekt of hoe erop gereageerd zal worden[19]. Een onderzoek bij Afrikaanse hiv-geïnfecteerde vrouwen in Londen toonde aan dat ook *enacted stigma* een belangrijk aspect van hun ziekte vormt. Een derde van de geïnterviewde vrouwen gaf aan discriminatie te hebben meegemaakt, waaronder afwijzing van hun partner, uitzetting uit hun huis, het markeren of extra schoonhouden van keukengerei en weigering van contact met kinderen[20]. Onderzoek laat zien dat patiënten die stigma ervaren minder therapietrouw zijn[21].

4.4 Bekendmaken van hiv-status

Voor iedere persoon is het bekendmaken van de eigen hiv-status een emotioneel zware taak. Toch heeft het bekendmaken een aantal voordelen. Allereerst is het belangrijk voor het inschakelen van het sociale netwerk; mensen uit dit netwerk kunnen zowel praktische als emotionele ondersteuning bieden, bijvoorbeeld bij therapietrouw. Verder kan het achterhouden van gevoelens stress opleveren, wat weer een negatieve impact op de lichamelijke en geestelijke gezondheid tot gevolg kan hebben. Het bekendmaken van de eigen hiv-status aan de partner kan het gemakkelijker maken condoomgebruik aan te kaarten[22] [23] [24].

De belangrijkste redenen die worden gegeven om de eigen status niet bekend te maken, hangen samen met angst voor stigmatisering en discriminatie, angst om anderen emotioneel en praktisch tot last te zijn en angst voor afwijzing door partner, vrienden, familie, collega's/werk enzovoort. Onderzoek laat zien dat mensen van allochtone herkomst minder vaak hun status bekendmaken dan autochtonen[19] [20]. Het geheimhouden van de diagnose kan gevolgen hebben voor de (psychische) gezondheid van de patiënt, omdat deze met een constante spanning van openbaarmaking rondloopt (zie kader *Hiv en stigma* hiervoor). Ook kan het gevolgen hebben voor de therapietrouw, omdat de patiënt niet altijd op het juiste moment de medicatie kan nemen of deze niet op de juiste manier (bijvoorbeeld in de koelkast) kan bewaren. Patiënten kunnen bang zijn dat iemand hen herkent bij het bezoek aan het ziekenhuis. Verder is het moeilijker om veilig vrijen aan te kaarten en als gevolg daarvan bestaat het risico op besmetting van de partner en eventuele ongewenste zwangerschap.

Hoewel onderzoek aantoont dat mensen die hun status bekendmaken daar voornamelijk positief over zijn (ook in Sub-Saharisch Afrika[25]), moet toch rekening worden gehouden met de realiteit van de angsten van patiënten. Afwijzing, geweld en stigmatisering kunnen reëel zijn. Zorgverleners mogen er niet van uitgaan dat bekendmaking van de hiv-status vanzelfsprekend de beste optie is[24].

Casus

Na anderhalf jaar is mevrouw Touré opnieuw zwanger. Deze zwangerschap blijkt niet gepland te zijn. Tijdens een van de eerste consulten heeft de internist mevrouw Touré voorlichting gegeven over veilig vrijen. Dat advies is duidelijk en hetzelfde voor alle hiv-patiënten, allochtoon en autochtoon: gebruik een condoom en mogelijk ook nog een tweede voorbehoedsmiddel (pil, implanon, spiraal) bij het vrijen om het risico op het infecteren van anderen en de kans op een zwangerschap zo klein mogelijk te houden. De internist had eigenlijk de indruk dat mevrouw Touré en haar partner (die niet met hiv besmet is) dit advies wel opvolgden. Desondanks is mevrouw Touré zwanger geworden. De internist heeft vaak het gevoel dat de voorlichting aan dovemansoren is gericht. Volgens haar is het voor veel Afrikaanse vrouwen moeilijker om over condooms te onderhandelen dan voor Nederlandse vrouwen. En dit kan, zoals bij mevrouw Touré, resulteren in een ongeplande zwangerschap.

> *Kennisvraag*
> – Uit de ongeplande zwangerschap van mevrouw Touré blijkt dat zij het advies over veilig vrijen niet altijd heeft opgevolgd. Wat zou hiervan de oorzaak kunnen zijn?
> – Welke man-vrouwverschillen kunnen hierbij een rol spelen?
> – Seks kan een gevoelig en intiem onderwerp zijn om over te praten. Hoe kan een arts op een cultuursensitieve manier het onderwerp seksualiteit aan de orde stellen?

4.5 Determinanten van gedrag en hiv

Ook bij gedragsverandering ten aanzien van hiv kunnen verschillende culturele en sociaaleconomische factoren een rol spelen. Hieronder zijn er enkele uitgewerkt.

4.5.1 Perspectief op ziekte

Mensen van allochtone herkomst kunnen andere (niet-biomedische) perspectieven hebben op het ontstaan en de transmissie van soa's en hiv. In Afrikaanse culturen wordt vaak naast een verklaring voor het ontstaan van een ziekte ook gezocht naar een verklaring waarom een ziekte is ontstaan. Het waarom kan samenhangen met magie of religie. Als men denkt ziek te worden door een bovennatuurlijke kracht, zal het gebruik van bijvoorbeeld een condoom iemand niet kunnen beschermen[26]. Uit onderzoek in Nigeria blijkt dat jongeren tussen de 15-24 jaar hiv en aids vooral associëren met onzedelijk en onfatsoenlijk gedrag (zoals seks met prostituees of met vreemdelingen). Deze jongeren denken dat iemand die zich fatsoenlijk gedraagt en een fatsoenlijke partner zoekt, geen kans heeft om hiv te krijgen[27]. Ook een onderzoek onder asielzoekers liet zien dat asielzoekers weinig kennis hadden over soa's en hiv. Men dacht bijvoorbeeld dat je een soa kon oplopen door te zwemmen in een zwembad, en dat soa's altijd vanzelf overgaan[28].

4.5.2 Preventief gedrag

Preventief gedrag ten aanzien van soa's en hiv is in westerse landen vooral gericht op het gebruik van condooms. Mensen hebben verschillende verwachtingen over de voor- en nadelen van condooms. Ongeveer de helft van een onderzochte groep jongeren en jongvolwassenen in Nederland onderschrijft de nadelen van condoomgebruik, zoals minder voelen bij het vrijen en het moeten onderbreken van het vrijen[29]. De preventieboodschap die zich richt op condoomgebruik blijkt niet voor iedereen even goed aanvaardbaar. In Nieuw-Zeeland is bijvoorbeeld gebleken dat vluchtelingen de westerse boodschap over veilig vrijen vaak interpreteren als een vrijbrief voor vrijblijvende seks[30]. In veel ontwikkelingslanden gaan preventieboodschappen uit van een combinatie van gedragsveranderingstrategieën, het ABC:
– *Abstinence*. Abstinentie of het uitstellen van seks. Het is echter belangrijk dat mensen in deze fase voorlichting ontvangen over veiliger seksueel gedrag om ook in de toekomst het risico van een hiv-infectie te verminderen.
– *Being safer*. Veiliger gedrag door trouw te blijven aan de eigen partner of het aantal seksuele partners te verminderen.
– *Correct and consistent condom use*. Verminderen van het risico van hiv-transmissie door condoomgebruik[31].

4.5.3 Positie

Naast verwachtingen over het eigen gedrag is het uiteraard ook belangrijk of iemand zich in de positie bevindt waarin hij of zij voor zichzelf kan beslissen over zijn of haar eigen seksuele gedrag. Veel vrouwen wereldwijd (bijvoorbeeld in ontwikkelingslanden) bevinden zich door hun sociale of economische situatie niet in de positie seks te weigeren, van hun partners te eisen dat zij trouw blijven of het gebruik van condooms te eisen[31]. Daarnaast bestaan er in sommige samenlevingen vooroordelen over vrouwen die in het bezit zijn van condooms of het gebruik ervan aankaarten. Jongeren in Nigeria zeggen bijvoorbeeld dat vrouwen die over een condoom beginnen te veel ervaring hebben op het gebied van seks. Zij associëren vrouwen die in het bezit zijn van condooms met prostituees[29]. Ook gebrek aan kennis over soa's en hiv maakt vrouwen kwetsbaarder voor risicogedrag.

4.6 Cultuursensitieve preventie

Uit onderzoek onder asielzoekers bleek dat er grote behoefte is aan voorlichting over hoe zij soa's en hiv-infectie kunnen voorkomen[28]. Als u voorlichting wilt geven over preventie van soa's en hiv, is het allereerst van belang de determinanten van het gezondheidsgedrag uit te diepen. Dit vormt een aanknopingspunt voor uw voorlichting en zorgt voor een betere aansluiting van uw boodschap bij de ideeën en kennis van de patiënt. Daarbij moet het onderwerp seks en seksualiteit op een open manier besproken kunnen worden. Er is geen systematisch onderzoek bekend over hoe allochtone patiënten het ervaren om over seks te praten in het consult met een arts. Uit Brits onderzoek blijkt dat artsen het bij allochtone patiënten moeilijker vinden, omdat zij denken dat mensen uit bepaalde culturen of religies niet open over seksualiteit praten, of dat ze bang zijn allochtone patiënten te beledigen door over het onderwerp te beginnen[32].

Welke betekenis iemand toeschrijft aan seksualiteit, is afhankelijk van de eigen sociaal-culturele context en de normen en waarden die daarin gelden. Over het algemeen geldt dat praten over seksualiteit in de meeste culturen taboe is[33]. Daardoor kan het voor mensen ongemakkelijk zijn dit onderwerp te bespreken in een medische setting. Ook het idee (of vooroordeel) dat de arts de waarden en normen ten aanzien van seks niet deelt (bijvoorbeeld gebaseerd op de media), kan voor een (allochtone) patiënt een extra drempel vormen om dit onderwerp te bespreken.

Bij een gesprek over seksualiteit tussen arts en patiënt is het van belang de patiënt op zijn gemak te stellen. Als patiënten het moeilijk vinden om over een onderwerp te praten, kunnen ze het soms terloops noemen of er erg omheen draaien. Probeer helder te krijgen wat de patiënt bedoelt en dergelijke aanwijzingen niet onopgemerkt voorbij te laten gaan[34]. Verschillende GGD'en hebben ervaring met het inzetten van *peer-educators*, waarbij personen uit de doelgroep (jongeren, asielzoekers) een training krijgen in het geven van voorlichting over soa's en hiv.

Casus

Gelukkig blijkt ook haar tweede kind niet besmet met het hiv-virus. Mevrouw Touré heeft uiteindelijk op medische gronden een verblijfsvergunning gekregen en hoopt binnenkort een eigen woning en een uitkering te krijgen. De situatie voor haar partner is nog onzeker. Ondertussen heeft ze haar hiv-infectie wat meer kunnen accepteren. Hoewel ze iemand is die veel piekert en nadenkt, geven haar kinderen veel afleiding.

▸ *Attitudevraag*
Als de patiënt in deze casus een autochtone vrouw was geweest, zou de casus dan anders zijn verlopen? Zo ja, op welke punten verwacht u verschillen?

4.7 Beschouwing

Het contact tussen de arts en mevrouw Touré verloopt goed en er lijkt geen sprake van problemen. Mevrouw Touré is therapietrouw, haar hiv is goed onder controle en haar beide kinderen en haar partner zijn niet hiv-geïnfecteerd. Ondanks haar moeilijke leefomstandigheden heeft ze een manier gevonden om met haar infectie om te gaan.

Voor artsen die veel hiv/aidspatiënten behandelen, zijn bepaalde competenties van specifiek belang. Die competenties hangen samen met kenmerken van de ziekte, zoals de behandeling (bijvoorbeeld ingewikkelde medicatievoorschriften), het risico op transmissie en de sociale aspecten van de aandoening waarmee patiënten te maken krijgen. Het is belangrijk patiënten individueel te leren kennen wat hun leefstijl, relaties, gewoonten, sociale situatie, sociaal netwerk en seksueel gedrag betreft. Pas dan kan een arts de juiste medicatie voorschrijven, onderhandelen over therapietrouw en gepaste voorlichting geven over transmissie[35]. Voor een arts kan het meer inspanning vereisen om inzicht te krijgen in het leven en de achtergronden van allochtone patiënten, bijvoorbeeld door cultuurverschillen. Goed luisteren en het bewerkstelligen van een goede verstandhouding zijn essentieel.

De arts en de patiënt in deze casus hebben een goede verstandhouding. Vanuit haar ervaring met patiënten als mevrouw Touré geeft de arts blijk van begrip en erkenning van bijvoorbeeld stigmatisering en vooroordelen waarmee patiënten zoals mevrouw Touré te maken kunnen krijgen. Hoe stigma's zijn ingekleurd of op welke manier ze worden geuit, kan van cultuur tot cultuur of van samenleving tot samenleving verschillen. Voor een arts is het belangrijk te beseffen welke invloed dit kan hebben op een patiënt. Het kan gaan om een directe invloed, waarbij (angst voor) stigmatisering interfereert met de behandeling (geen medicatie nemen waar anderen bij zijn, geen sociale steun ontvangen). Maar sociale aspecten kunnen ook indirect invloed hebben op de gezondheid door invloed op de kwaliteit van leven van de patiënt. Een patiënt die te maken krijgt met discriminatie, zal veel stress ervaren, een slechter zelfbeeld hebben en nauwelijks op een sociaal netwerk kunnen terugvallen. Als arts kunt u niet of nauwelijks invloed uitoefenen op de sociale omgeving van patiënten. Dit kan frustrerend zijn om te ervaren. Belangrijk is dat u met de patiënt nagaat in hoeverre de sociale aspecten interfereren met de behandeling en hoe u hiermee rekening kunt houden. Maar ook dat u begrip kunt tonen voor ervaringen van de patiënt.

De groep hiv-patiënten waartoe mevrouw Touré behoort, Afrikaanse heteroseksuele vrouwen, verschilt van de tot nu toe grootste groep hiv-patiënten in Nederland, autochtone homoseksuele mannen. Deze vrouwen hebben een andere positie in de maatschappij, door bijvoorbeeld verschil in kennis en een zwakkere machtspositie. In de Nederlandse samenleving streeft men naar gelijkwaardigheid tussen mannen en vrouwen in sociale, economische en maatschappelijke positie. In andere landen kan een (grotere) kloof bestaan tussen de positie van mannen en vrouwen, waarbij de positie van vrouwen vrijwel altijd ongunstiger is dan die van mannen. Dit kan doorwerken in de houding van een patiënte, haar gedrag, risico's die zij loopt of neemt en de mogelijkheden die zij heeft. Wanneer u gewend bent te denken vanuit het gelijkwaardigheidsideaal, kan het moeilijk zijn te erkennen dat dit ideaal voor een deel van uw patiënten niet opgaat. Ook op dit gebied kunt u veranderingen meestal niet of nauwelijks beïnvloeden, maar wederom is het van belang dit aspect mee te laten wegen in uw advies en behandeling.

Wanneer we spreken over de invloed van sekse, dan is een specifiek onderwerp van belang bij vrouwen met hiv/aids: zwangerschap. In deze casus is de zwangerschap van mevrouw Touré niet gepland. Sommige vrouwelijke hiv-patiënten kiezen echter bewust voor een zwangerschap. Hiv-positief zijn kan samengaan met een kinderwens. Daarom is het belangrijk dit onderwerp bespreekbaar te maken. Een keuze voor een zwangerschap kan met veel dilemma's gepaard gaan en het is belangrijk dat vrouwen ondersteuning krijgen vanuit de medische hulpverlening (arts, hiv-consulent of maatschappelijk werkende), zodat ze een weloverwogen keuze kunnen maken. Daarvoor moeten ze weten welke risico's zijzelf en hun ongeboren kind lopen en welke mogelijkheden er zijn voor vruchtbaarheidsbehandelingen van hiv-positieve vrouwen.

Deze arts geeft zelf aan het gevoel te hebben tegen dovemansoren te spreken. U kunt zich afvragen of het louter de verantwoordelijkheid is van de arts om dergelijke voorlichting te geven. In een hiv-behandelcentrum zijn immers ook andere hulpverleners betrokken bij de zorg voor hiv-patiënten. Als een arts besluit voorlichting te geven, is het van belang aandacht te schenken aan de kennis en attitudes van de patiënt. Dit zal de voorlichting effectiever maken. Uiteindelijk is het aan de patiënt het gedrag in de praktijk te brengen. Wanneer u voorlichting geeft over seksualiteit of hierover spreekt met een patiënt, is het belangrijk vooraf stil te staan bij uw eigen gevoeligheid omtrent dit onderwerp. Wat zijn voor uzelf taboes? Hoe (on)gemakkelijk voelt u zich als dit onderwerp ter sprake komt?

Besef dat het voor patiënten nog moeilijker is het onderwerp te bespreken als zij merken dat hun arts zich er ook ongemakkelijk bij voelt.

4.8 Verder lezen

- Shiripinda I, Eerdewijk A van. De dagelijkse ervaringen van migranten met hiv/Facing HIV in the Netherlands. Utrecht: Pharos, 2008.
- Stutterheim SE, Shiripinda I, Bos AER, Pryor JB, Bruin M de, Nellen JFJB, Kok G, Prins JM Schaalma HP. HIV status disclosure among HIV-positive African and Afro-Caribbean people in the Netherlands. AIDS Care 2011; 23; 2: 195-205.
- Sumari-de Boer IM, Sprangers MA, Prins JM, Nieuwkerk PT. HIV stigma and depressive symptoms are related to adherence and virological response to antiretroviral treatment among immigrant and indigenous HIV infected patients. AIDS Behav. 2011; Dec 25 [Epub ahead of print].

Literatuur

1. Stichting HIV Monitoring. Monitoring Report 2011. Human Immunodeficiency Virus (HIV) infections in the Netherlands. Amsterdam: St HIV Monitoring, 2011.
2. Vriend HJ, Koedijk FDH, Broek VF van den, Veen MG van, Opde Coul ELM, Sighem AI van, Verheij RA, Sande MAB van der. Sexually transmitted infections, including HIV, in the Netherlands in 2010. RIVM Rapport 210261009. Bilthoven: RIVM, 2011. Download via: http://www.rivm.nl/bibliotheek/rapporten/210261009.pdf.
3. Nellen JF, Wit FW, Wolf F de, Jurriaans S, Lange JM, Prins JM. Virologic and immunologic response to highly active antiretroviral therapy in indigenous and nonindegenous HIV-1-infected patients in the Netherlands. J Acquir Immune Defic Syndr 2004; 36; 4: 943-950.
4. Kesselring A, Gras L, Wit FW, Geerlings SE, Mulder JW, Schreij G, Sprenger HG, Reiss P, Wolf F de. Immune restoration and onset of new AIDS-defining events with combination antiretroviral therapy in HIV type-1-infected immigrants in the Netherlands. Antiviral Therapy 2010; 15: 871-879.
5. Levy V, Prentiss D, Balmas G, Chen S, Israelski D, Katzenstein D, Page-Shafer K. Factors in the delayed HIV presentation of immigrants in northern California: Implications for voluntary counseling and testing programs. J Immigrant Health 2007; 9: 49-54.
6. Waters L, Sabin CA. Late HIV presentation: epidemiology, clinical implications and management. Expert Rev Anti Infect Ther. 2011; Oct; 9(10): 877-889.
7. Millet GA, Flores SA, Marks G, Reed JB, Herbst JH. Circumcision status and risk of HIV and sexually transmitted infections among men who have sex with men: a meta-analysis. JAMA 2008; 300; 14: 1674-1684.
8. Türmen T. Gender and HIV/AIDS. Int J Gynaecol Obstet 2003; 82: 411-418.
9. Avert.org (10-11-2004). HIV & AIDS. Stigma and Discrimination. http://www.avert.org/AIDSstigma.htm.
10. Nieuwkerk PT, Sprangers MA, Burger DM, Hoetelmans RM, Hugen PW, Danner SA, Ende ME van der, Schneider MM, Schrey G, Meenhorst PL, Sprenger HG, Kauffmann RH, Jambroes M, Chesney MA, Wolf F de, Lange JM; ATHENA Project. Limited patient adherence to highly active antiretroviral therapy for HIV-1 infection in an observational cohort study. Arch Intern Med 2001; 161; 16: 1962-1968.
11. Oggins, J. Notions of HIV and medication among multiethnic people living with HIV. Health Soc Work. 2003; 28; 1: 53-62.
12. Erwin J, Peters B. Treatment issues for HIV+Africans in London. Soc Sci Med 1999; 49; 11: 1519-1528.
13. Nellen JFJB, Nieuwkerk PT, Burger DM, Wibaut M, Gras LA, Prins JM. Which method of adherence measurement is most suitable for daily use to predict virological failure among immigrant and non-inmmigrant HIV-1 infected patients? AIDS Care 2009; 21; 7: 842-850.
14. Goffman E. Stigma: aantekeningen over het omgaan met een geschonden identiteit. Utrecht: Bijleveld, 1979.
15. United Nations Children's Fund (UNICEF)/The Panos Institute. Stigma, HIV/AIDS and prevention of mother-to-child transmission, a pilot study in Zambia, India, Ukraine and Burkina Faso. London: Abceda General Printing Co, 2001, 2-3.
16. Goldin CS. Stigmatization and AIDS: critical issues in public health. Soc Sci Med 1994; 39; 9: 1359-1366.
17. Malcolm A, Aggleton P, Bronfman M, Galvao J, Mane P, Verrall J. HIV-related stigmatization and discrimination: its forms and contexts. Critical Public Health 1998; 8; 4: 347-370.
18. Armstrong D. Outline of Sociology as Applied to Medicine. New York: Oxford University Press, 2001, 4th edition, 41-42.
19. Berger BE, Ferrans CE, Lashley FR. Measuring stigma in people with HIV: psychometric assessment of the HIV stigma scale. Res Nurs Health 2001; 24; 6: 518-529.
20. Doyal L, Anderson J. My Heart is Loaded. African women with HIV surviving in London. Report of a qualitative study. London: Terence Higgins Trust, 2003.
21. Sumari-de Boer IM, Sprangers MA, Prins JM, Nieuwkerk PT. HIV Stigma and Depressive Symptoms are Related to Adherence and Virological Response to Antiretroviral Treatment Among Immigrant and Indigenous HIV

Infected Patients. AIDS Behav 2011; Dec 25 [Epub ahead of print].
22. Bungener C, Marchand-Gonod N, Jouvent R. African and European HIV-positive women: psychological and psychosocial differences. AIDS Care 2000; 12; 5: 541-548.
23. Petrak JA, Doyle AM, Smith A, Skinner C, Hedge B. Factors associated with self-disclosure of HIV serostatus to significant others. Br J Health Psychol 2001; 6; Pt 1: 69-79.
24. Stutterheim SE, Shiripinda I, Bos AER, Pryor JB, Bruin M de, Nellen JFJB, Kok G, Prins JM, Schaalma HP. HIV status disclosure among HIV-positive African and Afro-Caribbean people in the Netherlands. AIDS Care 2011; 23; 2: 195-205.
25. Medley A, Garcia-Moreno C, McGill S, Maman S. Rates, barriers and outcomes of HIV serostatus disclosure among women in developing countries: implications for prevention of mother-to-child transmission programmes. Bull World Health Organ 2004; 82; 4: 299-307.
26. Liddell C, Barrett L, Bydawell M. Indigenous representations of illness and AIDS in Sub-Saharan Africa. Soc Sci Med 2005; 60; 4: 691-700.
27. Smith DJ. Imagining HIV/AIDS: morality and perceptions of personal risk in Nigeria. Med Anthropol 2003; 22; 4: 343-372.
28. Shiripinda I, Eerdewijk A van. De dagelijkse ervaringen van migranten met hiv / Facing HIV in the Netherlands. Utrecht: Pharos, 2008.
29. Bakker F. Welke factoren hangen samen met het seksuele gedrag? In: Volksgezondheid Toekomst Verkenning, Nationaal Kompas Volksgezondheid. Bilthoven: RIVM, 2004. > Gezondheidsdeterminanten; leefstijl; seksueel gedrag; 14 mei 2004.
30. Worth H, Denholm N, Bannister J. HIV/AIDS and the African Refugee Education Program in New Zealand. AIDS Educ Prev 2003; 15; 4: 346-356.
31. UNAIDS bringing comprehensive HIV prevention to scale. In: UNAIDS. Report on the global AIDS epidemic. 4th global report. Geneva: UNAIDS.
32. Gott M, Galena E, Hinchliff S, Elford H. Opening a can of worms: GP and practice nurse barriers to talking about sexual health in primary care. Fam Pract 2004; 21; 5: 528-536.
33. Standing H. AIDS: conceptual and methodological issues in researching sexual behaviour in sub-Saharan Africa. Soc Sci Med 1992; 34; 5: 475-483.
34. Tomlinson J. ABC of sexual health: taking a sexual history. BMJ 1998; 5; 317(7172): 1573-1576.
35. Gerbert B, Caspers N, Moe J, Clanon K, Abercrombie P, Herzig K. The mysteries and demands of HIV-care: qualitative analyses of HIV-specialists' views on their expertise. AIDS Care 2004; 16; 3: 363-376.

Een Turkse man met pijn op de borst

5.1 Leefstijl- en andere risicofactoren voor hart- en vaatziekten – 60

5.2 Constructie van culturele verschillen – 64

5.3 Beschouwing – 66

5.4 Verder lezen – 67

Literatuur – 67

Casus

Meneer Özgul is gezond tot hij op 42-jarige leeftijd retrosternale pijnklachten krijgt. Onderzoek bij de huisarts levert geen aanwijzingen op voor cardiale problemen. Omdat de huisarts maagklachten vermoedt, wordt meneer Özgul op proef behandeld met antacida. De klachten reageren daar goed op, maar komen terug na het stoppen van de behandeling. Een scopie en kweek tonen vervolgens een ulcus duodeni bij een Helicobacterinfectie aan, dat wordt behandeld met triple-therapie. Meneer Özgul gaat kort daarna op vakantie naar Turkije. Omdat zijn klachten aanhouden, besluit hij daar een cardioloog te consulteren. Er wordt een coronair angiogram gemaakt en er worden enkele vernauwingen gezien. Wanneer meneer Özgul terugkomt in Nederland, gaat hij voor vervolgonderzoek naar de cardioloog. Deze vindt aanwijzingen voor cardiale ischemie. Hij wordt ingesteld op metoprolol, simvastatine en Ascal. Meneer Özgul is van Turkse afkomst en is bijna twintig jaar geleden naar Nederland gekomen. Meneer Özgul drinkt geen alcohol, maar is wel een stevige roker.

> *Kennisvraag*
> Hebben Turkse mensen een verhoogde kans op hart- en vaatziekten?

5.1 Leefstijl- en andere risicofactoren voor hart- en vaatziekten

Leefstijlfactoren als roken, eten en lichamelijke activiteit zijn gerelateerd aan etniciteit. Turkse mannen roken bijvoorbeeld vaker dan Nederlandse mannen, maar hebben ongeveer evenveel lichaamsbeweging als autochtone mannen. Turkse vrouwen eten meer groente en fruit en minder verzadigde vetten dan autochtone Nederlanders, maar hebben minder lichaamsbeweging dan autochtone vrouwen[1] (◘ tabel 5.1[2]). Leefstijlfactoren van mensen van allochtone herkomst zijn dus soms gunstiger en soms minder gunstig dan die van autochtone Nederlanders (zie ook kader *Etnische verschillen in risicoprofiel* in casus 2 en kader *Prevalentie van hypertensie bij allochtonen* in casus 1).

Mensen afkomstig uit Turkije, Suriname en de Antillen/Aruba hebben een iets verhoogde kans op cardiovasculaire aandoeningen in vergelijking met autochtone Nederlanders (◘ figuur 5.1). Marokkanen hebben een beduidend lagere kans op hart- en vaatziekten. Dit patroon werd zowel bij mannen als vrouwen waargenomen, ook voor de meeste afzonderlijke hartaandoeningen. De sterfte aan cardiovasculaire aandoeningen onder mensen van allochtone herkomst, vergeleken met de sterfte onder autochtone Nederlanders, is een directe afspiegeling van het verschil in incidentie van cardiovasculaire aandoeningen: een zeer lage sterftekans voor Marokkanen en een iets verhoogde sterftekans voor andere allochtone groepen. De verschillen in incidentie en sterfte naar etniciteit zijn globaal genomen veel kleiner dan die naar sociaaleconomische status. Uit eerder onderzoek blijkt dat het verhoogde risico op hart- en vaatziekten onder de verschillende bevolkingsgroepen voor een deel is terug te voeren op de bekende leefstijl- en risicofactoren, zoals hoge bloeddruk, verhoogd cholesterolgehalte, diabetes en roken.

Casus

Meneer Özgul, die als stikker in een fabriek werkt, komt bij de bedrijfsarts. Samen bespreken ze dat hij tijdelijk voor halve dagen gaat werken omdat hij steeds zo moe is. Tegelijkertijd zal hij beginnen met cardiorevalidatie. Bij de bedrijfsarts legt meneer Özgul uit dat hij pijn in zijn hartstreek krijgt zodra hij zich inspant. 'Ik ben nu een hartpatiënt', verklaart hij. Het beangstigt hem dat hij nauwelijks de trap meer opkomt, ondanks alle medicijnen die hij inneemt. Hij vertelt een paar keer dat hij bang is dat hij op een dag zomaar dood neervalt. In zijn beleving is hij erg ziek, ook al vertelt de bedrijfsarts dat hij zich geen zorgen hoeft te maken.

> *Kennisvraag*
> - Is de klachtpresentatie van meneer Özgul cultureel bepaald?
> - Hoe kan de arts met deze klachtpresentatie omgaan?

5.1 • Leefstijl- en andere risicofactoren voor hart- en vaatziekten

Tabel 5.1 Leefstijl- en risicofactoren voor hart- en vaatziekten onder Surinamers, Marokkanen en Turken ten opzichte van de autochtone populatie: samenvatting van de bevindingen.

	Hindoestaans-Surinaams	Creools-Surinaams	Marokkaans	Turks
hypertensie	↑	↑	↓	↓
hypercholesterolemie	↓[1]	↓	↓	↓
diabetes mellitus	↑	↑	↑	↑
overgewicht	↑	↑	↑[2]	↑
lichamelijke inactiviteit	↑	↑	↑	↑
voeding (vetten, fruit, groente)	↓ en ↑	↓ en ↑	↓ en ↑	↓ en ↑
percentage rokers	↑[3]	↑[3]	↓[5]	↑
alcoholgebruik	↓	↓	↓	↓
laag geboortegewicht en versnelde groei	↑	↑	↑	↑
sterfte aan hart- en vaatziekten	↑	↑	↓[4]	↑[4]
zorggebruik (huisarts, specialist, ziekenhuisopname)	↑	↑	↑	↑

↓ = lager dan Nederlandse populatie, ↑ = hoger dan Nederlandse populatie, ↓ en ↑ = zowel hoger als lager (met betrekking tot verschillende onderdelen) dan Nederlandse populatie
[1] HDL-cholesterol vaker verlaagd en triglyceriden vaker verhoogd ten opzichte van autochtonen
[2] Marokkaanse mannen hebben minder vaak overgewicht dan autochtone mannen
[3] Surinaamse vrouwen roken minder dan autochtone vrouwen
[4] Vrouwen verschillen niet ten opzichte van de autochtone populatie
[5] Marokkaanse vrouwen roken nauwelijks

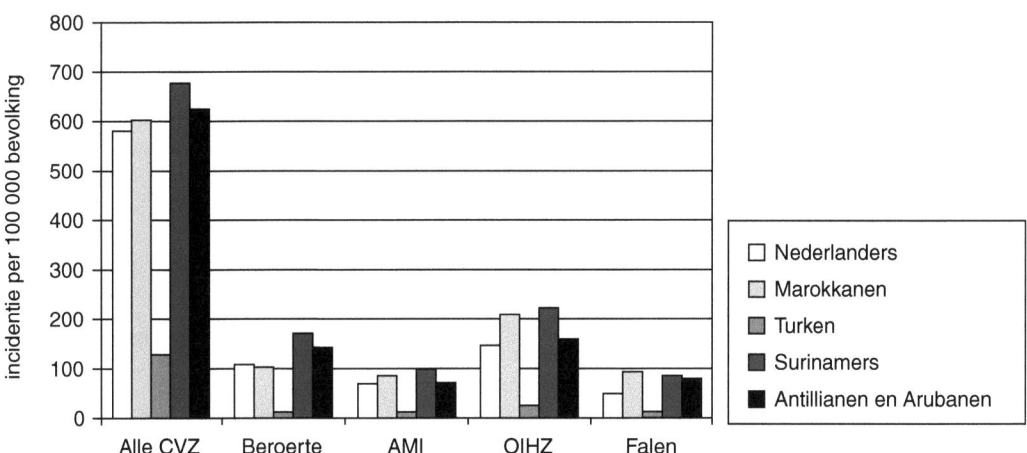

Figuur 5.1 Gestandaardiseerde klinische incidentie (per 100.000) van cardiovasculaire aandoeningen naar etniciteit en geslacht, 2003[3].

> *Attitudevraag*
> - Wat vindt u een overdreven of stoïcijnse klachtpresentatie?
> - Wat zegt dat over uw normen en waarden?
> - Waarop zijn die gebaseerd?

Klachtpresentatie

Een verschil in culturele achtergrond kan de wijze verklaren waarop patiënten met pijn en klachten omgaan. Artsen ervaren soms dat expressieve, theatrale patiënten uit mediterrane landen, het Midden-Oosten of Latijns-Amerika komen[4]. Stoïcijnse en gelaten patiënten lijken vaker een Aziatische of Noord-Europese achtergrond te hebben[5][6]. De Nederlandse patiënt wordt wel gezien als kalm en onverstoorbaar. Dit kan samenhangen met oude protestantse waarden van rationele zakelijkheid en spaarzaamheid. Deze houding verandert in Nederland overigens meer en meer in een houding waarin emoties veel en vaak geuit worden tegen professionals[6][7]. De relatie tussen cultuur en klachtpresentatie is dus niet statisch, maar kan in de loop van de tijd veranderen. Bovendien is er ook onderzoek dat een heel andere relatie tussen cultuur en klachtpresentatie vindt. Onderzoek laat ook zien dat Latijns-Amerikaanse patiënten en Afro-Amerikaanse patiënten een stoïcijnse houding hebben en pijn beschrijven als horend bij het ziek zijn[8].

Los van mogelijke culturele verschillen spelen ook andere factoren een rol bij een dramatische presentatie van klachten. Deze kan te maken hebben met ervaringen van de patiënt in het herkomstland. Wanneer men bijvoorbeeld is grootgebracht in een wereld zonder antibiotica, zal men angstiger reageren op een ziekte als bronchitis of op andere bacteriële ziekten[9]. Daarnaast zijn allochtone patiënten niet altijd berekend op de coöperatieve houding van veel Nederlandse artsen ('Wat denkt u zelf dat er aan de hand is?') en kunnen ze die interpreteren alsof de arts niets voor hen kan of wil doen. Deze patiënten kunnen dan hun klachten nadrukkelijker presenteren omdat ze het idee hebben dat de boodschap nog niet is aangekomen. Een patiënt kan ook dramatisch of theatraal overkomen door onvoldoende beheersing van de Nederlandse taal. De patiënt kan bijvoorbeeld weinig nuance aangeven in zijn verhaal, of zijn woorden met expressieve gebaren ondersteunen[10]. Het beste kunt u de klachten serieus nemen, ook wanneer u vindt dat ze op een ongebruikelijke manier worden verwoord. Stel u open voor de patiënt. Dat wil zeggen accepteer en bevestig de betekenis die de klacht voor de patiënt heeft, bijvoorbeeld: 'u hebt een hoop klachten en ik zal met u kijken wat ik eraan kan doen'.

Casus

De bedrijfsarts denkt dat hyperventilatie een rol speelt en de pijn in de hartstreek mede verklaart. De arts probeert dit aan meneer Özgul uit te leggen, maar die ziet geen verband met hyperventilatie. Hij denkt niet dat zijn angst zo'n pijn op de borst kan veroorzaken en blijft alle pijn als hartklachten interpreteren. Ook probeert de arts meneer Özgul uit te leggen dat een getraind lichaam beter is, dat hij zich dan minder moe zal voelen. Voor meneer Özgul klinkt dit nogal tegenstrijdig. Hij vindt juist dat hij het rustig aan moet doen om zijn hart te ontzien. Dit maakt het voor de bedrijfsarts lastig om meneer Özgul goed advies te geven.

> *Kennisvraag*
> - Hoe verklaart u het verschil in perspectief tussen arts en patiënt?
> - Hoe kan een arts hiermee omgaan?

Illness en disease

In de Engelse taal bestaat een onderscheid dat wij in het Nederlands niet kunnen maken, namelijk het onderscheid tussen de begrippen 'illness' en 'disease'. In het Nederlands gebruiken we voor beide het woord 'ziekte', terwijl het eigenlijk om twee verschillende perspectieven gaat. Disease is de aandoening zoals de hulpverlener die ziet, het officiële etiket van gezondheid of de diagnose. Illness is de ziekte zoals de patiënt die ervaart en de betekenis die hij geeft aan de ervaren klachten of ongemakken. De Amerikaanse antropoloog Kleinman[11] denkt dat door dit verschil in perspectief artsen en patiënten het vaak niet over hetzelfde hebben. Dit geldt voor zowel allochtone als autochtone patiënten. Door protoprofessionalisering (het verschijnsel dat patiënten zich medisch jargon en kennis hebben eigengemaakt) zijn patiënten wel meer geneigd hun klachten in een medisch perspectief te verwoorden. Naarmate patiënten dit minder doen, zal de kloof tussen patiëntenperspectief en artsenperspectief groter zijn. Allochtone patiënten zijn soms minder geprotoprofessionaliseerd. Ze hebben niet altijd de kennis (van de gezondheidszorg of van het lichamelijk functioneren) of ontberen de taalvaardigheid om hun klachten te 'vertalen' naar een medisch perspectief.

Het verschil in perspectief tussen arts en patiënt is niet alleen te verklaren door verschil in protoprofessionalisering. Vooral bij chronisch zieke patiënten geldt dat zij dagelijks met hun ziekte moeten omgaan. Zij hebben veel 'geleefde' ervaring, terwijl de arts vooral medisch-technische ervaring heeft. Uit onderzoek blijkt dat patiënten met hartklachten, ongeacht hun etnische herkomst, zich vaak kwetsbaar blijven voelen en onzeker zijn over hun toekomst, ook al ziet hun arts geen reden tot grote zorg[12]. Deze patiënten vinden het belangrijk om kalm te blijven en zien fysieke activiteit als een slechte vorm van zelfzorg[13]. Hartklachten gaan bij een patiënt regelmatig samen met het aannemen van een passieve en hulpeloze rol, gekoppeld aan het geloof dat inspanning slecht is voor het hart. Dit wordt nog versterkt wanneer de omgeving van de patiënt overbeschermend is, en ervoor zorgt dat de patiënt fysieke activiteit kan en mag vermijden[14]. Een Amerikaans onderzoek liet zien dat Aziatische migranten het idee hadden dat hartklachten konden ontstaan door te veel nadenken of doordat bloed stagneert: percepties op het ontstaan van cardiovasculaire aandoeningen die weinig overeenkomst hebben met het medische perspectief[15]. Nederlands onderzoek liet zien dat patiënten van Surinaamse herkomst met een acuut coronair syndroom vaak de oorzaken van hun hartziekte externaliseerden en weinig invloed dachten te hebben op het beloop van hun ziekte[16]. Lage gezondheidsvaardigheden kunnen een rol spelen (zie kader *Herkennen lage gezondheidsvaardigheden* in casus 22). Patiënten kunnen hierdoor overkomen als weinig assertief. Ze stellen bijvoorbeeld weinig vragen of gaan niet uit zichzelf op zoek naar effectieve leefstijlbegeleiding[16].

Voordat u adviezen geeft, zult u eerst het perspectief van de patiënt op de ziekte (illness) moeten kennen (zie kader *Medicatie- en leefstijladviezen* van casus 1 en kader *Therapietrouw* van casus 6). Een voorbeeld van een patiëntenperspectief is: uit onderzoek onder Surinaamse patiënten met een acuut coronair syndroom bleek dat zij Surinaamse voeding zagen als een kernelement van hun Surinaamse identiteit. Zij vonden het moeilijk om hun voedingspatroon aan te passen, zelfs al was dat voor hun ziekte wenselijk. De wens om vast te houden aan de Surinaamse identiteit kan dan strijdig zijn met het opvolgen van dieetadviezen die beschouwd worden als Nederlands[17]. Daarnaast is gastvrijheid belangrijk in de Surinaamse cultuur. Dat leidt tot de (Surinaamse) gewoonte altijd meer te koken dat je zelf nodig hebt, zodat eventuele gasten altijd aan kunnen schuiven. Ook het gebruik van relatief veel vet bij het koken, waardoor voedsel gemakkelijker bewaard en weer opgewarmd kan worden, past bij deze gewoonte[16]. Als arts kunt u het best uw adviezen zo veel mogelijk laten aansluiten bij de leefwereld van de patiënt. Als de patiënt uw adviezen niet kan inpassen, is de kans groot dat ze niet worden opgevolgd of snel worden opgegeven. Ook kunt u een verdiepingsintake doen om zo goed mogelijk het perspectief van de patiënt uit te vragen, om informatie te geven over de anatomie van het lichaam en de functie van het hart, en om leefstijladvies te geven. Het NIGZ heeft visueel materiaal over voeding voor voorlichting aan allochtonen en laaggeletterden (► www.nigz.nl). Het voedingscentrum (► www.voedingscentrum.nl) geeft een folder uit over een gezonde leefstijl in de talen Nederlands, Turks, Arabisch en Papiamento).

> **Casus**
>
> Na een paar weken revalidatie overlegt meneer Özgul met de cardioloog of hij toch niet gedotterd kan worden. Hij heeft het idee dat dat zijn klachten kan verlichten. De cardioloog legt uit, dat met zijn belastbaarheid na de revalidatie, een dotterbehandeling niet nodig is. Dotteren is een behandeling die je pas toepast op het moment dat er klachten zijn die je niet onder de knie krijgt, legt de cardioloog aan meneer Özgul uit. Meneer Özgul verzet zich niet tegen deze interpretatie. Later, op het spreekuur bij de bedrijfsarts, herhaalt hij echter zijn wens om gedotterd te worden. De bedrijfsarts legt uit dat hij moet leren leven met zijn pijn, maar dat is niet wat meneer Özgul wil: 'Een leven met pijn, dat kan toch niet.' Opvallend is dat voor de cardioloog de Turkse achtergrond van meneer Özgul geen enkele rol speelt. Hij vindt meneer Özgul goed geïntegreerd en hij kan goed met hem communiceren. De bedrijfsarts vindt echter dat cultuur wel degelijk een rol speelt. De ervaring van de bedrijfsarts is dat het activerende beleid aan Nederlanders gemakkelijker is uit te leggen, evenals de notie dat de aandoening goed te behandelen is.

> **Kennisvraag**
> Waarom hebben cardioloog en bedrijfsarts ieder een andere visie op de culturele achtergrond van de patiënt?

5.2 Constructie van culturele verschillen

Opvallend is het verschil in perspectief tussen bedrijfsarts en cardioloog. Waar de cardioloog de patiënt als geïntegreerd en als een gemakkelijke patiënt beschouwt, ervaart de bedrijfsarts strijd over de interpretatie van klachten en de te volgen behandeling. Dit verschil in perspectief kan ermee te maken hebben dat de artsen uit verschillende disciplines komen. Een patiënt kan terughoudend zijn in het stellen van vragen of in het geven van het eigen perspectief wanneer hij tegen de arts opkijkt[18]. Doorgaans kent een patiënt een cardioloog een hogere status toe dan een bedrijfsarts. Ook de tijdsduur van het consult kan verschillen tussen artsen van diverse disciplines. Mogelijk heeft de bedrijfsarts iets meer tijd om de patiënt te spreken. Onder tijdsdruk stellen artsen vooral gesloten vragen en negeren ze signalen van de patiënten over vragen en zorgen. Het soort contact speelt ook een rol: de cardioloog handelt vooral curatief, terwijl de bedrijfsarts vooral re-integratie als doel heeft. De belangen van de cardioloog en de patiënt kunnen veel meer parallel lopen (het volledig herstel van meneer Özgul), terwijl de bedrijfsarts in het contact veel meer te maken krijgt met de manier waarop meneer Özgul zijn ziekte beleeft en met hem moeten onderhandelen over hoe hij zijn werk weer (gedeeltelijk) kan oppakken. Het verschil tussen bedrijfsarts en cardioloog laat zien dat de cultuur van de patiënt niet een van tevoren vaststaand kenmerk is, maar dat culturele verschillen tot stand komen in het consult en daar betekenis krijgen. Uit onderzoek blijkt dat wanneer artsen problemen ervaren met allochtone patiënten, zij eerder geneigd zijn die te wijten aan taal- of cultuurverschillen, terwijl bij problemen met autochtone patiënten veel breder gezocht werd (moeilijk karakter, moeilijke ziekte, sekseverschil enzovoort)[19].

> **Casus**
>
> Meneer Özgul doet er zelf van alles aan om beter te worden. Hij vindt het verschrikkelijk om ziek te zijn en wil graag weer aan het werk. Hij is gestopt met roken, eet gezond en slikt zijn medicijnen trouw. Ondanks dat hij een praktiserend moslim is, heeft hij besloten de ramadan over te slaan. Hij is zelfs voorzichtig begonnen met cardiorevalidatie. Na enkele maanden heeft hij zijn werk weer volledig opgepakt. Meneer Özgul heeft echter niet veel vertrouwen gekregen in de Nederlandse gezondheidszorg en voelt zich een beetje afgescheept omdat niemand iets aan zijn klachten lijkt te doen. De kans bestaat bovendien dat door de onvoorspelbaarheid van zijn aandoening in de loop van de tijd er wel een indicatie voor een dotterbehandeling is. De bedrijfsarts acht de kans groot dat meneer Özgul dan denkt: zie je wel, dat heb ik altijd al gezegd.

> *Kennisvraag*
> Wat is de ramadan en wat betekent dat voor een praktiserend islamitische patiënt?

> *Attitudevraag*
> Wat kan de arts doen om het vertrouwen van de patiënt te houden?

Ramadan

Ramadan is de negende maand van de islamitische kalender en het is de vastenmaand. Het is binnen de islam de heiligste maand van het jaar. De ramadan begint elk jaar op een andere dag, afhankelijk van het begin van de nieuwe maan. Bovendien schuift de ramadan elk jaar ongeveer tien dagen naar voren, omdat de islamitische kalender een maankalender is en niet samenvalt met de kalender van 365 dagen. Doordat de ramadan elk jaar naar voren schuift, kan de ramadan over de jaren heen zowel in de winter als in de zomer vallen. De ramadan duurt 29 of 30 dagen en wordt besloten met het Suikerfeest (Turks) of Eid-al-fitr (Marokkaans). Tijdens de ramadan wordt er van zonsopgang tot zonsondergang gevast. Dit houdt in dat men dan niet mag eten, drinken of roken en dat men zich van seks dient te onthouden. Ook het gebruik van geneesmiddelen valt voor veel moslims in Nederland onder het vastengebod.

Tijdens de ramadan begint men voor zonsopgang met een maaltijd en na zonsondergang is er weer een maaltijd, soms nog gevolgd door een maaltijd kort voor het slapen. Tijdens deze maaltijden mag men zo veel eten als men wil. Wanneer de ramadan plaatsvindt in de zomer, zal er meer tijd per dag moeten worden gevast dan wanneer de ramadan in de winter valt.

De ramadan geldt voor alle moslims vanaf de puberteit. Naar schatting houdt 80-90% van de moslims in Nederland zich in mindere of meerdere mate aan de vastenvoorschriften[20]. Zieken, ouderen, zwangere vrouwen en vrouwen die borstvoeding geven, zijn vrijgesteld van de ramadan. Voor hen geldt dat zij de ramadan op een later tijdstip kunnen inhalen, of dat zij een financiële gift kunnen doen. Ondanks deze vrijstelling zijn er (chronisch) zieke moslimpatiënten die graag willen vasten. Dit hangt samen met het willen voldoen aan de religieuze plicht, maar ook met het mee willen doen aan een belangrijke sociale gebeurtenis. Er lijkt bij Korangeleerden overeenstemming te zijn over de volgende medicatie die overdag gebruikt kan worden tijdens de vastenperiode: oog- en oordruppels, zalven, zetpillen, injecties (behalve intraveneus), gorgeldranken, tabletten voor onder de tong en inhalatiemedicijnen[21]. Over het wel of niet innemen van de medicatie bestaat bij moslimpatiënten echter ook veel onduidelijkheid, bijvoorbeeld doordat men niet zeker is of men wel als zieke of oudere aangemerkt wordt[20].

Gevolgen van onthouding van voeding en vocht

Door het vasten veranderen de endocriene, neurocriene en hematologische homeostase. Voor gezonde mensen en de meeste patiënten blijkt de ramadan in het algemeen geen gezondheidsproblemen te veroorzaken. Daarnaast lijkt de ramadan een positieve invloed te hebben op het geestelijk welbevinden doordat men meer tijd met familie en vrienden doorbrengt[20]. Er zijn aanwijzingen dat kinderen van moeders die hebben gevast tijdens de zwangerschap meer kans hebben op onder andere diabetes en hart- en vaatziekten op latere leeftijd[22]. Ook zijn er aanwijzingen dat vasten van de moeder meer kans geeft op een te vroeg geboren kind, of een kind met een te laag geboortegewicht. Onderzoek hiernaar is echter niet eenduidig.

Gevolgen van onthouding van geneesmiddelen

De gevolgen van vasten op diabetespatiënten zijn groot (door zowel het uitstellen van eten als het uitstellen van de medicatie), hypoglykemische en hyperglykemische perioden komen vaker voor. Ook bij astmapatiënten en patiënten met een neurologische aandoening kunnen de gevolgen groot zijn, en zich uiten in respectievelijk vaker voorkomen van acute exacerbaties of epileptische aanvallen[20].

Het belangrijkste risico tijdens de ramadan is dat patiënten op eigen houtje hun medicatie en dieet aanpassen zonder hun arts te consulteren[23][24]. Kijk tijdig samen met de patiënt wat hij of zij kan doen om aan zijn religieuze plicht te voldoen met zo min mogelijk schade voor de gezondheid. Kijk ook hoe eventueel medicatie en dieet aangepast kunnen worden om de patiënt te helpen aan zijn religieuze plicht te voldoen, bijvoorbeeld door de medicatie op een andere manier over de dag te verdelen. Indien mogelijk kan gedacht worden aan geneesmiddelen in een toedieningsvorm met vertraagde afgifte of middelen met een langere halfwaardetijd. Breng ter sprake wanneer de gezondheid grote schade lijdt en vasten sterk ontraden moet worden. Dit is bijvoorbeeld het geval bij diabetespatiënten met type-I-diabetes, zwangerschap bij diabetes, bij cardiovasculaire en neurologische comorbiditeit bij diabetes en ongecontroleerde type-II-diabetes[20]. Bespreek dit alles een tijd voordat de ramadan daadwerkelijk begint. Meer informatie is te vinden op ▶ www.neonetwerk.nl. Daarnaast is er bij het NIGZ een brochure voor zorgverleners om moslimpatiënten respectvol te adviseren over hoe zij tijdens de ramadan op andere wijze aan hun religieuze verplichtingen kunnen voldoen. Na Nederlandstalige uitleg voor hulpverleners volgt uitleg voor patiënten in het Nederlands, Turks, Arabisch, Farsi en Somalisch. De brochure kunt u downloaden op ▶ www.nigz.nl.

5.3 Beschouwing

Artsen hebben, net als iedereen, een eigen referentiekader met ideeën, aannames en verwachtingen over zichzelf en de wereld. Hiermee vormen zij zich een beeld over waarden als autonomie, vertrouwen, respect, veiligheid, macht en intimiteit. Sommige patiënten zullen het referentiekader van de arts bevestigen, andere patiënten zullen het uitdagen. Belangrijk is het eigen referentiekader te herkennen zoals dat gestalte heeft gekregen in de opvoeding en de levensgeschiedenis. Door inzicht te krijgen in eigen gevoeligheden, behoeften en angsten ziet de arts beter waarom sommige patiënten hem of haar raken. Bijvoorbeeld wanneer een arts autonomie een belangrijke waarde vindt, kan hij zich gaan ergeren aan patiënten die zich in zijn ogen niet autonoom opstellen. Ook bij een patiënt die zich in de ogen van de arts theatraal gedraagt, kan een belangrijke waarde van de arts (mensen moeten hun lijden zelf en in stilte dragen) uitgedaagd worden. Ga bij uzelf na waarom u een patiënt theatraal of dramatisch vindt (of stoïcijns, fatalistisch, wantrouwend, intimiderend) en wat dat zegt over uw eigen referentiekader.

Bij allochtone patiënten wordt een verschil in referentiekader snel aan een cultuurverschil geweten. Deze casus laat zien dat het goed kan zijn iets te weten over mogelijke cultuurverschillen, maar ook dat er cultuurverschillen ontstaan in het contact tussen arts en patiënt. U hebt als arts zelf invloed op het proces en u kunt het perspectief van de patiënt serieus nemen, zonder direct op zoek te gaan naar culturele verschillen. Door het perspectief van de patiënt serieus te nemen en betrokkenheid en inzet te tonen, kunt u de vertrouwensband met de patiënt vergroten.

Artsen en patiënten hebben allerlei verwachtingen van elkaar. Deze verwachtingen worden soms expliciet gemaakt (bijvoorbeeld in de hulpvraag die de patiënt aan de arts stelt of in het advies dat een arts aan een patiënt geeft). Vaak blijven verwachtingen echter impliciet. In deze casus zien we dat de patiënt verwacht dat de artsen hem helemaal beter maken. Hij is teleurgesteld wanneer de bedrijfsarts hem vertelt dat een deel van de klachten (de hyperventilatie) niet medisch op te lossen is. Op haar beurt verwacht de bedrijfsarts van de patiënt dat die zich helemaal inzet voor zijn genezing en merkt dat de patiënt de verantwoordelijkheid daarvoor in eerste instantie bij de artsen legt (zie ook casus 8 *Een zwangere Marokkaanse vrouw*). Ofschoon deze wederzijdse verwachtingen gaandeweg wel duidelijk worden, zijn ze aan het begin van het contact impliciet. Doordat het verschil in verwachtingen pas later duidelijk wordt, is het moeilijk om als arts hiermee meteen rekening te houden. Probeer aan de patiënt toch duidelijk te maken wat hij van u kan verwachten. En blijf ook zijn verwachtingen toetsen. Mogelijk kunt u niet alles oplossen op die manier die u ideaal vindt.

Een ander punt in deze casus is dat de patiënt in Turkije een arts bezoekt in wie hij mogelijk ook meer vertrouwen heeft. Vanuit het perspectief van de Nederlandse gezondheidszorg lijkt het onnodig om in het buitenland op consult te gaan bij een arts. Soms wordt het door artsen gezien als blijk van wantrouwen of iets dat door de patiënt wordt opgedrongen. Toch is het vanuit het perspectief van de patiënt (ook de Nederlandse) niet zo vreemd om bij een arts in het herkomstland langs te gaan, met wie in de moedertaal gesproken kan worden en die vertrouwd is.

5.4 Verder lezen

- Fijn R, Schaafsma ES, Maduro LM, Brouwers JTBJ. Ramadan: een farmacotherapeutische uitdaging. Implicaties van gecombineerd vasten en therapie(ontrouw). Pharm Weekbl 2002; 137; 5: 187-193.
- Kleinman A, Eisenberg L, Good B. Culture, illness, and care. Clinical lessons from anthropology and cross-cultural research. Ann Intern Med 1978; 88: 251-258.
- Sloots M, Bartels EA, Angenot EL, Geertzen JH, Dekker J. Adapted cardiac rehabilitation programme to improve uptake in patients of Moroccan and Turkish origin in The Netherlands: a qualitative study. J Clin Nurs 2011; Jul 21 [Epub ahead of print].

Literatuur

1. Leest LATM van, Dis SJ van, Verschuren WMM. Hart- en vaatziekten bij allochtonen in Nederland. Een cijfermatige verkenning naar leefstijl- en risicofactoren, ziekte en sterfte. Bilthoven: RIVM, 2002.
2. Valkengoed I van, Stronks K. Hart- en vaatziekten bij niet-westerse allochtonen in Nederland. In: Cijferboek 2007. Hart- en vaatziekten in Nederland. Den Haag: Nederlandse Hartstichting, 2007. Download via: http://www.hartstichting.nl/9800/13341/15305/Hfd.5_Allochtonen_HVZ2007.
3. IGZ. Ongelijkheid in gezondheid, is gezondheidszorg van belang? Sociaaleconomische en etnische verschillen in gezondheidszorguitkomsten op het terrein van hart- en vaatziekten in Nederland. Utrecht: IGZ, 2009.
4. Zola IK. Culture and symptoms: an analysis of patients' presenting complaints. Am Sociol Rev 1966; 31: 615-630.
5. Galanti G. Caring for patients from different cultures. Case studies from American hospitals. Philadelphia: University of Pennsylvania Press, 1997.
6. Young M, Klingle RS. Silent partners in medical care. A cross-cultural study of patient participation. Health Commun 1996; 8; 1: 29-53.
7. King N, Carroll C, Newton P, Dornan T. You can't cure it so you have to endure it: the experience of adaptation to diabetic renal disease. Qual Health Res 2002; 12; 3: 329-346.
8. Green CR, Anderson KO, Baker TA, Campbell LX, Decker S. Fillingim RB, Kaloukani DA, Lasch KE, Myers C, Tait RC, Todd KH, Vallerand AH. The unequal burden of pain: confronting racial and ethnic disparities in pain. Pain Med 2003; 4; 3: 277-294.
9. Kalmeijer-Mesker C, Hamstra-Bletz L, Wolters W. Communicatie met Turkse en Marokkaanse patiënten in het ziekenhuis. Utrecht: GVO, 1995.
10. NIGZ. Zakboekje communicatie hulpverlening allochtonen. Woerden: NIGZ, 2001.
11. Kleinman A, Eisenberg L, Good B. Culture, illness, and care. Clinical lessons from anthropologic and cross-cultural research. Ann Intern Med 1978; 88: 251-258.
12. Clark AM, Barbour RS, White M, MacIntyre PD. Promoting participation in cardiac rehabilitation: patient choices and experiences. J Adv Nurs 2004; 47; 1: 5-14.
13. Zambroski CH. Qualitative analysis of living with heart failure. Heart Lung 2003; 32: 32-40.
14. Furze G, Roebuck A, Bull P, Lewin RJP, Thompson DR. A comparison of the illness beliefs of people with angina and their peers: a questionnaire study. BMC Cardiovasc Disord 2002; 2; 4: 201-205.
15. Thanh Gn T, Mei-Po Y, Kiet A, Ly Mo-Kung Sin, Fitzpatrick AL, Shin-Ping Tu. Knowledge of Cardiovascular Health Among Chinese, Korean and Vietnamese Immigrants to the US. J Immigrant Minority Health 2011; 13: 127-139.
16. Essink-Bot ML, Borne MMJJ van den, Nierkens V, Peers RJG, Stronks K. Preventie op maat voor hart- en vaatziektepatiënten. Eindverslag. Amsterdam, AMC, Afd. Sociale Geneeskunde, 2010.
17. Kohinor MJ, Stronks K, Nicolaou M, Haafkens JA. Consider-ations affecting dietary behaviour of immigrants with type 2 diabetes: a qualitative study among Surinamese in the Netherlands. Ethn Health 2011; 16; 3: 245-258.
18. Ong LML, Hoos AM, Laarhoven JF van, Molenaar S, Visser MRM. De arts als boodschapper. In: Haes JCJM de, Hoos AM, Everdingen JJE van (red). Communiceren met patiënten. Maarssen: Elsevier/Bunge, 1999, 49-62.
19. Meershoek A, Krumeich A, Desain L. Arbeidsongeschiktheid, reïntegratie en etniciteit. Maastricht: Universiteit Maastricht, 2004.
20. Fijn R, Schaafsma ES, Maduro LM, Brouwers JTBJ. Ramadan: een farmacotherapeutische uitdaging. Implicaties van gecombineerd vasten en therapie(ontrouw). Pharm Weekbl 2002; 137; 5: 187-193.
21. Aadil N, Houti IE, Moussamih S. Drug intake during Ramadan. BMJ 2004; 329: 778-782.

22. Eewijk R van. Long-term health effects on the next generation of Ramadan fasting during pregnancy. J Health Econ 2011; 30; 6: 1246-1260.
23. Pinar R. Management of people with diabetes during Ramadan. Br J Nurs 2002; 11; 20: 1300-1303.
24. Shahzad A. Diabetes in Ramadan. J R Soc Med 2003; 96; 1: 52.

Een Marokkaanse jongen met astma

6.1 Crossculturele kwesties – 71

6.2 Ouders van kinderen in het ziekenhuis – 75

6.3 Besluitvorming over of met kinderen? – 77

6.4 Beschouwing – 78

6.5 Verder lezen – 79

Literatuur – 79

Casus

Vandaag komt de twaalfjarige Hassan Hamidi met zijn moeder op het spreekuur van de huisarts. Hassan heeft sinds zijn zevende jaar astma en hij heeft veel last van benauwdheid en niezen. De huisarts heeft aan de hand van berekeningen gezien dat hij zijn onderhoudsmedicatie niet consequent gebruikt. In een eerder consult vertelde mevrouw Hamidi dat Hassan moeite heeft om zijn medicijnen op de juiste manier in te nemen. Hij heeft vaak last van een bloedneus en dan kan hij zijn neusspray niet gebruiken, vindt ze. Een ander probleem dat een rol speelt in Hassans leven is zijn bedplassen. De huisarts kent de familie Hamidi inmiddels goed. Hassans ouders zijn afkomstig uit Marokko en spreken en begrijpen een beetje Nederlands. Meneer Hamidi heeft lange tijd in een drukkerij gewerkt, maar zit nu in de WAO. Hassan is in Nederland geboren en hij heeft drie broers. Hassans astma heeft invloed op het hele gezin. Op advies van de longverpleegkundige heeft de familie bijvoorbeeld de inrichting van hun woning aangepast. Meneer en mevrouw Hamidi willen zo goed mogelijk voor Hassan zorgen, maar om dit te kunnen bekostigen heeft de familie zich in de schulden moeten steken.

▶ *Kennisvraag*
- Wat is van invloed op therapietrouw bij allochtone astmapatiënten?
- Hoe kan therapietrouw van allochtone astmapatiënten verbeterd worden?
- Voor het saneren van een woning kan een tegemoetkoming in de kosten worden verkregen. Waarom zou de familie Hamidi dan toch geld hebben moeten lenen?

Therapietrouw bij allochtone patiënten

Onder therapietrouw verstaan we de mate waarin iemands gedrag, bijvoorbeeld medicatie-inname of het volgen van leefregels, overeenkomt met medisch of gezondheidsadvies[1]. Het is niet vanzelfsprekend dat patiënten de adviezen van hun arts opvolgen. Op therapietrouw zijn voor patiënten allerlei factoren van invloed, dat geldt voor zowel allochtone als autochtone patiënten. De invulling van deze factoren kan bij allochtone patiënten echter anders zijn (zie ook kader *Medicatie- en leefstijladviezen* in casus 1 en kader *Illness en disease* in casus 5).

Percepties

Overeenstemming tussen arts en patiënt over de oorzaak en behandeling van de ziekte is de beste voorspeller voor therapietrouw. Uit onderzoek blijkt echter dat zowel autochtone als allochtone ouders de astma van hun kind kunnen beschouwen als een acute ziekte en niet als een chronische ziekte[2]. Een belangrijk gerapporteerd gevolg hiervan is dat ouders alleen de medicatie geven als hun kind echt klachten van astma ervaart. Een medicijn dat snel werkt, wordt dan beschouwd als een goed medicijn; een onderhoudsmedicijn lijkt niets te doen en wordt dan nutteloos gevonden[3]. Turkse en Marokkaanse moeders zoeken de oorzaak van de astma vaak in het regenachtige en koude klimaat van Nederland. Het gevolg hiervan kan zijn dat ze denken: In Marokko heeft mijn kind geen astma en hoeft het geen medicijnen[2]. Ook kinderen met astma zien vaak niet het belang in van medicatie[4]. Uit een ander onderzoek blijkt dat ouders (zowel allochtone als autochtone) zoeken naar 'de nog te tolereren astma' bij het kind. Hierbij beschrijven ze een balans tussen het zo min mogelijk geven van inhalatiecorticosteroïden versus zo min mogelijk klachten[5]. Uit verschillende studies blijkt dat veel ouders denken dat inhalatiecorticosteroïden niet goed zijn voor hun kind; ze zijn bijvoorbeeld bang dat hun kind verslaafd raakt. Ouders kunnen ook angst hebben voor bijwerkingen (zoals angst dat hun kind van Ventolin onvruchtbaar wordt of hartklachten krijgt). Ze kunnen die angst zwaarder laten wegen dan het volgens voorschrift innemen van de medicatie. Verder willen ouders soms alternatieve middelen gebruiken voor de astma van hun kind, naast of in plaats van de voorgeschreven medicatie[6].

Sociale context
De houding van de ouders tegenover het gebruik van inhalatiecorticosteroïden blijkt van grote invloed te zijn op de mate van therapietrouw van de kinderen. Het is dus van belang de ouders bij het hele behandelproces te betrekken. Belangrijk is om na te gaan welke andere problemen er eventueel in een gezin spelen. Eveneens belangrijk is om te onderzoeken welke prioriteit de astma van het kind heeft en of men denkt invloed te hebben op het verloop van de ziekte. Bij ouders van allochtone kinderen met astma blijkt onvoldoende begrip van de Nederlandse taal een verklarende factor voor de minder goede astmacontrole[7] en zal door de behandelende arts veel energie gestoken moeten worden in een goede communicatie met de ouders. Ook lage gezondheidsvaardigheden spelen een rol bij therapietrouw[8]. Wanneer patiënten lage gezondheidsvaardigheden hebben, kunnen zij medicatievoorschriften of voorlichtingsmateriaal minder goed lezen, begrijpen of toepassen[9].

Uit onderzoek blijkt dat de meeste kinderen en ouders precies weten welke triggers ze moeten ontlopen om een astma-aanval te vermijden[7]. Soms blijkt dit echter moeilijk in de praktijk te brengen. Dit kan samenhangen met financiële factoren, zoals wanneer er geen geld is voor nieuwe anti-allergene hoezen. Daarnaast kan de ouder zo veel problemen hebben (bijvoorbeeld eigen ziekte, relatieproblemen, opvoedingsproblemen, wonen in een achterstandssituatie) dat er weinig aandacht is voor de medicatie van het kind. In de literatuur wordt gesproken van *compelling priorities*: ouders (uit achterstandssituaties) hebben zo veel zorgen dat de medicatie van hun kind niet de grootste prioriteit heeft[4].

Patiënten zijn nooit helemaal therapieontrouw of helemaal therapietrouw. Dit fluctueert in de tijd. Elke dag neemt een patiënt opnieuw beslissingen over therapie en leefstijlaspecten. Patiënten vinden het vaak moeilijk om tegen hun arts te zeggen dat zij af en toe diens medisch advies niet opvolgen[10]. Tegenwoordig maakt de term *therapietrouw* (die eigenlijk duidt op gehoorzaamheid van de patiënt) in de Engelstalige literatuur plaats voor de term *concordance* (overeenstemming). Deze term legt de nadruk op een samenwerking tussen arts en patiënt. Als er sprake is van een samenwerkingsverband, zal er meer ruimte zijn voor het bespreken van het al dan niet opvolgen van adviezen en de achterliggende ideeën die de patiënt daarbij heeft. Hiervoor is een plezierige en ondersteunende relatie belangrijk. Daarnaast is het belangrijk dat adviezen aansluiten bij de percepties en leefstijl van een patiënt.

Bij allochtone kinderen is astma minder vaak goed onder controle dan bij autochtone kinderen (☐ tabel 6.1). In ☐ tabel 6.1 zijn ook andere etnische gezondheidsverschillen bij kinderen te vinden. Om therapietrouw te verbeteren is het belangrijk als arts inzicht te krijgen in de factoren die hierop van invloed kunnen zijn. Door inzicht in die factoren kan meer overeenstemming in ideeën over de ziekte worden bereikt, of kan onderzocht worden hoe medicatie en leefstijladviezen zo goed mogelijk kunnen passen in het dagelijks leven van de patiënt. Naast de hiervoor beschreven factoren is het in deze casus belangrijk om erbij stil te staan dat Hassan een tiener is. In een onderzoek naar therapietrouw bij Amerikaanse kinderen tussen de negen en vijftien jaar met astma werden verschillende redenen aangegeven voor het niet-opvolgen van medicatievoorschriften. Veel kinderen zijn niet gemotiveerd om hun medicatie te nemen omdat ze andere prioriteiten stellen. Soms vergeten ze de medicijnen in te nemen of mee te nemen. Ook kunnen sociale barrières ervoor zorgen dat kinderen hun medicatie niet innemen, bijvoorbeeld omdat ze zich schamen voor hun vrienden[11]. Door kinderen direct te betrekken bij het consult kunt u hun perspectief en ervaren barrières achterhalen en opnemen in uw advies.

6.1 Crossculturele kwesties

Patient-centered PLUS-communicatie in de astmazorg[12]
Er bestaan veel modellen over interculturele communicatie. Deze modellen hebben ver-

schillende invalshoeken, bijvoorbeeld een indeling van culturen op verschillende dimensies, zoals ik- en wij-cultuur, met daarbij behorende adviezen voor de communicatie (zie kader *Collectivisme en individualisme* in casus 7). De meeste van deze modellen stellen de culturele elementen centraal. Nadeel kan zijn dat de focus in de communicatie ten onrechte geheel op cultuur en cultuurverschillen komt te liggen. Interculturele communicatie kan ook gezien worden als een verbijzondering (PLUS) van patiëntgerichte (*patient-centered*) communicatie. Patient-centered communicatie wordt omschreven als: 'seeing the world through the patient's eyes', waarbij zorgverleners proberen om zowel de patiënt als zijn omgeving te begrijpen. Vanuit deze benadering staat cultuur niet centraal in een gesprek, maar kan het worden gezien als één van de invloeden op de wereld en ervaringen van een patiënt.

Als zorgverleners gebruikmaken van algemene patiëntgerichte communicatievaardigheden, zullen zij het perspectief, het dagelijks leven en de hulpvragen en behoeften van patiënten verkennen. Dat zijn vaak domeinen waarvan verwacht wordt dat een verschil in cultuur of achtergrond een belangrijke rol speelt. De 'plus' wijst op specifiekere competenties (kennis, attitudes en vaardigheden) die daarbij extra nodig zijn in de zorg aan allochtone patiënten. Bijvoorbeeld, een taalbarrière kunnen overbruggen of kunnen omgaan met patiënten met lage gezondheidsvaardigheden. Informatie over het uitvragen van percepties is samengevat in ◘ figuur 6.1.

Er zijn bepaalde typen problemen die een rol kunnen spelen in een crossculturele setting. Er kunnen bijvoorbeeld misverstanden ontstaan door verschillende communicatiestijlen tussen arts en patiënt (een directe of juist een indirecte stijl). Ook kan er zowel van de kant van de patiënt als arts sprake zijn van vooroordelen of wantrouwen, hetgeen de relatie negatief kan beïnvloeden. Het is belangrijk om er altijd alert op te zijn of dergelijke problemen een rol spelen in de arts-patiëntrelatie.

Kosten van saneren

Het saneren van een woning kost geld en komt over het algemeen voor rekening van de patiënt. In sommige gevallen kunnen patiënten in aanmerking komen voor een tegemoetkoming in de kosten via de Wmo (Wet maatschappelijke ondersteuning). Deze bijdrage geldt meestal slechts voor een beperkt aantal aanpassingen, bijvoorbeeld een gladde vloer. De bijdrage kan per gemeente verschillen en is mede afhankelijk van het inkomen van de aanvrager. Voor (een gedeeltelijke) vergoeding van allergeendichte matrashoezen kunnen patiënten soms bij hun verzekeraar terecht. Een eventuele tegemoetkoming in de kosten vindt meestal alleen plaats op basis van een saneringsadvies van een longverpleegkundige. Het is belangrijk te wachten met de sanering totdat een schriftelijke toezegging over een bijdrage in de kosten is verkregen[13]. De familie Hamidi heeft meteen na het advies van de verpleegkundige het tapijt en behang verwijderd en een matrashoes gekocht. Door de incontinentie en bloedneuzen van Hassan was de hoes al snel niet meer schoon te wassen. Mevrouw Hamidi heeft toen een nieuwe hoes gekocht (deze zijn erg kostbaar en worden pas na een lange verbruikstermijn opnieuw door de verzekering (deels) vergoed). Een gebrekkige Nederlandse taalvaardigheid, slechte communicatie met hulpverleners en instanties, onbekendheid met de Nederlandse gezondheidszorg, en bureaucratie en regels van instanties die regelingen voor financiële tegemoetkomingen uitvoeren, kunnen het voor patiënten van allochtone herkomst moeilijker maken de weg te vinden in de gezondheidszorg.

Casus

In het consult vertelt Hassan weer last te hebben gehad van exacerbaties. De huisarts stelt voor om Hassan voor twee maanden op te laten nemen in een astmacentrum. Daar kan hij leren omgaan met zijn astma en leren hoe hij zijn medicijnen op de juiste wijze moet innemen. Uit Hassans reactie kan de huisarts niet opmaken wat Hassan hiervan vindt. Hassans moeder weigert de opname. Ze zegt dat haar man het nooit goed zal vinden. De huisarts heeft het gevoel dat mevrouw Hamidi zich verschuilt achter haar man. Ook vermoedt de huisarts dat er meer zit achter mevrouw Hamidi's weigering. De huisarts vraagt zich af of dit te maken heeft met een cultuurverschil en wat ze daaraan zou kunnen doen.

▶ *Kennisvraag*
Deze arts vraagt zich af of er sprake is van een cultuurverschil. Hoe kan het vermoeden van een cultuurverschil het handelen van een arts beïnvloeden?

▶ *Attitudevraag*
Wat zou u als huisarts in een dergelijke situatie doen?

Cultuurverschillen

Wanneer een arts vermoedt dat cultuurverschillen een rol spelen, kan dat professionele onzekerheid tot gevolg hebben. De arts kan het gevoel krijgen dat zijn of haar professionele inzichten of vaardigheden niet toereikend of ineffectief zijn en daarmee onzeker worden over hoe verder te handelen. Er zijn drie manieren om daarmee om te gaan, die verschillende consequenties kunnen hebben[14]:
1. De arts conformeert zich aan een allochtone patiënt en relativeert zijn of haar eigen professionaliteit. De arts laat zich leiden door de problemen, inzichten en behoeften van de patiënt, zonder daar een eigen perspectief tegenover te zetten.
2. De arts negeert de eigen onzekerheid. Hij of zij wordt afstandelijk ten opzichte van een allochtone patiënt en ontkent dat er een cultureel verschil zou zijn. Er is sprake van een etnocentrische reflex: de arts onderschat de culturele bepaaldheid van zichzelf en de medische professie, en ziet eigen waarden en normen als superieur aan die van een ander.
3. De arts accepteert cultuurverschillen door zicht te krijgen op de eigen en de andere cultuur. De arts probeert zich onbevangen op te stellen en vragen te stellen wanneer hij of zij iets niet begrijpt of niet kan accepteren.

De laatste manier vormt doorgaans de beste basis voor interculturele hulpverlening[13], omdat noch de eigen professionaliteit, noch cultuurverschillen worden gebagatelliseerd.

Wanneer we de drie strategieën uit het voorgaande kader toepassen op deze casus, lijken er drie verschillende manieren van handelen te zijn:
1. De arts zou het erbij kunnen laten zitten, omdat zij denkt dat de weigering met cultuurver-

stappen	voorbeeldvragen
de betekenis van astma verkennen	Wat denkt u dat de oorzaak is van astma? Waar maakt u zich de meeste zorgen over?
het perspectief op behandeling verkennen	Wat voor effect merkt u zelf van de medicatie? Bent u bezorgd over de medicatie en/of bijwerkingen?
de invloed van de sociale context bepalen	Hoe gaat het thuis, is er veel stress? Van wie krijgt u steun (familie, vrienden, kerk)?
onderhandelen	Ik wil graag een aantal zaken met u bespreken. Maar waar zou u het over willen hebben? Als ik het goed begrepen heb, zag u er enorm tegenop om telkens weer die inhaler te gebruiken. U vond het eigenlijk wat overdreven. Zeker op momenten dat u geen klachten had. Tegelijkertijd hoor ik u zeggen dat u het risico niet wilt nemen om weer zo'n aanval te krijgen en dat u zoekt naar manieren om dat te voorkomen. Klopt dat?

(crossculturele kwesties)

◘ **Figuur 6.1** Uitvragen van percepties en onderhandelen over behandeling in het patient-centered plus-model[12].

schil te maken heeft en dat het denken en handelen van de patiënt daardoor onveranderlijk is.
2. De arts kan geïrriteerd raken en de opname proberen door te duwen (de patiënt moet zich maar aanpassen).
3. De arts kan doorvragen of op zoek gaan naar een compromis (bijvoorbeeld een opname korter dan twee maanden).

Casus

De huisarts besluit bij de familie Hamidi op huisbezoek te gaan. Als ze het huis van de familie binnenloopt, is mevrouw Hamidi net klaar in de keuken. Voor de komst van de dokter heeft ze een speciale maaltijd bereid. Tijdens de maaltijd probeert de arts te achterhalen waarom Hassans ouders de opname in het astmacentrum weigeren.

> *Attitudevraag*
> **Zou u mee-eten in bovenstaande situatie? Waarom wel/niet?**

Betrokkenheid en distantie: de grens

In de zorg aan patiënten zoekt een arts evenwicht tussen empathie en medeleven enerzijds en grenzen die een professionele afstand en respect aangeven anderzijds. Grenzen zijn van belang in relaties waar een machtsverschil bestaat, en ze voorkomen misbruik door een van beide partijen. Wáár een grens wordt getrokken, wordt onder andere beïnvloed door culturele en sociaaldemografische factoren[15]. Waar grenzen liggen, kan dus voor patiënten uit andere culturen anders zijn dan artsen gewend zijn. Daardoor kan het contact met allochtone patiënten artsen dwingen hier opnieuw over na te denken.

Wanneer er een meningsverschil bestaat over regels, als regels niet geaccepteerd of gerespecteerd worden, kunnen er problemen ontstaan over grenzen[15]. Grenzen kunnen worden overschreden (dan is er is geen sprake van misbruik) of geschonden (dan is wel sprake van misbruik)[16]. Vaak wordt bij het overschrijden van grenzen in de medische praktijk meteen gedacht aan ernstige vormen, zoals seksuele relaties met patiënten, maar als arts kan men voor minder uitgesproken dilemma's komen te staan. Kan een arts bijvoorbeeld zijn eigen gevoelens bespreken? Wordt er een grens overschreden wanneer een arts ook andere banden, zoals economische of vriendschappelijke, met een patiënt heeft? Sommige patiënten nemen een cadeautje mee als dank, bijvoorbeeld als ze op vakantie zijn geweest in het herkomstland. Hoewel dit in eerste instantie misschien minder belangrijke of ernstige dilemma's lijken, kunnen ze wel van invloed zijn op de arts-patiëntrelatie. Geschenken kunnen (onbewust) door de patiënt bedoeld worden ter omkoping of voor het krijgen van erkenning van de arts. Wanneer u uw eigen zorgen met een patiënt deelt, kan deze zich misschien geremd voelen in het uiten van zijn of haar problemen. Een andere band met een patiënt kan u minder objectief maken[16].

Probeer bewust stil te staan bij het effect dat uw gedrag kan hebben op uw relatie met de patiënt. Het bepalen van grenzen moet echter niet beschouwd worden als een vraagstuk dat alleen met ethische richtlijnen is op te lossen. Het is constructiever ze te beschouwen als onderwerpen voor zelfreflectie[17]. Ga daarom niet te star met grenzen om, maar probeer aan de hand van de situatie in te schatten welk gedrag van u gevraagd wordt en of u met uw gedrag de patiënt schade berokkent.

De huisarts in deze casus vindt het belangrijk om door huisbezoeken inzicht te krijgen in de leefsituatie van de patiënten en een vertrouwensrelatie met hen op te bouwen. Het accepteren van de maaltijd is voor haar een manier om de vertrouwensrelatie te verdiepen, en daarmee heeft zij niet het gevoel een nabijheidsgrens te overschrijden. Het geeft haar bovendien de mogelijkheid om op een andere manier te informeren naar de ideeën van de familie. Dit is een persoonlijke afweging. Een andere arts zal wellicht liever vaker een (dubbel)consult plannen of zoeken naar andere manieren om de familie te informeren (bijvoorbeeld via een zorgconsulent). Een afwijzing van moeders uitnodiging hoeft de vertrouwensrelatie niet te schaden, maar u moet zich wel realiseren dat met de uitnodiging de patiënt laat zien dat er vertrouwen is in de arts. Een botte afwijzing kan dit vertrouwen schaden.

> **Casus**
>
> De huisarts legt nog eens precies uit wat Hassan allemaal kan leren in het astmacentrum en vraagt waarom meneer en mevrouw Hamidi hem er niet naartoe willen laten gaan. Na aandringen komt de aap uit de mouw: de ouders zijn bang dat Hassan niet meer thuis zal komen. 'Ik ben echt bang', zegt mevrouw Hamidi terwijl ze moet huilen, 'als het daar goed met hem gaat en hier is hij altijd ziek, dat hij dan misschien niet meer terugkomt.' Ook vindt ze het heel erg voor Hassan dat hij nog steeds in zijn bed plast.

> *Kennisvraag*
> - Welke aspecten kunnen een opname van een kind in een medische instelling voor allochtone ouders moeilijker maken dan voor autochtone ouders?
> - Hoe kan een arts aandacht besteden aan dergelijke gevoelens?

> *Kennisvraag*
> - Zou deze situatie zich ook kunnen voordoen bij een autochtone familie?
> - Wat zijn overeenkomsten/verschillen?

6.2 Ouders van kinderen in het ziekenhuis

De opname van kinderen in een medische instelling is voor zowel ouders als kinderen een stressvolle en ingrijpende gebeurtenis. Uit onderzoek blijkt dat er niet zo veel verschil is tussen allochtone en autochtone ouders. Ouders kunnen gevoelens van machteloosheid ervaren, zich schuldig voelen omdat zij hun kind niet tegen angst of pijn kunnen beschermen en zich onzeker voelen over de ziekte en het herstel van hun kind[18]. Verschillen tussen allochtone en autochtone ouders kunnen te maken hebben met verschillen in beheersing van de Nederlandse taal of religieuze voorkeuren van de ouders. Allochtone ouders die niet goed Nederlands spreken, kunnen zich eenzaam voelen in het ziekenhuis[19]. Regels of afspraken van het ziekenhuis sluiten soms minder goed aan bij wensen en behoeften van allochtone ouders, zoals halal willen eten of de wens dat jongens en meisjes gescheiden slapen[19]. Laagopgeleide ouders met een beroep in bijvoorbeeld de dienstverlening kunnen over het algemeen moeilijker zomaar vrij krijgen om bij hun kind in het ziekenhuis te zijn dan hoogopgeleide ouders die meer flexibiliteit in hun werkzaamheden kunnen aanbrengen.

De huisarts uit deze casus denkt dat de factoren kennis en cultuur een rol hebben gespeeld bij de problemen die zijn ontstaan: 'De manier waarop deze ouders aankijken tegen zo'n astmacentrum bijvoorbeeld. Voor autochtonen is het verschijnsel astmacentrum bekend. Als je uitlegt wat ze daar kunnen leren, dan wordt dat geaccepteerd. Dan kan het nog wel zijn dat een kind moeite heeft om te gaan, maar de ouders kunnen daarachter staan.' Hassans ouders hebben een ander referentiekader dan de meeste autochtone ouders. Hun zoon tijdelijk laten verzorgen in een astmacentrum is voor hen blijkbaar niet vanzelfsprekend. Misschien hebben ze geen vergelijkbare of alleen slechte ervaringen met de gezondheidszorg in Marokko. Mogelijk zijn de tweede en derde lijn van de Nederlandse gezondheidszorg ondoorzichtig voor hen. Ook valt uit de casus op te maken dat Hassans ouders bang zijn dat ze zelf niet goed genoeg voor hun zoon zouden zorgen. Met name ouders die nog niet zo lang in Nederland wonen, zullen zich onzeker voelen. Een gebrek aan kennis over en ervaring met de Nederlandse gezondheidszorg speelt daarbij waarschijnlijk een rol. Maar ook de gezondheidsbeleving en de sociaaleconomische positie zullen de houding ten aanzien van een medische instelling beïnvloeden.

Door informatie te verstrekken kunnen allochtone en autochtone ouders ondersteund worden. Het gaat hierbij om informatie over de behandeling, maar ook over de gang van zaken tijdens de

Tabel 6.1 Etnische gezondheidsverschillen bij kinderen

astma	bij allochtone kinderen met astma is de ziekte minder vaak goed onder controle dan bij autochtone kinderen en is er een slechtere kwaliteit van leven[20]
overgewicht/obesitas	in 2008[2] had ruim 22% van de niet-westerse allochtone jongeren van 2 tot 25 jaar overgewicht, tegenover 14% van de autochtone jeugd. Bij 7,5% van de allochtone jongeren was sprake van obesitas (vs 3% bij autochtone jongeren). Onderzoek[22] bij kinderen van 3-16 jaar in Den Haag toont aan dat de prevalentie van overgewicht bij Turkse jongens in de jaren 1999-2007 significant toegenomen is, terwijl bij Nederlandse meisjes de prevalentie van overgewicht afnam[23]
hemoglobinopathieën	in Nederland worden jaarlijks 60 tot 90 allochtone kinderen gediagnosticeerd met sikkelcelziekte en 1000 kinderen die drager zijn[24]
diabetes	het jaarlijkse aantal nieuwe gevallen van insuline-afhankelijke diabetes type I onder 0- tot 19-jarigen is bij de Marokkaanse groep 1,6 keer zo hoog[25] als bij de Nederlandse. Bij Surinaamse en Turkse kinderen is het aantal nieuwe gevallen (per jaar) van deze vorm van diabetes lager dan bij de Nederlandse
vitaminestatus	circa 40% van de kinderen met een donkere huidskleur heeft een tekort aan vitamine D. Uit een onderzoek in de vier grote steden blijkt dat 82% van de allochtone kinderen vitamine (A/)D krijgt en dat 65% van de met moedermelk gevoede allochtone kinderen vitamine K krijgt[26]
bedplassen	bedplassen komt bij allochtone schoolkinderen van Turkse, Marokkaanse en Surinaamse herkomst twee- tot viermaal zo vaak voor als bij autochtone kinderen. Mogelijke oorzaken hiervoor zijn de meer belaste gezinsomstandigheden (bijvoorbeeld een te krappe huisvesting), cultuurverschillen in zindelijkheidstraining en te weinig rust en regelmaat in grote gezinnen om zindelijkheidstraining toe te passen[27]. Er zijn folders over bedplassen in het Nederlands, Engels, Arabisch en Turks te verkrijgen op ▶ www.bedplassen.org
ongelukken	brandwonden komen bij kinderen van allochtone herkomst vaker voor, tot vier keer vaker bij Turkse kinderen in vergelijking met Nederlandse kinderen[28] [29]. Recent geïmmigreerde kinderen uit een niet-westers land verdrinken vaker dan autochtone kinderen. Vooral de iets oudere kinderen (6–10 jaar) zijn relatief vaak slachtoffer van verdrinking[30]
taaislijmziekte	komt ongeveer bij 1 op de 3600 personen voor. Er worden ongeveer 50 kinderen per jaar gediagnosticeerd. Deze aandoening komt met name bij blanken voor[31]
gezondheidsbeleving	In 2009 voelden iets minder allochtone jongeren (85%) zich gezond dan autochtone jongeren (93%)[32]
welbevinden	jeugdigen in de leeftijd van 8 tot en met 16 jaar zijn over het algemeen zeer tevreden over hun leven. De 8- tot 12-jarigen geven een gemiddeld cijfer van 8,3[33]. De oudere kinderen geven een gemiddeld cijfer van 7,8[34]. Tussen autochtone en allochtone kinderen zijn geen significante verschillen in de mate van welbevinden

opname van het kind. Het is belangrijk dat ouders gerustgesteld worden en achter de opname van het kind staan, omdat emoties van ouders hun weerslag kunnen vinden in het kind. Voor een kind is het daarom belangrijk steun en begrip van zijn of haar ouders te krijgen.

Casus

Hassans ouders stellen voor een contract op te stellen waarin de artsen in het astmacentrum beloven dat Hassan op de gestelde datum naar huis komt. De huisarts wil hen hier wel in tegemoetkomen, maar het astmacentrum werkt niet mee aan een dergelijk contract. Zij vinden dat de houding van de ouders getuigt van weinig vertrouwen in het centrum. Uiteindelijk gaan meneer en mevrouw Hamidi toch akkoord met de opname. Hassan wordt opgenomen, maar na vijftien dagen is hij al weer thuis. Heimwee, zowel van hem als van zijn moeder, is hier de belangrijkste oorzaak van. Sinds zijn verblijf in het astmacentrum begrijpt Hassan wel beter dat hij chronisch ziek is en waarom hij zijn medicijnen moet innemen.

> *Kennisvraag*
> Hoe is de besluitvorming tot stand gekomen, wie speelde welke rol? Welke gevolgen kan dat hebben (voor het uitvoeren van de behandeling)?

> *Attitudevraag*
> − Hoe zou u reageren op het ongewone voorstel van Hassans ouders?
> − Wat is uw eerste reactie als u leest dat Hassan eerder is thuisgekomen?

Ongebruikelijk voorstel

Het voorstel dat de ouders doen (een contract opstellen) mag misschien ongebruikelijk zijn, maar uit het voorstel blijkt ook betrokkenheid en actief meedenken met de arts. Ofschoon de arts het niet eens hoeft te zijn met het voorstel van Hassans ouders, is het waarschijnlijk verstandig er voorzichtig mee om te gaan. Het kan gaan om een 'gezonde dosis argwaan'[35]. De ouders zou gewoon gevraagd kunnen worden naar het waarom van een contract.

6.3 Besluitvorming over of met kinderen?

Directe communicatie tussen arts en patiënt, bijvoorbeeld over behandelmogelijkheden, draagt bij aan een grotere tevredenheid van de patiënt en betere gezondheidsuitkomsten. Als het om kinderen gaat, blijkt over het algemeen dat hun bijdrage aan het consult gering is (2-14%, afhankelijk van de leeftijd). Uit onderzoek blijkt dat artsen tijdens het consult kinderen vaak wel vragen stellen over hun ziekte, maar dat kinderen veel minder bij de diagnose en de behandeling worden betrokken. De arts spreekt dan vooral met de ouders[36].

Steeds meer wordt erkend dat kinderen moeten worden betrokken bij beslissingen die hun eigen gezondheid aangaan. In de praktijk betekent dit dat artsen ernaar dienen te streven inzicht te krijgen in de percepties van kinderen over hun ziekte en in de verwachtingen van kinderen, om zo effectief informatie uit te kunnen wisselen. Het is belangrijk een kind bij de diagnostische en behandelfase te betrekken. Hiermee ontwikkelt een kind een gevoel van verantwoordelijkheid voor de eigen gezondheid en verbetert de kwaliteit van zorg. Dit vertaalt zich in hogere tevredenheid, therapietrouw en een betere ervaren gezondheid. Om kinderen daadwerkelijk bij de besluitvorming te betrekken is het belangrijk zowel kind als ouders het gevoel te geven dat ze serieus worden genomen en dat hun inbreng wordt gewaardeerd[36].

In deze casus lijkt het besluit over de opname in het astmacentrum vooral door arts en ouders genomen te zijn, Hassan is nauwelijks bij de besluitvorming betrokken. De mate waarin een kind uit zichzelf zijn mening geeft over een behandeling, heeft te maken met zijn persoonlijkheid, maar zal ook beïnvloed worden door zijn opvoeding. Als in die opvoeding een waarde als conformiteit centraal staat, zoals in Marokkaanse en Chinese gezinnen[37], kan het voor een arts moeilijker zijn het kind bij besluitvorming te betrekken. Echter, ook voor allochtone kinderen geldt dat de therapietrouw bevorderd zal worden wanneer de arts hen betrekt bij de gesprekken over de behandeling.

Casus

Na het verblijf in het astmacentrum blijft Hassan last houden van exacerbaties. Dit hangt onder meer samen met de woonsituatie van de familie Hamidi. Ze wonen in een kleine, vochtige flat en Hassan heeft geen eigen kamer, hoewel dat vanwege zijn astma wel beter voor hem zou zijn. De huisarts wil daarom nu proberen de huisvesting te verbeteren. In een naburig dorp worden allergeenarme woningen gebouwd, onder andere bedoeld voor mensen met astma. De huisarts stelt de familie voor om een aanvraag voor deze woningen voor hen te doen. De familie Hamidi is hier enthousiast over. Ze ontvangen een informatiebrief en ze gaan akkoord met de inschrijving. Na oplevering en bezichtiging van de woning, krijgt de huisarts bericht dat de familie de woning geweigerd heeft. Hassans vader zegt dat de woning niet geschikt is voor zijn zoon en dat de kinderen niet willen verhuizen uit hun oude buurt.

> *Attitudevraag*
> **Welke gevoelens roept het bij u op dat de familie de woning weigert?**

Casus

In een gesprek legt mevrouw Hamidi uit waarom ze de allergeenarme woning hebben geweigerd. Ze zegt: 'Mijn kinderen groeien op en gaan uit huis, maar ik zal daar blijven wonen. Ik vind het niet leuk daar, het is ver uit mijn eigen oude buurt. En de kamer kijkt uit op een schuur. Ik wil de straat en andere mensen zien, ik wil niet altijd naar een schuur kijken.' De thuissituatie legt ook een zware druk op haar. De invloed van Hassans astma op het dagelijks leven van de familie Hamidi is groot. 'Toen de astmazuster kwam, zei ze: je moet dat veranderen en dat veranderen. Tapijt, gordijnen, matrassen, dekbed. Nog steeds hebben wij schulden, nog steeds moeten we daaraan betalen.' De vakantie naar Marokko, waar de hele familie jaarlijks naar uitkijkt, wordt bemoeilijkt door Hassans astma. Zowel onderweg als in Marokko, waar het vaak stoffig is, heeft hij last van benauwdheid en allergische reacties. Daarbij vertelt ze: 'Niet alleen Hassan is ziek. Ik heb ook andere zieke kinderen. En mijn man is ziek.' Ze zou heel graag dingen willen veranderen voor haar kinderen, verhuizen zodat Hassan een eigen kamer krijgt, dat hij kan sporten, maar met de uitkering van haar man en hun schulden wordt dat heel moeilijk. Eigenlijk ziet mevrouw Hamidi de toekomst somber in.

> *Attitudevraag*
> **Nu u mevrouw Hamidi's visie hebt gehoord, voegt dat voor u nog wat toe aan deze casus?**

6.4 Beschouwing

De huisarts in deze casus is een toegankelijke arts die geïnteresseerd is in de beweegredenen en achtergronden van haar patiënten. Enerzijds levert haar dat inzicht in de leefsituatie van haar patiënten op. Anderzijds draagt het bij aan de vertrouwensrelatie tussen patiënt en arts. Beide aspecten spelen een belangrijke rol in deze casus. Door haar kennis van de achtergronden van de familie Hamidi vermoedt zij dat er meer schuilt achter de initiële weigering van opname in het astmacentrum. De huisarts laat zich niet uit het veld slaan door deze afwijzing of door taalproblemen, maar handelt naar haar vermoeden. Ze neemt voldoende tijd om de familie te bezoeken en tegemoet te komen aan hun gastvrijheid. Ze laat zich niet met een kluitje in het riet sturen, maar blijft doorvragen totdat de ware redenen boven tafel zijn. Het tweede aspect, de vertrouwensrelatie, speelt in deze casus ook een belangrijke rol. Dit vertrouwen draagt eraan bij dat Hassans ouders zich uiteindelijk vrij voelen om te vertellen wat ze op hun hart hebben en dat ze toestemmen in opname.

Deze huisarts kiest ervoor om door huisbezoeken een vertrouwensrelatie met de patiënt op te bouwen. Uiteindelijk gaat het er in deze casus echter niet om dat artsen op bezoek moeten gaan bij allochtone patiënten. Belangrijker is dat creatief gezocht wordt naar een oplossing en dat men openstaat voor wat de patiënt vertelt. Daarbij is het niet de bedoeling uw eigen ideeën te bagatelliseren of eventuele cultuurverschillen te negeren, maar juist te onderhandelen over wat u zelf belangrijk vindt.

In deze casus wordt de arts voor verschillende teleurstellingen ten aanzien van haar patiënten geplaatst. Dit kan gevoelens van onmacht en frustratie oproepen jegens de patiënten. In interpersoonlijke relaties speelt het principe van wederkerigheid een belangrijke rol: geven en nemen moeten met elkaar in balans zijn. Als mensen het gevoel hebben dat ze te veel geven, kan dit gevoelens van onrechtvaardigheid, frustratie en boosheid veroorzaken. De balans is verstoord[38]. Huisartsen met veel allochtone patiënten ervaren een hoge werkbelasting. Dit hangt samen met de (subjectief) ervaren onmacht om met alle problemen die hen worden voorgelegd iets te kunnen doen. Dit kan artsen het gevoel geven tekort te schieten[39]. Deze arts blijft op een uitzonderlijke manier geduld en begrip opbrengen. Het is echter belangrijk bij uzelf na te gaan waar uw eigen grenzen liggen.

De casus is ook een illustratie van de meervoudige problemen waarmee allochtone gezinnen te maken kunnen hebben. Gezondheidsproblemen en problemen van sociaaleconomische aard versterken elkaar. In deze casus staat de astma van Hassan centraal, maar behalve Hassan zijn zowel meneer als mevrouw Hamidi chronisch ziek, evenals Hassans broertje. De familie leeft van een uitkering. Om de aanpassingen in de woning te bekostigen heeft de familie een lening moeten afsluiten, wat tot een extra financiële druk leidt. Daarnaast spelen taalproblemen een rol in de contacten met de zorgverleners en deze vormen ook een barrière voor de toegankelijkheid van de zorg. Denk bijvoorbeeld aan het lezen van folders, bijsluiters of het zoeken naar subsidies.

6.5 Verder lezen

- Kleinman A, Eisenberg L, Good B. Culture, illness and care: clinical lessons from anthropologic and cross-cultural research. Ann Intern Med 1978; 88; 2: 252-258.
- Laster N, Holsey CN, Shendell DG, McCarty FA, Celano M. Barriers to asthma management among urban families: caregiver and child perspectives. J Asthma 2009; 46; 7: 731-739.
- Dellen QM van, Aalderen WM van, Bindels PJ, Ory FG, Bruil J, Stronks K. Asthma beliefs among mothers and children from different ethnic origins living in Amsterdam, the Netherlands. BMC Public Health 2008; Nov 3; 8: 380.

Literatuur

1. Jongerden I, Visser D, Brug Y van der. Toepassingsmogelijkheden van de ICIDH binnen de verpleegkunde. Standaardverpleegplan in therapietrouw. Deelproject 1. Concernstaf Patiëntenzorg AMC, september 2002.
2. Bokhour BG, Cohn ES, Cortes ED, Yinusa-Nyahkoon LS, Hook JM, Smith LA. Patterns of concordance and non-concordance with clinician recommendations and parents' explanatory models in children with asthma. Patient Educ Couns 2008; 70; 3: 376-385.
3. Kalmeijer-Mesker C, Hamstra-Bletz L, Wolters W. Communicatie met Turkse en Marokkaanse patiënten in het ziekenhuis. Hoe vanzelfsprekend zijn de eigen opvattingen en inzichten. Utrecht: GVO, 1995, 20-33.
4. Laster N, Holsey CN, Shendell DG, McCarty FA, Celano M. Barriers to asthma management among urban families: caregiver and child perspectives. J Asthma 2009; 46; 7: 731-739.
5. Callery P, Milnes L, Verduyn C, Couriel J. Qualitative study of young people's and parents' beliefs about childhood asthma. Br J Gen Pract 2003; 53; 488: 185-190.
6. Huntley A, Ernst E. Herbal medicines for asthma: a systematic review. Thorax 2000; 55; 11: 925-929.
7. Dellen QM van, Stronks K, Bindels PJ, Ory FG, Bruil J, Aalderen WM van. PEACE Study Group. Predictors of asthma control in children from different ethnic origins living in Amsterdam. Resp Med 2007; 101; 4: 779-785.
8. Macy ML, Davis MM, Clark SJ, Stanley RM, Parental health literacy and asthma education delivery during a visit to a community-based pediatric emergency department: a pilot study. Pedatr Emerg Care 2011; 27; 6: 469-474.
9. Köseoğlu L. Allochtonen en geneesmiddelengebruik. In: Wolffers I, Kwaak A van der (red). Gezondheidszorg en cultuur. Amsterdam: VU Uitgeverij, 2004, 227-236.
10. Campbell R, Pound P, Pope C, Britten N, Pill R, Morgan M, Donovan J. Evaluating meta-ethnography: a synthesis of qualitative research on lay experiences of diabetes and diabetes care. Soc Sci Med 2003; 56: 671-684.
11. Penza-Clyve SM, Mansell C, McQuaid EL. Why don't children take their asthma medications? A qualitative analysis of children's perspectives on adherence. J Asthma 2004; 41; 2: 189-197.
12. Seeleman MC, Essink-bot M-L. Training: effectieve zorg voor allochtone kinderen met astma. Amsterdam: AMC, Sociale Geneeskunde, 2011.
13. Astma Fonds. Saneren. Prikkels vermijden in uw eigen huis. Spakenburg: De Steegh, 2001.
14. Vries S de. Psychosociale hulpverlening en vluchtelingen. Cultuurverschillen en -ontmoetingen. Utrecht: Pharos, 2000, 116-129.
15. Farber NJ, Novack DH, Silverstein J, Davis EB, Weiner J, Boyer EG. Physician's experience with patients who transgress boundaries. J Gen Intern Med 2000; 15: 770-775.

16. Nadelson C, Notman MT. Boundaries in the doctor-patient relationship. Theor Med Bioeth 2002; 23: 191-201.
17. Frank AW. The painter and the cameraman: boundaries in clinical relationships. Theor Med Bioeth 2002; 23: 219-232.
18. Felius-Tacken RMEJ, Felius A. Kinderen in het ziekenhuis. Meppel: Boom, 1991.
19. Suurmond J, Dokter J, Loey N van, Essink-Bot M-L. Issues to address in burn care for ethnic minority children: a qualitative study of the experiences of health care staff. Burns 2012 [epub ahead of print].
20. Dellen, QM van, Stronks K, Bindels PJ, Ory FG, Bruil J, Aalderen WM van, PEACE Study Group. Predictors of asthma control in children from different ethnic origins living in Amsterdam. Respir Med 2007; 101; 4: 779-785.
21. Frederiks AM, Buuren S van, Sing RA, Wit JM, Verloove-Vanhorick SP. Alarming prevalence of overweight and obesity for children of Turkish, Moroccan and Dutch origin in The Netherlands according to international standards. Acta Paediatr. 2005; 94; 4: 496-498.
22. Wilde JA de, Dommelen P van, Middelkoop BJ, Verkerk PH. Trends in overweight and obesity prevalence in Dutch, Turkish, Moroccan and Surinamese South Asian children in the Netherlands. Arch Dis Child 2009; 94; 10: 795-800.
23. Boere-Boonekamp MM, l'Hoir MP, Beltman M, Bruil J, Dijkstra N, Engelberts AC. Overgewicht en obesitas bij jonge kinderen (0-4 jaar): gedrag en opvattingen van ouders. NTvG 2008; 152; 6: 324-330.
24. Hijmans CT, Grootenhuis MA, Oosterlaan J, Last Heijboer H, Peters M, Fijnvandraat K. Behavioral and emotional problems in children with sickle cell disease and healthy siblings: Multiple informants, multiple measure. Pediatr Brood Cancer 2009; 53; 7: 1277-1283.
25. Wouwe JP van, Verkerk PH, Mattiazzo GF, el Mokadem N, Hira Sing RA. Variation by ethnicity in incidence of diabetes type I and clinical condition at onset in the Netherlands. Eur J Pediatr 2002; 161: 559-560.
26. Gezondheidsraad. Naar een toereikende inname van vitamine D. Den Haag: Gezondheidsraad, 2008. Publicatienr. 2008/15.
27. Wal MF van der, Pauw-Plomp H, Schulpen TWJ. Bedplassen bij Nederlandse, Surinaamse, Marokkaanse en Turkse kinderen van 3-4, 5-6 en 11-12 jaar. NTvG 1996; 140: 2410-2414.
28. Dekker R, Goossens H, Ormel W, Kloet SJ, Schrijver M. Verbranding bij kinderen 0-4 jaar (Burn injuries in children 0-4 years). Amsterdam: Stichting Consument en Veiligheid, 2006.
29. Rijn OJ van, Bouter LM, Kester AD, Knipschild PG, Meertens RM. Aetology of burn injuries among children aged 0-4 years: results of a case-control study. Burns 1991; 17: 213-219.
30. Garssen J, Hoogenboezem J, Bierens J. Afname van het verdrinkingsrisico bij jonge kinderen, maar verhoogd risico bij kinderen van recent geïmmigreerde niet-westerse allochtonen. NTvG 2008; 152: 1216-1220.
31. www.erfelijkheid.nl
32. CBS. Landelijke Jeugdmonitor: Jeugd en Integratie CBS. Rapportage eerste kwartaal 2009. Den Haag/Heerlen: CBS, 2009.
33. Zeijl E, Crone M, Wiefferink K, Reijneveld M. Kinderen in Nederland. Den Haag/Leiden: Sociaal en Cultureel Planbureau/TNO Kwaliteit van Leven, 2005.
34. Dorsselaer S van, Zeijl E, Eeckhout S van den, Bogt T ter, Vollebergh W. HBSC 2005. Gezondheid en welzijn van jongeren in Nederland. Utrecht: Trimbos Instituut, 2007.
35. Haest M. Een gezonde portie argwaan. Je kunt het de patiënt ook gewoon vragen. In: Werkgroep Interculturele Verpleging & Verzorging (red.). Cultureel passende zorg in de praktijk. Consultatie als middel. Maarssen: Elsevier/De Tijdstroom, 1992.
36. Tates K, Meeuwesen L. Doctor-parent-child communication. A (re)view of the literature. Soc Sci Med 2001; 52; 6: 839-851.
37. Pels T. De generatiekloof in allochtone gezinnen: mythe of werkelijkheid? Pedagogiek 2000; 20; 2: 128-139.
38. Buunk B, Dijkstra P. Sociale psychologie op het scharnierpunt van maatschappij wetenschappen en biologie. In: Vos K, Timmerhuis V (red). Gedragswetenschappen in context. Essays over beleidsrelevante en wetenschappelijke uitdagingen. Den Haag: SDU, 1999, 71-92.
39. Vries D de. Allochtonen en migranten bij de huisarts. In: Wolffers I, Kwaak A van der (red). Gezondheidszorg en cultuur. Amsterdam: VU Uitgeverij, 2004, 183-200.

Een Turkse vrouw met diabetes

7.1 Etnische verschillen in prevalentie van diabetes – 82

7.2 Allochtone patiënten en diabeteszelfmanagement – 82

7.3 Verwachtingen en misverstanden in het consult – 84
7.3.1 Perspectief en beslissingen – 84
7.3.2 Communicatie – 84

7.4 Culturele en andere invloeden op medische keuzes – 85

7.5 Beschouwing – 86

7.6 Verder lezen – 87

Literatuur – 87

> **Casus**
>
> Mevrouw Tünay, een 26-jarige vrouw van Turkse afkomst, heeft sinds vier jaar type-II-diabetes (DM2). Hiervoor is ze in behandeling bij een internist. Ondanks voorlichting en medicatie met insuline lukt het niet om haar diabetes goed gereguleerd te krijgen. Haar HbA1c is vaak tussen de 12-15%. Tevens heeft ze hypertensie en obesitas (BMI > 30). Mevrouw Tünay spreekt goed Nederlands en woont elf jaar in Nederland. Momenteel volgt ze een opleiding op mbo-niveau.

> **Kennisvraag**
> - Welke verschillen zijn er in de prevalentie van diabetes mellitus tussen etnische groepen?
> - Welke aandachtspunten zijn er in voorlichting aan allochtone patiënten over diabetes?

7.1 Etnische verschillen in prevalentie van diabetes

Verschillende studies hebben aangetoond dat de prevalentie van diabetes mellitus verschilt tussen etnische groepen. In de leeftijdsgroep 35-60 jaar heeft 26% van de Hindoestaanse Surinamers en 13% van de Creoolse Surinamers diabetes. In de groep autochtone Nederlanders van 35-60 jaar is de prevalentie 7%. De prevalentie van diabetes in de Surinaamse populatie is dus veel hoger. De prevalentie neemt in alle bevolkingsgroepen sterk toe met de leeftijd[1][2]. De proportie onontdekte diabetes is bij Surinamers in de jongere leeftijdsgroepen hoger dan in de oudere. In de leeftijdsgroep 35-45 jaar is het absolute percentage onontdekte diabetes bij Surinamers 2-6 maal hoger dan onder Nederlanders. Cijfers over nieuw ontdekte diabetes bij mensen van Surinaamse herkomst in de leeftijdsgroepen onder de 35 jaar zijn nog niet beschikbaar. Het verhoogde risico op diabetes van Hindoestaanse en Creoolse Surinamers wordt voor een deel, maar niet volledig, verklaard door verschillen in de aanwezigheid van bekende determinanten, zoals leefstijl (overgewicht) (zie ook kader *Etnische verschillen in risicoprofiel* in casus 2). De prevalentie van diabetes onder Turkse en Marokkaanse Nederlanders is ongeveer 2-3 keer zo hoog als onder autochtone Nederlanders: Marokkanen 9%, Turken 6% en autochtonen 3% in de leeftijd van 18-60 jaar[3]. Bij mensen van Turkse of Marokkaanse afkomst jonger dan 35 jaar werden in een studie in Amsterdam geen gevallen van diabetes gevonden[4].

7.2 Allochtone patiënten en diabeteszelfmanagement

Van patiënten met een chronische ziekte wordt verwacht dat zij zelf verantwoordelijkheid nemen voor hun behandeling. Dit wordt *zelfmanagement* genoemd. Succesvol zelfmanagement vereist naast kennis over de aandoening, ook zelfvertrouwen, een reële blik op de eigen ziekte en het goed kunnen interpreteren van symptomen. Om dit te bereiken moet een patiënt zo veel mogelijk worden betrokken bij beslissingen over de behandeling. Zelfmanagement geeft een patiënt meer invloed op de eigen situatie en kan het gevoel versterken controle te hebben over de eigen ziekte en de kwaliteit van leven[5]. Patiënten worden geholpen met hun zelfmanagement door diabeteseducatie. Ze krijgen kennis, inzicht en vaardigheden om zelf zo goed mogelijk met diabetes om te gaan. Adequaat zelfmanagement is het doel. Daarbij gaat het om de dagelijkse omgang met de diabetes, het handelen in crisissituaties en de preventie van langetermijncomplicaties. Gestreefd wordt naar zo weinig mogelijk klachten als gevolg van hypo- en hyperglykemie en naar preventie van hart- en vaatziekten, retinopathie, nierfalen en neuropathie, door middel van medicatie en leefstijladviezen[6]. Diabeteseducatie is een essentieel en integraal onderdeel van goede zorg voor mensen met diabetes. Het stelt patiënten in staat zelf een belangrijke rol te vervullen bij de behandeling van diabetes en het omgaan met diabetes. Patiënten zijn daartoe niet meteen en vanzelfsprekend in staat. De patiënt zal daarin ondersteund moeten worden door zorgprofessionals[7].

Goede diabeteseducatie geven is lastig door de complexiteit van de aandoening. Adviezen over dieet, lichaamsbeweging en medicatie worden niet altijd opgevolgd (zie kader *Medicatie- en leefstijladviezen* in casus 1 en kader *Therapietrouw* in casus

6). Dit geldt zowel voor autochtone als allochtone patiënten. Er zijn verschillende diabeteseducatieprogramma's om diabeteszelfmanagement bij patiënten te verbeteren[7]. Gegevens over de effectiviteit ervan bij allochtone patiënten ontbreken echter. Er zijn aanwijzingen dat cultuursensitieve diabeteseducatie op de korte termijn effectief is in relatie tot bloedsuikercontrole, kennis van diabetes en gezonde leefstijl, maar er zijn geen studies die de effectiviteit op lange termijn aantonen[8]. Cultuursensitieve diabeteseducatie betekent dat de methodiek rekening houdt met de culturele en religieuze achtergrond van de desbetreffende groep en ook met hun taal en niveau van geletterdheid (zie kader *Lage gezondheidsvaardigheden* in casus 22)[9]. Het Nationaal Instituut voor Gezondheidsbevordering en Ziektepreventie (NIGZ) heeft voor verschillende groepen voorlichtingsmateriaal ontwikkeld over diabetes en andere aandoeningen, zoals video's, folders en illustratieve platen (▶ www.nigz.nl). Als uw patiënt een islamitische achtergrond heeft, is het van belang aandacht aan de vastenmaand ramadan te besteden (zie kader *Ramadan* in casus 5) en samen te kijken hoe therapietrouw in deze maand vorm kan krijgen.

In het DH!AAN-project wordt aan Hindoestaanse Surinamers met prediabetes een cultuursensitief programma geboden om het ontstaan van diabetes uit te stellen. Het programma is afgestemd op de Hindoestaanse cultuur door het gebruik van kleuren uit de Surinaamse vlag in folder en logo, een ambassadrice uit de Hindoestaanse gemeenschap, familiebijeenkomsten, voedingsadvisering gebaseerd op de Hindoestaanse keuken en voedingsgewoonten en Hindoestaanse kooklessen[10]. De Hindoestaanse patiënten voelen zich herkend in het programma, en worden uitgenodigd de dieetadviezen in te passen in het voedingspatroon dat ze van huis uit gewend zijn. Kwalitatief onderzoek onder Surinaamse patiënten liet zien dat kook- en eetgewoonten gebaseerd zijn op diepgewortelde culturele waarden; ze worden ervaren als een kernelement van het Surinaams-zijn. De wens om vast te houden aan de Surinaamse identiteit kan dan strijdig zijn met het opvolgen van dieetadviezen die beschouwd worden als Nederlands[11]. Uit onderzoek onder Surinaamse patiënten blijkt dat zij niet graag buiten de kleine familiekring onthullen dat zij diabetes hebben. Dat kan deelname aan groepseducatie met andere groepen in de weg staan[12].

Cultuurspecifiek voedingsadvies

Voor allochtone patiënten kan het een probleem zijn dat ze hun favoriete of gebruikelijke voedsel te weinig terugzien in voedingsadviezen, wat een belemmering vormt om zich goed aan het advies te houden. Probeer te kijken hoe u voedselvoorkeuren kunt laten terugkomen in een voedingsadvies. Een voorbeeld is hieronder te zien, waarbij de voedingsadviezen zo veel mogelijk zijn afgestemd op Turkse gerechten:

- Als u *börek* (brood van bladerdeeg) lust, kies dan voor börek met groentevulling, bijvoorbeeld spinazie, prei, andijvie.
- Gebruik het liefst *gazi kasar peyniri* (Turkse kaas), *böreklik peyniri* (Turkse kaas) of Nederlandse 20+- of 30+-kaas. Deze zijn minder vet.
- Kant-en-klare *tarhana*-soep, tomatensoep, kippensoep of groentesoep zijn magere soepen.
- Maak de *yayla*-soep (yoghurtsoep) van magere yoghurt zonder room.
- Gebruik magere vleessoorten als: *pirzola* (lamskotelet), mager rundergehakt, kipfilet, kalkoenfilet, kip zonder vel, lamsvlees, kalfsvlees.
- Gebruik weinig vette vleessoorten als: *lahmacun*-gehakt (gehakt voor Turkse pizza), schapenvlees, droge *köfte* (gehaktballen), *kadin budu*.
- Pistachenoten, pinda's, walnoten en zonnebloempitten bevatten veel vet. Eet het liefst *leblebi* (gedroogde kikkererwten)[13].

Casus

Mevrouw Tünay heeft haar internist zojuist telefonisch verteld dat ze sinds vijf weken zwanger is. Dit verbaasde de internist. Ze was op de hoogte van de kinderwens van mevrouw Tünay, maar ze vindt het beter om eerst

> de diabetes goed te reguleren. Daarna kan aan een zwangerschap worden gedacht. De internist heeft mevrouw Tünay uitgelegd wat de risico's kunnen zijn van een zwangerschap in deze situatie, zoals vroeggeboorte, aangeboren afwijkingen of een doodgeboren kindje. Zij is van mening dat ze samen met mevrouw Tünay was overeengekomen om het krijgen van kinderen uit te stellen. Mevrouw Tünay is immers jong genoeg.

> ▶ *Attitudevraag*
> **Waarom denkt u dat mevrouw Tünay het advies van de internist niet heeft opgevolgd?**

Casus

Op de internist maakt mevrouw Tünay soms een wat gelaten indruk: ze stelt nooit vragen en zegt op alles 'ja'. Hoewel de internist dacht dat mevrouw Tünay haar altijd goed begreep, vraagt ze zich nu af of de risico's van een zwangerschap wel duidelijk zijn voor mevrouw Tünay. Ze denkt dat er sprake is van een misverstand.

▶ *Kennisvraag*
Hoe kan een misverstand in een consult ontstaan?

7.3 Verwachtingen en misverstanden in het consult

In consulten met allochtone patiënten doen zich vaker misverstanden voor dan in consulten met autochtone patiënten. Het ligt voor de hand dat taalproblemen daarin een rol kunnen spelen. Deze komen uitgebreid aan de orde in casus 9 *In dialoog met een Marokkaanse man en vrouw*. Ook kunnen lage gezondheidsvaardigheden (zie kader *Lage gezondheidsvaardigheden* in casus 22) een rol spelen. Naast taalproblemen en verschil in kennis kunnen ook verschillen in verwachtingen leiden tot misverstanden. Uit onderzoek blijkt dat misverstanden tussen arts en patiënt zich vaker voordoen bij allochtone patiënten van wie de arts denkt dat ze redelijk westers georiënteerd zijn. Artsen verwachten vooral van allochtonen uit de tweede generatie dat zij hun westerse perspectief op ziekte en zorg delen. Leven tussen twee culturen kan echter bij patiënten leiden tot dubbele gevoelens (ambiguïteit) en voor de arts tot een verkeerde inschatting van de culturele oriëntatie[14].

7.3.1 Perspectief en beslissingen

De internist benadert de diabetes vanuit een westers en biomedisch perspectief. Voor haar zijn de risico's die samenhangen met een zwangerschap in deze situatie, voor zowel haar patiënt als de eventuele baby, het belangrijkst. Mevrouw Tünay heeft zich een tijd kunnen vinden in deze benadering van de internist, die haar op haar eigen verantwoordelijkheid wijst en zegt dat ze zelf rationele keuzes moet maken en de prioriteit moet geven aan de medische aspecten van diabetes. Voor mevrouw Tünay zijn op een gegeven moment echter andere (traditionele) waarden een steeds grotere rol gaan spelen (zie ook kader *Collectivisme en individualisme* hierna) en ze heeft zich in de loop der jaren meer laten leiden door haar sociale netwerk dan door het advies van de arts. Bij beslissingen kunnen voor patiënten ook factoren van buiten het medische perspectief een rol spelen, zoals druk van anderen (familie, vrienden) om zwanger te raken of een diepgewortelde kinderwens. Om het handelen van een patiënt te kunnen begrijpen kan het nodig zijn om na te gaan welke andere dan medisch-inhoudelijke factoren een rol spelen in de afwegingen van uw patiënt. Door vragen over de leefwereld van de patiënt te stellen kunt u proberen erachter te komen wat voor de patiënt belangrijk is[15].

7.3.2 Communicatie

Een goede communicatie tussen zorgverlener en patiënt zorgt voor betere zelfzorg en een betere glykemische controle. In de communicatie tussen de internist en de mevrouw Tünay speelt de gelatenheid van de patiënt een rol. Ze stelt nooit vragen en stemt snel in met de voorstellen van de arts. Patiënten die zich passief of gelaten opstellen, ontvangen over het algemeen minder details en minder complexe informatie van artsen dan patiënten die een actieve rol in het gesprek hebben[16]. Daarmee is de kans groter dat deze patiënten niet goed geïnformeerd zijn, zeker als het om complexe informatie gaat en de patiënt verder geen vragen stelt. Het is juist bij patiënten die uit zichzelf weinig vragen stellen belangrijk te checken en herchecken wat de patiënt begrepen heeft van de informatie van de arts. Een manier om dat te doen is bijvoorbeeld vertellen dat u graag wilt nagaan of wat u gezegd hebt goed is overgekomen, en dat u de patiënt daarom vraagt nu aan u te vertellen wat hij of zij straks thuis over dit consult gaat vertellen. Dit wordt de teach-backmethode genoemd[17]. Voorkom zo veel mogelijk dat de patiënt vragen met een simpel 'ja' kan beantwoorden. Daarnaast zijn passieve patiënten gebaat bij een comfortabele en ondersteunende relatie met de arts, die uitnodigt om een actievere rol in de interactie te spelen.

> **Casus**
>
> Mevrouw Tünay is al bijna vijf jaar getrouwd en haar familie heeft haar de afgelopen jaren alsmaar gevraagd waarom ze nog geen kinderen heeft. Steeds opnieuw heeft ze moeten uitleggen dat de dokters haar hebben geadviseerd te wachten met kinderen vanwege de risico's van haar diabetes. Haar familie vindt dit echter geen goede reden. Ze denken dat mevrouw Tünay geen kinderen wil. De afgelopen jaren is mevrouw Tünay hier steeds tegenin gegaan, totdat ze er genoeg van had. Ze wil juist heel graag kinderen. Hoewel haar verstand haar zei dat ze moest wachten en ze de risico's goed kent, heeft ze besloten haar gevoel te volgen en zwanger te worden.

▶ *Kennisvraag*
Welke (culturele) overwegingen heeft mevrouw Tünay mogelijk in haar keuze betrokken?

▶ *Attitudevraag*
Wat vindt u als arts van de keuze van mevrouw Tünay?

7.4 Culturele en andere invloeden op medische keuzes

In tegenstelling tot de veronderstelling van de internist blijkt Mevrouw Tünay goed op de hoogte van de risico's die ze loopt. Uit onderzoek blijkt dat een zekere kennis over diabetes noodzakelijk is voor patiënten, maar dat ze desondanks adviezen van artsen op hun eigen manier interpreteren[18]. Afhankelijk van de betekenis van een advies voor henzelf, hebben patiënten hun eigen redenen om ervan af te wijken. Daarnaast krijgen patiënten in de loop der tijd kennis van hun eigen lichamelijke reacties en kunnen ze de ernst van signalen interpreteren. Ook dit speelt een rol bij keuzes die patiënten maken.

Therapieontrouw of het niet-opvolgen van een advies komt dus niet alleen voort uit onwetendheid. Bij allochtone patiënten kunt u soms het gevoel hebben dat de culturele afstand te groot is en dat u elkaar niet begrijpt. Dit kan het moeilijker maken een ondersteunende relatie op te bouwen. Probeer na te gaan of dit door een cultuurverschil komt of dat andere factoren een rol spelen, zoals een verschil in persoonlijkheid, een moeizame communicatie, vooroordelen van u of van de patiënt. Sta erbij stil dat de eigen afwegingen bij allochtone patiënten net anders kunnen zijn dan u als arts verwacht.

De keuze voor een zwangerschap is mede gebaseerd op gewoonten en waarden ten aanzien van het krijgen van kinderen. Dit verschilt tussen culturen en tussen generaties. Vrijwel elke Turkse vrouw wordt moeder (95%). Dit geldt zowel voor de eerste als de tweede generatie in Nederland[19]. Van de Nederlandse vrouwen blijft zo'n 15% kinderloos. De gemiddelde leeftijd waarop Turkse vrouwen van de eerste generatie in Nederland kinderen kregen, lag in 1990 op 22,4 jaar, gemiddeld zo'n zes jaar lager dan bij autochtone vrouwen. Dit verschil neemt af, vooral in de tweede generatie. In 2010 was de gemiddelde leeftijd bij geboorte van het eerste kind voor Turkse vrouwen van de eerste generatie 26,4 jaar, voor Turkse vrouwen van de tweede generatie 28,8 jaar en voor autochtone vrouwen 29,5 jaar[20]. Voor alle allochtone vrouwen van de tweede generatie geldt dat zij op beduidend latere leeftijd het eerste kind krijgen dan vrouwen van de eerste generatie. De verschillen met autochtone moeders zijn dan niet groot meer. Overigens is jong moeder worden ook gerelateerd aan andere factoren dan etniciteit, zoals een lage sociaaleconomische status.

> **Collectivisme en individualisme**
> Een van de dimensies waarop culturen kunnen worden vergeleken, is de dimensie collectivisme tegenover individualisme. Collectivistische culturen benadrukken de samenhang van mensen en groepen. Vanaf de geboorte zijn individuen opgenomen in groepen die bescherming bieden in ruil voor loyaliteit. Individualistische culturen benadrukken dat mensen onafhankelijk van hun groepen zijn. De onderlinge banden tussen individuen zijn los. Iedereen wordt geacht uitsluitend voor zichzelf en zijn naaste familie te zorgen[21]. Het is belangrijk te beseffen dat collectivisme en individualisme uitersten zijn op dezelfde schaal.
> In de wereld als geheel is collectivisme de regel en is individualisme een (westerse) uitzondering. In collectivistische of groepsgerichte culturen speelt het groepsbewustzijn een grote rol. Gedrag van mensen is voor een groot deel gebaseerd op normen: standaardgedragsregels over hoe men zich in bepaalde situaties dient te gedragen. Die regels zijn sterk gebonden aan sociale rollen. In individualistische culturen ontwikkelen mensen een sterk individueel bewustzijn. Het gedrag is meer gebaseerd op waarden: algemene ideeën over wat nastrevenswaardig is[21][22].

Mevrouw Tünay laat ook de mening van haar familie meewegen bij haar besluit. Turkije is meer collectivistisch georiënteerd dan Nederland. Daarom zullen voor mevrouw Tünay de mening van haar familie en het gevoel te moeten voldoen aan de norm van het moederschap waarschijnlijk een grotere rol spelen dan voor jonge autochtone vrouwen. Vier jaar lang heeft ze zich aan het individualistisch georiënteerde advies van de internist gehouden en dat 'verdedigd' tegenover haar familie. Het idee van de internist dat mevrouw Tünay nog jong genoeg is en dat zij kan wachten met kinderen krijgen, is medisch misschien juist. Maar ook hier geldt dat de eigen achtergrond van de internist (cultuur, opleiding) haar ideeën daarover heeft beïnvloed.

> **Casus**
> De internist spreekt met mevrouw Tünay af dat ze elke drie weken op controle komt. Tijdens de volgende controle blijkt uit de dagcurves dat de diabetes redelijk onder controle is. Mevrouw Tünay is inmiddels gestopt met haar stage als telefoniste, omdat ze daar veel stress van ondervond. Bovendien kan ze thuis regelmatiger eten. Ze zorgt er nu ook voor dat ze altijd iets te eten bij zich heeft voor het geval ze last krijgt van een hypo. Ze doet haar best de glucosewaarden tussen de vier en de zeven te houden, maar ze krijgt last van stress als het te hoog is. Ze put veel motivatie uit haar 'moedergevoel', waardoor ze de risico's voor haar kind zo klein mogelijk wil houden.

> *Attitudevraag*
> **Had u als arts deze situatie (de zwangerschap en het onverwachte aspect ervan) kunnen voorkomen?**

7.5 Beschouwing

In eerste instantie lijkt hier sprake te zijn van een misverstand door communicatie. De arts denkt dat mevrouw Tünay niet begrepen heeft wat de risico's van een zwangerschap zijn voor de baby. De arts kijkt vanuit een medische invalshoek naar deze beslissing en weegt de medische risico's af. Een patiënt heeft vaak naast het medische perspectief ook nog een ander perspectief. Mevrouw Tünay heeft best begrepen wat de risico's zijn. Daarom heeft ze een zwangerschap in eerste instantie uitgesteld. Andere factoren spelen voor haar echter ook een rol, zoals de wens om moeder te worden en de invloed die ze ervaart van haar familie. Patiënten hebben altijd eigen redenen om een advies al dan niet op te volgen. Wellicht komen deze op u als arts irrationeel over, voor patiënten zijn deze afwegingen wel degelijk betekenisvol. Sommige diabetespatiënten hebben tientallen jaren nodig om de ernst van de ziekte in te zien, andere patiënten ontwikkelen dit besef geleidelijk en bij weer andere patiënten komt dat inzicht plotseling[18]. Voor Mevrouw Tünay is haar zwangerschap een belangrijk keerpunt geweest in haar ziekte. Met de externe motivatie om de risico's voor haar kind zo laag mogelijk te houden, lukte het haar om haar diabetes beter te reguleren. Soms kan een gebeurtenis ervoor zorgen dat de patiënt de ziekte serieuzer gaat nemen, maar het tegengestelde is ook mogelijk. Dit betekent dat u als arts nooit klaar bent met begeleiden. In het geval van mevrouw Tünay zal de arts haar ook na de bevalling goed in de gaten moeten houden.

In deze casus is geen sprake van een misverstand in de zin dat de risico's niet duidelijk zijn geworden voor de patiënt. Wel is er een misverstand omdat de arts in de veronderstelling verkeerde dat er een overeenkomst was. Deze werd echter onverwacht door de patiënt verbroken. Als u zich kunt openstellen voor het patiëntenperspectief en kunt accepteren dat patiënten hun eigen keuzes maken, kan dat voorkomen dat u voor een soortgelijke verrassing komt te staan als de internist. Trek bij allochtone patiënten niet te snel de conclusie dat de communicatie het probleem is. Daarmee blokkeert u de mogelijkheid achter de echte oorzaak te komen.

Het perspectief van een arts is gebaseerd op de normen en waarden die men meekrijgt in de opleiding, zoals het belang van autonomie, het rationeel afwegen van keuzes en het belang van biomedische informatie. Ook de eigen normen en waarden spelen een rol. Het is belangrijk te weten wat voor uzelf belangrijke normen en waarden zijn en waarop deze zijn gebaseerd. Vaak komt u hier achter wanneer het handelen of de keuzes van een patiënt irritatie, onbegrip of boosheid oproepen, bijvoorbeeld de keuze van mevrouw Tünay voor een risicovolle zwangerschap. Het botsen van waarden kan de arts-patiëntrelatie negatief beïnvloeden. Als u als arts uw eigen normen en waarden kent en daar achter staat, maakt dat uw gedrag duidelijker, zowel voor de patiënt als voor uzelf[23].

Had de (medisch gezien) risicovolle zwangerschap kunnen worden voorkomen door de internist? Op dit punt in het leven van mevrouw Tünay waarschijnlijk niet meer. Vier jaar wachten tot het beter gaat, is voor elke vrouw die zwanger wil worden erg lang. Voor mevrouw Tünay's gevoel was het tijd voor een kind. Maar misschien hadden eerder al meer inspanningen kunnen worden geleverd om mevrouw Tünay's diabetes beter te reguleren, bijvoorbeeld door beter aan te sluiten bij haar (culturele) achtergrond. In deze casus blijkt echter dat het juist door de zwangerschap beter gaat met de regulatie van mevrouw Tünay's diabetes. Voor haar is het een motivatie om haar uiterste best te doen, daar had de arts haar zorg al eerder bij kunnen aansluiten. Soms moet u zich als arts inleven in het patiëntenperspectief en de wensen van patiënten respecteren, ook al passen die niet in uw eigen normatieve kader. Uiteindelijk kan dit een positieve wending nemen, zoals in deze casus. Door steun te bieden en te begeleiden kan adequaat zelfmanagement van de patiënt verbeterd worden.

7.6 Verder lezen

- Kohinor MJ, Stronks K, Nicolaou M, Haafkens JA. Considerations affecting dietary behaviour of immigrants with type 2 diabetes: a qualitative study among Surinamese in the Netherlands. Ethn Health 2011; 16; 3: 245-258.
- Reitmanova S, Gustafson DL. "They can't understand it": maternity health and care needs of immigrant Muslim women in St. John's, Newfoundland. Matern Child Health J 2008; 12; 1: 101-111.
- Ujcic-Voortman JK, Schram MT, Jacobs-van der Bruggen MA, Verhoeff AP, Baan CA. Diabetes prevalence and risk factors among ethnic minorities. Eur J Public Health 2009; 19; 5: 511-515.

Literatuur

1. Bindraban NR, Valkengoed IGM van, Mairuhu G, Holleman F, Hoekstra JBl, Michels BPJ, Koopmans RP, Stronks K. Prevalence of diabetes mellitus and the performance of a risk score among Hindustani Surinamese, African Surinamese and ethnic Dutch: a cross-sectional population-based study. BMC Public Health 2008; aug 1: 271.

2. Valkengoed IGM van, Stronks K. Cardiovascular disease among non-Western migrants in the Netherlands. In: Vaatjes I, Peters RJG, Dis SJ van, Bots MI (eds). Hart- en vaatziekten in Nederland 2007. Cijfers over leefstijl- en risicofactoren, ziekte en sterfte. Den Haag: Nederlandse Hartstichting, 2007, 67-97.
3. Ujcic-Voortman JK, Schram MT, Jacobs-van der Bruggen MA, Verhoeff AP, Baan CA. Diabetes prevalence and risk factors among ethnic minorities. Eur J Public Health 2009; 19; 5: 511-515.
4. Hosper K, Nierkens V, Nicolaou M, Stronks K. Behavioural Risk Factors in Two Generations of Non-Western Migrants; do Trends Converge Towards the Host Population? Eur J Epidemiol 2007; 22; 3: 163-172.
5. Newman S, Steed L, Mulligan K. Self-management interventions for chronic illness. Lancet 2004; 364: 1523-1537.
6. Rutten GEHM, Grauw WJC de, Nijpels G, Goudswaard AN, Uitewaal PJM, Does FEE van der, Heine RJ, Ballegooie E van, Verduijn MM, Bourne M. NHG Standaard Diabetes Mellitus. Huisarts Wet 2006; 49; 3: 137-152.
7. Nederlandse Diabetes Federatie. Zelfmanagementeducatie bij diabetes. Een raamwerk voor competenties van zorgprofessionals. Amersfoort: NDF, 2011, 29.
8. Hawthorne K, Robies Y, Cannings-John R, Edwards AGK, Culturally appropriate health education for type 2 diabetes mellitus in ethnic minority groups. Cochrane Database of Systematic Reviews 2008; 16; 3: CD006424.
9. Drewes M, Alaky F. Praten-platen over diabetes – Visueel materiaal voor advisering en voorlichting aan allochtone en laaggeletterde patiënten. Woerden: NIGZ, 2008.
10. Vlaar EMA, Valkengoed IGM van, Nierkens V, Nicolaou M, Lammers R, Middelkoop BJC, Stronks K. Diabetes preventie project bij HindostAANse Surinamers in Den Haag. Epidemiologisch Bulletin Tijdschrift Volksgezondheid Den Haag 2009; 44; 3/4: 9-13.
11. Kohinor MJ, Stronks K, Nicolaou M, Haafkens JA. Consider-ations affecting dietary behaviour of immigrants with type 2 diabetes: a qualitative study among Surinamese in the Netherlands. Ethn Health 2011; 16; 3: 245-258.
12. Kohinor MJ, Stronks K, Haafkens JA. Factors affecting the disclosure of diabetes by ethnic minority patients: a qualitative study among Surinamese in the Netherlands. BMC Public Health 2011; May 27; 11.399.
13. www.ggd.rotterdam.nl/smartsite2130689.dws.
14. Harmsen H, Meeuwesen L, Wieringen J van, Bernsen R, Bruijnzeels M. When cultures meet in the general practice: intercultural differences between GPs and parents of child patients. Patient Educ Couns 2003; 51; 2: 99-106.
15. Katz AM, Shotter J. Hearing the patient's 'voice': toward a social poetics in diagnostic interviews. Soc Sci Med 1996; 43; 6: 919-931.
16. Brown RF, Butwo PN, Henman M, Dunn S, Boyle F, Tattersall MHN. Responding to the active and passive patient: flexibility is the key. Health Expect 2002; 5; 3: 236-245.
17. Kountz DS. Strategies for improving low health literacy. Review. Postgrad Med. 2009; 121; 5: 171-177.
18. Campbell R, Pound P, Pope C, Britten N, Pill R, Morgan M, Donovan J. Evaluating meta-ethnography: a synthesis of qualitative research on lay experiences of diabetes and diabetes care. Soc Sci Med 2003; 56; 4: 671-684.
19. Alders M. Allochtone moeders in Nederland. Ontwikkelingen in de longitudinale vruchtbaarheid van vrouwen uit Turkije, Marokko, Suriname en de Nederlandse Antillen en Aruba. Maandstatistiek van de bevolking 2000; 48; 11: 12-21.
20. Gijsberts M, Huijnk W, Dagevos J (red). Jaarrapport integratie 2011. Den Haag: Sociaal en Cultureel Planbureau, januari 2012.
21. Hofstede G. Allemaal Andersdenkenden. Omgaan met cultuurverschillen. Ik, wij en zij. Amsterdam: Uitgeverij Contact, 1992, 2e dr., 68-204.
22. Meeuwesen L, Brink-Muinen A van den, Hofstede G. Can dimensions of national culture predict cross-national differences in medical communication? Patient Educ Couns 2009; 75; 1: 58-66.
23. Mastboom M. Moet ik dat gewoon vinden…? Over het omgaan met andere referentiekaders. Utrecht: Nederlands Huisartsen Genootschap, 1999. Deel 5 uit de serie: Cahiers over communicatie en attitude.

Een zwangere Marokkaanse vrouw

8.1 De relatie tussen etnische herkomst en perinatale gezondheidsuitkomsten - determinanten van etnische verschillen in perinatale morbiditeit en sterfte – 90

8.2 Conflicthantering – 93

8.3 Patient delay – 94

8.4 Beschouwing – 94

8.5 Verder lezen – 95

Literatuur – 96

> **Casus**
>
> Mevrouw Ibrahim is van Marokkaans-Berberse afkomst en komt bij de gynaecoloog omdat ze niet zwanger wordt. Er wordt een uterus bicornis (een gedeeltelijk dubbel aangelegde baarmoeder) geconstateerd. Mevrouw Ibrahim krijgt een ivf-behandeling en wordt dan al snel zwanger van een tweeling. Door de tweelingzwangerschap en de dubbele baarmoeder is de kans op vroeggeboorte echter vergroot.

▶ *Kennisvraag*
Naast de medische risico's op vroeggeboorte bij deze patiënt zijn er ook risicofactoren bij vrouwen van allochtone herkomst die de kans op perinatale sterfte vergroten. Wat is er bekend over de relatie tussen etnische herkomst en perinatale gezondheidsuitkomsten in Nederland?

Vrouwen van allochtone herkomst en risico's op ongunstige perinatale uitkomsten

Perinatale sterfte
Perinatale sterfte is de som van de sterfte vóór de geboorte en de sterfte tot en met zeven dagen na de geboorte, na een zwangerschapsduur van ten minste 22 weken. In 2005 bedroeg de perinatale sterfte in Nederland 9,8 per 1000. De perinatale sterfte was het laagst (8,1 ‰) voor westerse allochtone vrouwen, en het één na laagst (8,8 ‰) voor autochtone vrouwen. De perinatale sterfte was het hoogst bij Antilliaanse en Arubaanse (17 ‰) en Surinaamse (16,3 ‰) zwangeren. Vergeleken met de autochtone groep is de perinatale sterfte in de Antilliaanse/Arubaanse en Surinaamse groepen 88% hoger. Ook onder Turken (9,5 ‰) en Marokkanen (13 ‰) is de perinatale sterfte hoger dan onder autochtonen[1]. Een analyse over vijf jaar, van 2002 tot 2006, kwam tot soortgelijke conclusies[2]. De auteurs vonden ook dat de perinatale sterfte in de vier grote steden onder niet-westerse vrouwen hoger was dan in de groep westerse vrouwen (13,2 versus 9,5‰).

Het risico is onder niet-westerse allochtone vrouwen van de eerste generatie sterker verhoogd dan onder de tweede generatie[1]. Dit generatie-effect werd ook gevonden voor de sterfte onder levendgeborenen in het eerste levensjaar[3].

Perinatale morbiditeit
Perinatale sterfte is te beschouwen als 'het topje van de ijsberg' van het totaal aan ongunstige perinatale uitkomsten. Onder dit laatste vallen ook perinatale ziekten of aandoeningen die, in het ernstigste geval, leiden tot sterfte, zoals vroeggeboorte, dysmaturiteit (een geboortegewicht onder het tiende percentiel voor de zwangerschapsduur, met andere woorden: een laag geboortegewicht in verhouding tot de zwangerschapsduur), aangeboren afwijkingen en perinatale asfyxie. Deze aandoeningen hangen ook samen met gezondheidseffecten op lange termijn. In twee Nederlandse geboortecohortstudies, de *Amsterdam Born Children and their Development (ABCD)-studie* en *Generation R*, wordt onderzoek gedaan naar het vóórkomen en de determinanten van etnische verschillen in perinatale ziekte[4,5]. Vroeggeboorte (zwangerschapsduur van minder dan 37 weken) komt vaker voor onder Creoolse Surinamers en Ghanezen[6,7]. Dysmaturiteit kwam voor bij 17,5% van de zwangeren van Ghanese, Creools-Surinaamse of Antilliaanse/Arubaanse herkomst, tegen 8,2% van de autochtone groep, 10,6% van de Marokkaanse en 11% van de Turkse groep[8].

8.1 De relatie tussen etnische herkomst en perinatale gezondheidsuitkomsten - determinanten van etnische verschillen in perinatale morbiditeit en sterfte

— *Hypertensie.* Zowel chronische als zwangerschapshypertensie komen vaker voor bij vrouwen van Creools-Surinaamse, Antilliaanse en Ghanese afkomst. De internationale literatuur toont aan dat dit belangrijke risicofactoren zijn voor ongunstige zwangerschapsuitkomsten.

- *Depressieve symptomen.* In de ABCD-studie werden hoge prevalenties van depressieve klachten tijdens de zwangerschap, en etnische verschillen daarin, gevonden. Van de autochtone zwangeren had 22% depressieve klachten, maar bij Creoolse zwangeren was dat 43%, Turkse 56% en Marokkaanse 42%. Depressieve klachten tijdens de zwangerschap betekenen een hoger risico op dysmaturiteit en perinatale asfyxie (lage Apgar-score)[9].
- *Leefstijl.* Roken tijdens de zwangerschap verhoogt het risico op intra-uteriene groeivertraging, dysmaturiteit, laag geboortegewicht en vroeggeboorte. Onder Turkse vrouwen is de rookprevalentie tijdens de zwangerschap relatief hoog (21%[7] – 32%[10][11] vergeleken met autochtone vrouwen [7][10]). Marokkaanse vrouwen (3%) roken daarentegen nauwelijks[7][10]. Obesitas geeft al voor de zwangerschap een verhoogd risico op vroeggeboorte, met name extreme vroeggeboorte)[8]. Omdat obesitas vaker voorkomt bij allochtone vrouwen, is de bijdrage van obesitas aan vroeggeboorte op groepsniveau zelfs groter dan die van roken[8]. Huismiddelen zoals het gebruik van kalebaskalk (soms gebruikt door West-Afrikaanse vrouwen, maar ook door vrouwen uit Somalië en Suriname) tegen zwangerschapsmisselijkheid kunnen door het hoge loodgehalte leiden tot vroeggeboorte. Vroeggeboorte bij Surinaamse en Antilliaanse vrouwen lijkt ook gerelateerd aan het vaker voorkomen van bacteriële vaginose bij deze groep vrouwen[12], mogelijk veroorzaakt door vaak vaginaal douchen[7]. De cumulatie van risicofactoren in bepaalde etnische groepen verklaart de etnische verschillen in perinatale morbiditeit voor een belangrijk deel[7].
- *Laag geboortegewicht.* De etnische groepen die de hoogste perinatale sterftecijfers laten zien, hebben ook relatief veel kinderen met een te laag geboortegewicht. Zo is 23% van de Surinaamse en 21% van de Antilliaanse baby's te licht. Bij autochtone baby's is dat nog geen 14%. Van de Turkse baby's is 18% te licht, maar in deze herkomstgroep is de perinatale sterfte niet wezenlijk anders dan in de autochtone groep[1]. Over risicofactoren voor een laag geboortegewicht is ook het een en ander bekend geworden. Roken is een heel belangrijke (zie ook hiervoor over leefstijl). Werkstress in combinatie met fulltime werken vroeg in de zwangerschap geeft ook een verhoogd risico[13].
- *Sociaaleconomische status.* Timmermans et al. lieten zien dat de verhoogde kans op perinatale ziekte in achterstandswijken ook te wijten is aan een cumulatie van risicofactoren[14]. Zwangeren met een lage sociaaleconomische status gebruiken minder vaak foliumzuur dan zwangeren met een hoge sociaaleconomische status[15]. Foliumzuurgebruik is bij Turkse, Marokkaanse, Ghanese en andere vrouwen van niet-westerse herkomst veel lager dan bij autochtone zwangeren[16][10]. Dit komt door een gebrek aan kennis over preconceptioneel foliumzuurgebruik als gevolg van taalproblemen en lage gezondheidsvaardigheden.
- *Leeftijd van de moeder.* Tienerzwangerschappen en een leeftijd van de moeder boven de 35 jaar verhogen het risico op perinatale sterfte. Bij Turkse en Marokkaanse moeders is 12% van de zwangerschappen een tienerzwangerschap, tegen 1% tienerzwangerschappen bij autochtone moeders[12]. Een maternale leeftijd boven de 35 jaar komt echter vaker voor bij autochtone moeders (20% van de autochtone zwangere vrouwen is ouder dan 35 jaar).
- *Multipariteit.* Vrouwen die meer dan vijf kinderen hebben gebaard (grande multipare), hebben een grotere kans op perinatale sterfte. Bij Turkse en Marokkaanse vrouwen is dit 11,9% van de zwangere vrouwen, bij autochtone vrouwen 1,6%.
- *Gebruik van zorg.* Zwangeren van niet-westerse origine komen later in de prenatale zorg dan autochtone vrouwen[17][18]. Van Ghanese vrouwen kwam 10% met een zwangerschapsduur van 25 weken of meer voor het eerst in de zorg[17]. Bij de eerste zwangerschap heeft 10-11% van de Hindoestaans-Surinaamse en autochtone zwangeren het eerste consult later dan de veertiende week; voor Turkse zwangeren is dat 16%, Marokkaanse 26%, Creools-Surinaamse 20%, Kaapverdiaanse 22% en Antilliaanse 31%[18]. Belangrijke risicofactoren voor laat in zorg komen zijn onvoldoende beheersing van

de Nederlandse taal, een laag opleidingsniveau, lage gezondheidsvaardigheden (zie kader *Lage gezondheidsvaardigheden* in casus 22), geen betaald werk hebben en tienerzwangerschap[10]. Ernstige acute maternale morbiditeit (onder andere opname op intensive care, eclampsie, HELLP-syndroom, bloeding) kwam onder niet-westerse allochtone vrouwen 30% vaker voor dan onder autochtone zwangeren[19]. Het risico voor Turkse en Marokkaanse vrouwen was niet verhoogd, maar onder vrouwen uit Sub-Saharisch Afrika was het 3,5 keer hoger in vergelijking met autochtone vrouwen. Dit wijst waarschijnlijk op tekortkomingen in de obstetrische zorg[19]. Zwangere asielzoeksters lopen extra risico's op problemen in de obstetrische zorg[20][21]. Verder is er bij allochtone zwangeren vaak een kennisachterstand over prenatale diagnostiek (zie kader *Etnische verschillen in gebruik prenatale diagnostiek* in casus 21).

Casus

De tweeling wordt helaas veel te vroeg, na 22 weken zwangerschap, geboren en overlijdt. Na enige tijd besluit mevrouw Ibrahim samen met haar echtgenoot en de gynaecoloog dat ze opnieuw een ivf-behandeling wil ondergaan. Er zijn volgens de gynaecoloog geen medische bezwaren en er is geen enkele reden om aan te nemen dat een volgende zwangerschap weer mis zal gaan. Na enige tijd wordt mevrouw Ibrahim opnieuw zwanger, ditmaal van een eenling. Na twintig weken constateert de gynaecoloog een cervixverkorting. Mevrouw Ibrahim is enorm angstig. Aan de gynaecoloog maakt ze in moeizaam Nederlands duidelijk dat ze erg bang is dat het weer mis zal gaan en dat ze graag opgenomen wil worden in het ziekenhuis. Ze is nu immers bijna even lang zwanger als toen het de vorige keer misging. De gynaecoloog heeft begrip voor de grote angst van mevrouw Ibrahim. Ze besluit mevrouw Ibrahim ter geruststelling op te laten nemen in het ziekenhuis, ook al is de zwangerschap nog in een te vroeg stadium om de baby te redden als het misgaat. Deze opname stuit op onbegrip van sommige collega's, die het een onnodige bezetting van een ziekenhuisbed vinden. De gynaecoloog probeert de angst van mevrouw Ibrahim weg te nemen door de cervixverkorting uit te leggen, maar wordt gehinderd door de taalbarrière. Het is onduidelijk wat mevrouw Ibrahim van haar uitleg begrijpt.

▸ Attitudevraag
Hoe kijkt u aan tegen een opname van een allochtone patiënt? Is er verschil met Nederlandse patiënten?

Casus

Mevrouw Ibrahim is 24 weken zwanger als de gynaecoloog op vakantie gaat. De gynaecoloog constateert voor haar vakantie dat de cervixverkorting nog niet stabiel is en laat mevrouw Ibrahim in het ziekenhuis blijven. Eigenlijk vindt ze het geen probleem als mevrouw Ibrahim tot 28 weken in het ziekenhuis blijft, zodat de baby levensvatbaar geboren kan worden. Dit bespreekt ze echter niet met mevrouw Ibrahim. Bij 25 weken constateert de vervangend gynaecoloog dat de cervixverkorting stabiel is. Hij vindt het niet noodzakelijk om mevrouw Ibrahim nog langer in het ziekenhuis te laten. Hij probeert dit aan mevrouw Ibrahim uit te leggen, maar mevrouw Ibrahim lijkt dit niet te begrijpen en blijft – tot grote irritatie van de arts – aandringen. Ze claimt dat de artsen verantwoordelijk zijn voor haar gezondheid. Uiteindelijk ontslaat hij haar tegen haar zin uit het ziekenhuis.

▸ Kennisvraag
Hoe kan het conflict tussen mevrouw Ibrahim en de arts opgelost worden?

▸ Attitudevraag
Zou u zich als arts aan de wensen van deze patiënt aanpassen, of vindt u dat de patiënt zich moet aanpassen?

8.2 Conflicthantering

In het geval van een conflict is het belangrijk dat de arts de leiding, het initiatief en overwicht houdt in het gesprek. Dit doet de arts door het conflict met bijkomende emoties te benoemen en mogelijke alternatieven te bespreken[22]. Een model voor conflicthantering bestaat over het algemeen uit drie stappen:

1. Actief luisteren naar de ander, waarbij de patiënt wordt uitgenodigd het eigen standpunt te vertellen. Bijvoorbeeld: 'Mevrouw Ibrahim, kunt u mij vertellen waarom u graag in het ziekenhuis wilt blijven?' Let niet alleen op wat gezegd wordt, maar ook hoe het wordt gezegd (angstig, boos, agressief). Bespreek dit met de patiënt ('Ik hoor dat u angstig bent, hoe komt het dat u angstig bent?' 'Waar bent u precies bang voor?'). Meestal heeft de patiënt een goede reden om bang te zijn. U kunt pas verder met de volgende fase in de conflicthantering wanneer u en de patiënt het eens zijn over de definitie van het probleem. Wanneer het probleem niet helder naar voren is gebracht, voelt de patiënt zich niet gehoord in de klacht, met als risico dat die herhaald wordt. Ziekenhuisopname voor allochtone zwangere vrouwen kan belangrijker zijn dan een arts in eerste instantie inschat op basis van ervaringen met Nederlandse vrouwen. Uit onderzoek bij Turkse zwangere vrouwen blijkt dat zij zowel de bevalling als prenatale zorg het liefst in het ziekenhuis zien plaatsvinden[23]. Hoe dit bij Marokkaanse vrouwen zit, is niet uitgezocht, maar in de casus blijkt duidelijk dat ook mevrouw Ibrahim veel waarde hecht aan een ziekenhuisopname.
2. Verhelderen van het eigen standpunt, waarbij u kunt aanhaken bij het verhaal van de patiënt, bijvoorbeeld: 'Ik begrijp dat u zich ongerust maakt over deze zwangerschap. Ik kan me deze ongerustheid goed voorstellen, dus ik denk dat het goed is als ik eerst een misverstand uit de weg ruim.' Probeer zo veel mogelijk uitleg te geven.
3. Zoeken naar een oplossing. U kunt bijvoorbeeld zeggen: 'Wat kunnen we doen om u zo goed mogelijk gerust te stellen, zonder dat u in het ziekenhuis opgenomen wordt?' Dit nodigt de patiënt uit na te denken over andere oplossingen. In dit geval kunnen arts en patiënt bijvoorbeeld nadenken over extra controles, een familielid dat vaker langskomt, de huisarts die erbij betrokken wordt. Het gaat hierbij niet om de beste oplossing, maar om de meest acceptabele oplossing.

Bij allochtone patiënten kan de taalbarrière het goed uitvoeren van deze stappen bemoeilijken. Als de taalbarrière niet goed overwonnen wordt, is de kans groter dat beide partijen hun eigen standpunten simpelweg blijven herhalen omdat men zich niet gehoord voelt door de ander. Metacommunicatie is belangrijk. Dit betekent dat u de emoties van de patiënt signaleert en duidelijk aangeeft dat u die begrijpt. Goed hanteren van betrekkingsaspecten van de communicatie is moeilijker als er een taalbarrière is (zie ook kader *Omgaan met een taalbarrière* in casus 19).

> **Casus**
>
> Bij 26 weken krijgt mevrouw Ibrahim thuis last van buikpijn en bloedverlies. Ze durft echter het ziekenhuis niet te bellen en besluit af te wachten. Uiteindelijk komt ze hevig in partu naar het ziekenhuis. Daar bevalt ze van een jongetje van 1020 gram dat na twee dagen overlijdt aan IRDS (idiopathic respiratory distress syndrome). Was mevrouw Ibrahim op tijd teruggekomen naar het ziekenhuis, dan had ze weeënremmers kunnen krijgen om de bevalling tegen te houden.

▸ *Kennisvraag*
Waarom is mevrouw Ibrahim niet teruggekomen toen ze last van buikpijn en bloedverlies kreeg bij 26 weken?

▸ *Attitudevraag*
Wat vindt u van de keuze van mevrouw Ibrahim?

8.3 Patient delay

Voordat de patiënt bij de arts is gekomen, is er al een proces geweest waarin de patiënt de symptomen heeft waargenomen en geïnterpreteerd. Om op tijd een arts in te schakelen moet de patiënt eerder een aantal afwegingen maken. Drie factoren spelen daarbij een rol[24]. De patiënt moet ten eerste voldoende kennis hebben om symptomen te herkennen en het risico ervan in te schatten. Behalve eigen kennis (of het ontbreken daarvan; dit is gerelateerd aan een laag opleidingsniveau en lage gezondheidsvaardigheden) spelen familie en vrienden (en hun kennis en ervaring) een rol. Zij kunnen de patiënt adviseren om naar de arts te gaan of het bezoek juist nog uit te stellen. Een tweede factor zijn de emoties van de patiënt. Angst voor een slechte uitslag of schaamte dat symptomen vals alarm blijken te zijn, kunnen ertoe leiden dat geen hulp gezocht wordt. Een derde factor is vertrouwen in de behandeling en in de arts. Onderzoek laat zien dat etnische minderheden minder vertrouwen hebben in artsen en in de gezondheidszorg. Gebrek aan vertrouwen in de behandeling of de arts is een belangrijke voorspeller voor patient delay en therapietrouw[25 26].

Er bestaat weinig onderzoek naar de relatie tussen patient delay en etniciteit[27]. Het (Amerikaanse) onderzoek dat gedaan is, laat zien dat patient delay vaker voorkomt onder bepaalde etnische groepen, zoals Mexicanen. Patiënten herkennen symptomen niet of pas in een laat stadium door gebrek aan kennis. Ook onvoldoende toegang tot de gezondheidszorg[27], taalproblemen of sociaal isolement leiden tot patient delay bij een aantal etnische groepen.

Belangrijk bij het voorkómen van patient delay is het vergroten van kennis van de patiënt, het wegnemen van angst en het vergroten van het vertrouwen in de arts. Uit onderzoek blijkt dat er vaak weinig gesproken wordt over wat te doen als er daadwerkelijk iets mis gaat, niet tussen arts en patiënt, maar ook niet tussen patiënt en familie[28]. Er ontstaat een 'conspiracy of silence'[28] waarin beide partijen zwijgen en waarin geen duidelijke afspraken gemaakt worden. Het voorbereiden van een 'noodplan' samen met de patiënt kan de patiënt helpen om een goed besluit te nemen – zeker wanneer dat in een stressvolle situatie moet gebeuren. Bovendien geeft het patiënten permissie om te handelen, ondanks mogelijke angst of schaamte.

> **Casus**
>
> Achteraf denkt de gynaecoloog dat ze mevrouw Ibrahim misschien toch tot 25 weken thuis had moeten laten en niet had moeten toegeven aan haar wens om opgenomen te worden. Dan was mevrouw Ibrahim toen het echt misging waarschijnlijk wel op tijd naar het ziekenhuis gekomen. Mevrouw Ibrahim verwijt vooral de andere arts de dood van de baby en houdt een redelijk contact met de gynaecoloog. Twee jaar later wordt mevrouw Ibrahim weer zwanger en ze krijgt dan een cerclage (bandje rond de baarmoedermond). Zij is nog angstiger dan de vorige keer en wil gedurende de hele zwangerschap opgenomen worden. De gynaecoloog heeft groot begrip voor de situatie van mevrouw Ibrahim en schrijft bedrust voor, die mevrouw Ibrahim grotendeels klinisch houdt. Ze bevalt uiteindelijk van een gezond meisje. Ook de tweeling die erna wordt geboren, is gezond, eveneens na een zwangerschap met cerclage en bedrust. Bedrust houdt ze de tweede keer voornamelijk thuis. Ze is nu minder angstig door de afleiding die haar dochtertje biedt. Als extra steun is haar schoonmoeder overgekomen uit Marokko.

> *Attitudevraag*
> Wat vindt u van het handelen van de arts?

8.4 Beschouwing

Bij deze casus speelt een grote rol dat patiënt en arts niet dezelfde taal spreken. De patiënt lijkt haar zorgen niet goed te kunnen verwoorden en de arts kan de zorgen niet goed wegnemen. Daarnaast lijkt de patiënt specifieke ideeën te hebben over wat de gezondheidszorg voor haar kan betekenen (wellicht gebaseerd op de gezondheidszorg in Marokko). Ze klampt zich vast aan het idee dat zij in het ziekenhuis alle noodzakelijke zorg zal krijgen, maar dit sluit weinig aan bij de huidige opvatting binnen de gezondheidszorg dat onnodige ziekenhuisopnames vermeden dienen te worden. De patiënt wordt naar haar gevoel niet gerustgesteld, maar is angstig en blijft hangen in haar vraag om meer zorg. Het lijkt erop dat ze in haar angst om niet duidelijk over te komen haar boodschap blijft herhalen. Helaas voor de vrouw verspeelt ze met haar 'niet-coöperatieve' houding ook haar krediet. Ze voldoet niet langer aan de ongeschreven regel dat patiënten moeten meewerken aan hun eigen gezondheid en welbevinden en dit wekt irritatie bij sommigen.

Het opbouwen van een vertrouwensrelatie met allochtone patiënten in het ziekenhuis is niet anders dan met autochtone patiënten. Belangrijk is dat patiënten voelen dat ze welkom zijn[29]. Bij allochtone patiënten kan het, door de taalbarrière of een verschil in verwachtingen, soms meer tijd kosten om een goed contact op te bouwen en om de nodige informatie te krijgen[29]. Wanneer een patiënt niet goed Nederlands spreekt, zijn er weinig mogelijkheden om haar op te vrolijken, een klein gesprekje met haar aan te knopen, even te vragen hoe het gaat[30]. Dit zijn echter juist de gesprekjes die het ijs kunnen breken en de patiënt op haar gemak kunnen stellen. Het wordt als lastig ervaren om in deze situaties een tolk in te schakelen. De extra tijdsinvestering kan zich terugverdienen wanneer het later in de opname misverstanden en conflicten voorkomt. De vraag of de arts zich wel of niet moet aanpassen aan de wens van de patiënt, is eigenlijk een beetje gechargeerd. De arts hoeft zich niet door de patiënt te laten overhalen om de opname te verlengen terwijl hij dat zelf niet nodig vindt. Een dergelijke beslissing ligt immers op zijn terrein. Wel zal de arts zorgvuldig medische besluiten aan de patiënt duidelijk moeten kunnen maken, eventueel met hulp van een tolk. Ook zal de arts met de patiënt diens zorgen en angsten moeten bespreken en samen zullen ze moeten kijken wat eraan gedaan kan worden. Eveneens zal de arts zorgvuldig het ontslag moeten bespreken en daarbij in moeten gaan op eventuele alarmsymptomen en de stappen die de patiënt dan dient te ondernemen.

In deze casus heeft het conflict geleid tot een patiënt die zich afgewezen voelt en pas wanneer het echt mis is, hulp zoekt. Mogelijk ontbrak het haar aan kennis over de alarmsymptomen of aan vertrouwen in de medische begeleiding. Het is echter de vraag of deze patient delay alleen maar de schuld is van de patiënt. Ook de arts heeft verantwoordelijkheid voor de vertrouwensband en de overdracht van kennis, zodat de patiënt de juiste beslissingen kan nemen.

In deze casus kiest de gynaecoloog ervoor om, wanneer mevrouw Ibrahim voor de derde keer zwanger is, haar tijdens de zwangerschap voor een lange periode in het ziekenhuis te laten opnemen. Mevrouw Ibrahim voelt zich daardoor in haar angst begrepen. Dankzij deze inspanning ontstaat er uiteindelijk een goed contact. De patiënt reageert hierop met een veel zelfstandigere houding bij de volgende zwangerschap. Ze vindt het dan niet meer nodig om in het ziekenhuis opgenomen te worden en lijkt haar houding als patiënt te hebben aangepast. De gekozen oplossing van de gynaecoloog zorgt ervoor dat het respect en vertrouwen, dat bij de patiënt verdwenen leek, terug is. Dit wil niet zeggen dat dit de enig mogelijke oplossing is. Andere oplossingen, in de vorm van frequente controles, het inschakelen van een tolk of het serieus bespreken van de angsten en zorgen, kunnen ook soelaas bieden. Belangrijk is openheid en respect in de omgang met de patiënt en het vermogen om te zoeken naar oplossingen die niet altijd voor de hand hoeven te liggen.

8.5 Verder lezen

- http://mighealth.net/nl/index.php/Perinatale_gezondheid
- Jonkers M, Richters A, Zwart J, Öry F, Roosmalen J van. Severe maternal morbidity among immigrant women in the Netherlands: patients' perspectives. Reprod Health Matters. 2011; 19; 37: 144-153.
- Ravelli AC, Tromp M, Eskes M, Droog JC, Post JA van der, Jager KJ, Mol BW, Reitsma JB. Ethnic differences in stillbirth and early neonatal mortality in The Netherlands. J Epidemiol Community Health 2011; 65; 8: 696-701.

Literatuur

1. CBS. Gezondheid en zorg in cijfers. Hoofdstuk 1. Perinatale sterfte onder de loep genomen. Den Haag: CBS, 2009.
2. Graaf JP de, Ravelli A, Wildschut HIJ, et al. Perinatale uitkomsten in de vier grote steden en de prachtwijken in Nederland. NTvG 2008; 152: 2734-2740.
3. Troe EJ, Kunst AE, Bos V, et al. The effect of age at immigration and generational status of the mother on infant mortality in ethnic minority populations in The Netherlands. Eur J Publ Health 2006; 17; 2: 134-138.
4. Eijsden M van, Vrijkotte TG, Gemke RJ, Wal MF van der. Cohort profile: the Amsterdam Born Children and their Development (ABCD) study. Int J Epidemiol 2011; 40; 5: 1176-1186.
5. Jaddoe VW, Duijn CM van, Heijden AJ van der, Mackenbach JP, Mol HA, Steegers EA, Tiemeier H, Uitterlinden AG, Verhulst FC, Hofman A. The Generation R Study: design and cohort update until the age of 4 years. Eur J Epidemol 2008; 23; 12: 801-811.
6. Troe EJ, Raat H, Jaddoe VW. Explaining differences in birthweight between ethnic populations. The Generation R study. BJOG 2007; 114: 1557-1565.
7. Goedhart G, Eijsden M van, Wal MF van der, Bonsel GJ. Ethnic differences in preterm birth and its subtypes: the effect of a cumulative risk profile. BJOG 2008; 115: 710-719.
8. Djelantik AAAMJ, Kunst AE, Wal MF van der, Smit HA, Vrijkotte TGM. Contribution of overweight and obesity to the occurence of adverse pregnancy outcomes in a multiethnic cohort: population attributive fractions for Amsterdam. BJOG 2011: DOI:10.1111/j.1417-0528.2011.03205.x.
9. Goedhart G, Snijders A, Hesselink AE, Poppel MN van, Bonsel GJ, Vrijkotte TGM. Maternal depressive symptoms in relation to perinatal mortality and morbidity: lessons from a large Multi-ethnic cohort study. Psychosomatic Medicine 2010; DOI10.1097/PSY.0b013e3181ee4a62.
10. Chote AA, Koopmans GT, Redekop WK, et al. Explaining ethnic differences in late antenatal care entry by predisposing, enabling and need factors in the Netherlands. The Generation R study. Matern Child Health 2011; 15: 669-699.
11. Troe EW, Raat H, Jaddoe VWV, et al. Smoking during pregnancy in ethnic populations: the Generation R study. Nicotine and Tobacco Research 2008; 10; 8: 1373-1384.
12. Enk WJ van, Gorissen WH, Enk A van. Teenage pregnancy distribution by ethnicity in the Netherlands 1990-1993. NTvG 1999; 143; 9: 77-84.
13. Vrijkotte TGM, Wal MF van der, Eijsden M van, Bonsel GJ. Firsttrimester working conditions and birthweight: a prospective cohort study. Am J Publ Health 2009; 99; 8: 1409-1416.
14. Timmermans S, Bonsel GJ, Steegers-Theunissen RP, Mackenbach JP, Steyerberg EW, Raat H, Verbrugh HA, Tiemeier HW, Hofman A, Birnie W, Looman CW, Jaddoe VW, Steegers EA. Individual accumulation of heterogenous risks explains perinatal inequalities within deprived neighbourhoods. Eur J Epidemiol 2011; 26; 2: 165-180.
15. Eijsden M van, Wal MF van der, Bonsel GJ. Folic acid knowledge and use in a multi-ethnic pregnancy cohort: the role of language proficiency. BJOG 2006; 113: 1446-1451.
16. Alderliesten ME, Vrijkotte TGM, Wal MF van der, Bonsel GJ. Late start of antenatal care among ethnic minorities in a large chort of pregnant women. BJOG 2007; 114; 10: 1232-1239.
17. Choté AA, Groot CJM de, Bruijnzeels MA, et al. Ethnic differences in antenatal care use in a large multi-ethnic urban population in the Netherlands. Midwifery 2011; 27: 36-41.
18. Zwart JJ, Jonkers MD, Richters A, et al. Ethnic disparity in severe acute maternal morbidity: a nationwide cohort study in The Netherlands. Eur J Public Health 2010; 21; 2: 229-234.
19. Goosen S, Oostrum I van, Essink-Bot ML. Onderzoek Zwangerschapsuitkomsten en zorgbehoeften bij asielzoekers – een literatuuroverzicht. NTvG 2010; 154: A2318.
20. Hanegem N van, Miltenburg AS, Zwart JJ, Bloemenkamp KW, Roosmalen J van. Severe acute maternal morbidity in asylum seekers: a two-year nationwide study in the Netherlands. Acta Obstet Gynecol Scand 2011; 90; 9: 1010-1016.
21. Schuur G, Vries D de. Agressie in de medische praktijk. Houten/Diegem: Bohn Stafleu van Loghum, 2002.
22. Cinibulak L, Richters A. The quality of reproductive health care in the Netherlands: perspectives of health care providers and Turkish-Dutch women. Poster gepresenteerd op Hospitals in a culturally diverse Europe. International conference on quality-assured health care and health promotion for migrants and ethnic minorities. Amsterdam, 9-11 december 2004.
23. Nooijer J de, Lechner L, Vries H de. Help-seeking behaviour for cancer symptoms: perceptions of patients and general practitioners. Psychooncology 2001; 10: 469-478.
24. Halbert CH, Armstrong K, Gandy OH, Shaker L. Racial differences in trust in health care providers. Arch Intern Med 2006; 166: 896-901.
25. Schultz RMD, Harris R, Silverman M, Thomas SB. Trust in the health care system and the use of preventive health services by older black and white adults. AJPH 2009; 99: 1293-1299.
26. Evangelista LS, Dracup K, Doering L. Racial differences in treatment-seeking delays among health failure patients. J Card Fail 2001; 8; 6: 381-386.

27. Finnegan JR, Meischke H, Zapka J, Leviton L, Meshak A, Benjamin-Garner R, Estabrook B, Johnston Hall N, Schaeffer S, Smith C, Weitzman ER, Racynski J, Stone E. Patient delay in seeking care for heart attack symptoms: findings from focus groups conducted in five U.S. regions. Prev Med 2000; 31: 205-213.
28. Cnoops H. Zorg in het ziekenhuis. In: Neef JE de, Tenwolde J, Mouthaan KAA (red). Handboek Interculturele Zorg. Maarssen: Elsevier De Tijdstroom, 2996, deel III, 2.6, 1-24.
29. Pergert P, Ekblad S,Ensklär K, Björk O. Obstacles to transcultural caring relationships: experiences of health care staff in pediatric oncology. J Pediatr Oncology Nursing 2007; 24: 314-328.
30. Suurmond J, Dokter J, Loey N van, Essink-Bot ML. Issues to address in burn care for ethnic children. A qualitative study of the experiences of health care staff. Burns 2012; 38(5):730-7.

In dialoog met een Marokkaanse man en vrouw

9.1 Verhelderen hulpvraag – 100

9.2 Het geven van instructies – 103

9.3 Ineffectief pilgebruik – 103

9.4 Maagdelijkheid en hulpvraag – 105

9.5 Gespreksleiding – 106

9.6 Onbegrip voorkomen – 106

9.7 Beschouwing – 107

9.8 Verder lezen – 108

Literatuur – 108

> **Casus**
>
> De Marokkaanse meneer Abdallah komt met een jonge vrouw naar het spreekuur van de vrouwelijke huisarts. Nerveus neemt hij het woord.
> *Meneer Abdallah*: 'Zij is nog steeds maagd, maar ik denk nu, ik heb niet nodig voor een kind, alleen nu hè? Alleen een tablet, ik ga denk ik misschien, om zij maagd zijn.'
> *Arts*: 'Ja.'
> *Meneer Abdallah*: 'Wat is het probleem nu?'
> *Arts*: 'Wat het probleem is?'
> *Meneer Abdallah*: 'Ja, ik zeg wat gaat gebeuren van haar dan?'

> ▶ *Kennisvraag*
> **Welke hulpvraag hebben deze man en vrouw?**

> **Casus**
>
> Op basis van deze dialoog heeft de huisarts een hulpvraag achterhaald.
> *Arts*: 'Nou kijk, ik kan tabletten geven, eh, dat ze, eh, als je, eh, seks hebt, dat ze dan geen kinderen krijgt. Dat bedoel je?'
> *Meneer Abdallah*: 'Nee, niet nu, niet nu.'
> *Arts*: 'Maar wat bedoel je dan?'
> *Meneer Abdallah*: 'Alleen van nu, een tablet van nu zonder kinderen, dat is wat ik wil.'
> *Arts*: 'Om geen kinderen…'
> *Meneer Abdallah*: 'Ja.'
> *Arts*: 'te kunnen krijgen, oké.'

> ▶ *Kennisvraag*
> - **Wat zijn aandachtspunten bij het verhelderen van de hulpvraag van allochtone patiënten?**
> - **Heeft deze huisarts de hulpvraag voldoende geëxploreerd op basis van deze dialoog?**

9.1 Verhelderen hulpvraag

De patiënten in deze casus komen in eerste instantie niet met gezondheidsklachten, maar met een (hulp)vraag bij de huisarts. Tot een hulpvraag behoren de impliciete en expliciete vragen en verwachtingen van een patiënt over de hulpverlening. Deze vragen en verwachtingen kunnen van invloed zijn op de houding van de patiënt in het vervolg van het gesprek[1]. Daarom is een volledig inzicht in de hulpvraag (of hulpvragen) noodzakelijk. Bij allochtone patiënten kan het moeilijker zijn de juiste hulpvraag te achterhalen, bijvoorbeeld door taalproblemen of doordat de culturele achtergrond of ervaringen in een andere zorgomgeving de hulpvraag 'kleuren'. Aandachtspunten bij het verhelderen van de hulpvraag bij allochtone patiënten zijn:

- De patiënt in zijn of haar eigen woorden laten vertellen waarvoor hij of zij komt. Neem hiervoor voldoende tijd als een patiënt niet zo goed Nederlands spreekt.
- Wees alert op onduidelijkheden. Allochtone patiënten kunnen andere woorden of metaforen gebruiken dan u gewend bent. Ook kunnen zij met bepaalde Nederlandse woorden iets anders bedoelen dan in de Nederlandse taal gebruikelijk is.
- Doorvragen binnen het referentiekader, de denkrichting, van de patiënt. Probeer niet te veel te sturen met eigen vragen. Het lijkt effectiever om gerichte vragen te stellen, maar het blijkt dat een korte, explorerende fase vanuit het referentiekader van de patiënt efficiënter is[2]. Hiermee wordt overigens niet bedoeld dat u verkeerde bewoordingen over moet nemen van de patiënt.

Bij het interpreteren van informatie moet u zich bewust zijn van uw eigen referentiekader. Dat referentiekader bepaalt hoe u de informatie van de patiënt interpreteert. Artsen zijn doorgaans snel geneigd zich te concentreren op het medisch-diagnostisch kader en kunnen daardoor overige klachten of vragen soms niet opmerken. Zo kunnen communicatieproblemen ontstaan[2].

Na de fase van verheldering van de hulpvraag is het belangrijk de verkregen informatie samen te vatten. Zo kunt u controleren of u de patiënt goed hebt begrepen en of er meer vragen zijn. Ook is het van belang expliciet aan te geven wat vervolgens de bedoeling is in het consult. Hiermee worden verwachtingen van patiënt en arts op elkaar afgestemd.

9.1 · Verhelderen hulpvraag

Bovendien is het voor mensen die niet zo goed Nederlands verstaan, gemakkelijker te begrijpen wat er gezegd wordt als ze weten wat er te gebeuren staat.

In deze casus krijgt de hulpvraag niet veel aandacht. De huisarts interpreteert de vraag van meneer Abdallah vrijwel meteen binnen haar eigen medisch-diagnostisch referentiekader als een vraag om de anticonceptiepil. Daarmee laat zij geen ruimte voor een eventuele andere hulpvraag, bijvoorbeeld ten aanzien van de ontmaagding. Ook nadelig voor deze fase van het consult is dat de openingsfase is overgeslagen: de begroeting en kennismaking. Meneer Abdallah is bekend bij de huisarts, maar de vrouwelijke patiënte ziet de huisarts voor het eerst.

Communicatie tussen artsen en patiënten van allochtone herkomst

Onderzoek in Nederland en België heeft laten zien dat de communicatie met patiënten van allochtone herkomst anders verloopt dan de communicatie met autochtone patiënten. Dit heeft te maken met factoren als taalbarrière, cultuurverschillen, wederzijdse verwachtingen en gezondheidsvaardigheden van de patiënt. Uit onderzoek blijkt bijvoorbeeld dat allochtone patiënten met een taalbarrière minder vaak door artsen bij besluitvorming worden betrokken[3], dat ze minder empathie en betrokkenheid toonden[4], en dat er vaker misverstanden ontstonden[5]. Verder blijkt dat allochtone patiënten in het algemeen minder assertief zijn in de communicatie dan autochtone patiënten[4]. Ook geven patiënten minder cues van negatieve emoties (zoals angst, bezorgdheid, stress) wanneer er sprake is van een taalbarrière tussen hen en de arts[6].

Casus

De huisarts vervolgt het consult met een uitleg over het gebruik van de anticonceptiepil.

Arts: 'Maar die tabletten daar moet ze mee beginnen op de eerste dag dat ze bloed krijgt weet je wel?'

Meneer Abdallah: 'Ja, alleen dus zij is nog steeds maagd. Ik weet eerst bloed, maar ik denk voor bloed komen moet tabletten eten? Denk ik toch?'

Arts: 'Nou, eh, nee je moet beginnen de eerste dag dat het bloed komt. Dan moet ze beginnen, dan moet ze de eerste tablet nemen.'

Meneer Abdallah: 'Voordat het bloed komt of later?'

Arts: 'Nee, de eerste dag. Bloed komt altijd vier of vijf dagen, maar de eerste dag moet ze beginnen, moet ze de eerste tablet nemen.'

Meneer Abdallah: 'Een voorbeeld, sorry ik ga 's avonds met haar slapen, ja? Zij gaat eten tablet voor?'

▶ *Kennisvraag*
— Er is een misverstand ontstaan in het consult. Welk misverstand is dat?
— Wat kunnen oorzaken zijn voor het ontstaan van het misverstand?

Taal en misverstand

Bij communicatie gaat men ervan uit dat de deelnemers elkaar begrijpen. Bij veel interacties, zowel inter- als intraculturele, is echter sprake van een illusie van begrip. Dat wil zeggen dat de deelnemers (in ieder geval tijdelijk) het gevoel hebben dat zij elkaar begrijpen, terwijl dit niet zo is. Zo ontstaan misverstanden. Het ligt voor de hand dat taalproblemen het begrip kunnen beïnvloeden. Maar ook sociale en culturele verschillen of verschil in machtspositie kunnen invloed hebben op het begrip. Hieronder volgen enkele oorzaken van begripsproblemen[7].

Woorden

Allereerst kunnen bepaalde woorden voor onbegrip zorgen. Dit geldt vooral voor woorden die niet veel gebruikt worden in de algemene spreektaal en voor jargon.

Complexiteit van de taal

Complex taalgebruik hindert goed begrip. Onder complex taalgebruik valt bijvoorbeeld een lange en ingewikkelde zinsopbouw. Snel en onduidelijk spreken en steeds de eigen uitspraken corrigeren compliceren eveneens de communicatie. Te veel informatie ineens of juist het weglaten van woorden vormen ook een extra moeilijkheid.

Verwachtingen en conventies

In interacties tussen mensen is sprake van ongeschreven regels, conventies. Als conventies over hoe men zich in een bepaald gesprek behoort te gedragen niet worden gedeeld door de gesprekspartners, kunnen er misverstanden ontstaan. Conventies zijn vaak cultureel bepaald en gaan bijvoorbeeld over beleefdheidsformules (zoals 'u' of 'jij' zeggen), het moment om het initiatief te nemen in een gesprek of feedback geven op de gesprekspartner (hummen, knikken)[8]. Misverstanden op dit gebied kunnen resulteren in ongepast gedrag. Als bijvoorbeeld een ongepaste aanspreekvorm of gespreksopening wordt gekozen, beïnvloedt dit de sfeer van een gesprek. Als de ene gesprekspartner impliciete gespreksnormen negeert, kan dat als onwillig, dom of juist grappig overkomen op de andere gesprekspartner[7].

Het misverstand in deze casus ontstaat doordat de huisarts en meneer Abdallah verschillende betekenissen geven aan het woord 'bloed'. Meneer Abdallah plaatst het woord binnen de context van de ontmaagding, de huisarts gebruikt het woord 'bloed' als synoniem voor het woord 'menstruatie'. Meneer Abdallah geeft vrij duidelijk aan in welke context hij het woord 'bloed' plaatst ('Zij is nog steeds maagd. Ik weet eerst bloed, maar ik denk voor bloed komen moet tabletten eten?'), maar de arts interpreteert dit anders.

Beheersing Nederlandse taal

Er bestaan verschillen in beheersing van de Nederlandse taal tussen etnische groepen. In onderzoek geeft 60% van de Turken en ongeveer de helft van de Marokkanen aan soms of vaak problemen te hebben met de Nederlandse taal in een gesprek. Voor Surinamers en Antillianen geldt dit in veel mindere mate (respectievelijk 5% en 17%). Ook Nederlands lezen geeft problemen voor ongeveer de helft van de mensen van Turkse en Marokkaanse herkomst. In de afgelopen jaren is de beheersing van de Nederlandse taal in de verschillende herkomstgroepen toegenomen. Zoals te verwachten valt, hebben jongeren minder moeite met het Nederlands dan ouderen. Bij de tweede generatie zijn er nauwelijks verschillen in taalbeheersing tussen de vier etnische groepen[9]. Nieuwe migrantengroepen, bijvoorbeeld uit Oost-Europa, spreken over het algemeen bijna geen Nederlands. Uit onderzoek blijkt dat veel Polen niet of nauwelijks het Nederlands beheersen[10] [11] [12].

Casus

De huisarts heeft gemerkt dat meneer Abdallah en zij een verschillende betekenis geven aan het woord 'bloed'. Ze legt uit dat ze het bloed van de menstruatie bedoelt, al benoemt ze dit niet rechtstreeks.

Arts: 'Nee niet van bloed komen van seks, maar iedere vrouw heeft één keer in de maand bloed en als de eerste dag bloed komt, dan met de tabletten beginnen dan gaan de tabletten pas werken.'

Meneer Abdallah: 'Ja, ik weet het. Alleen zij tabletten eten voor, tijd voor bed [kijkt op horloge] vijf minuten voor of na als ik slapen met haar?'

Arts: 'Nee, gewoon iedere avond. Heeft niks met slapen te maken, gewoon iedere dag één tablet. Het beste is iedere avond.'

Meneer Abdallah: 'Voor het slapen met haar?'

Arts: 'Voor slapen gaan maakt niet uit.'

Meneer Abdallah: 'Maar één tablet is genoeg voor één dag?'

Arts: 'Eén tablet is genoeg voor één dag.'

Meneer Abdallah: 'Ja, ik maar sorry doet vóór haar seks of doet niks?'

Arts: 'Maakt niet uit.'

> *Kennisvraag*
> — Welke aspecten verdienen extra aandacht bij een geneesmiddeleninstructie aan allochtone patiënten?
> — Er is een misverstand ontstaan over de werking van de pil. Welk misverstand?

9.2 Het geven van instructies

Er zijn drie voorwaarden voor juist gebruik van medicatie: de patiënt moet weten *hoe* het middel gebruikt moet worden, de patiënt moet *gemotiveerd* zijn om het geneesmiddel te gebruiken en de patiënt moet de *vaardigheden* hebben voor een juist gebruik[13]. Bij voorlichting en instructie over geneesmiddelen aan allochtone patiënten dient u extra alert te zijn op punten als: verwachtingen van de effectiviteit en de interpretatie van een genuanceerde boodschap. Formuleer de gebruiksinstructie daarom zo concreet mogelijk. Zeg niet: 'tijdens of na de maaltijd', maar zeg: 'na het eten'. Zeg niet: 'zo nodig', maar zeg: 'bij pijn', of: 'bij hoesten'. Houd ook rekening met een eventuele kennisachterstand ten aanzien van het eigen lichaam of het ontstaan van ziekten (zie ook kader *Lage gezondheidsvaardigheden* in casus 22). Ook kan gebruik worden gemaakt van *motivational interviewing*[14]. De gebruikelijke manier van informatieoverdracht loopt volgens het schema: informatie verstrekken; vraag stellen om te checken of de ander het begrepen heeft; volgend stukje informatie verstrekken. Nadeel hiervan is dat de arts niet zeker weet of hij informatie geeft waar de patiënt aan toe is. Motivational interviewing gaat uit van de beleving van de patiënt. In plaats van de informatieverstrekking te ondergaan, krijgt de patiënt de kans om te sturen welke informatie hij wil ontvangen. Daardoor is de kans groter dat de patiënt zich openstelt en zich afvraagt wat de informatie voor hem persoonlijk betekent. Een motiverende manier van informatie geven verloopt volgens het schema: vraag naar behoefte aan informatie; geef informatie; vraag naar wat de patiënt hiervan vindt en hoe dit past in de eigen situatie. Kenmerken van motivational interviewing zijn (zie ook kader *Patient-centered PLUS communicatie in de astmazorg* in casus 6):

— Stel prioriteiten die aansluiten bij de behoeften van de patiënt.
— Vraag wat de patiënt er al van weet.
— Vraag toestemming ('Vindt u het prettig als ik u daar wat meer over vertel?') of kondig aan ('Ik zal u straks wat meer informatie geven over… nadat we het onderzoek hebben gedaan.').
— Begin met een positief kenmerk.
— Geef korte, feitelijke informatie.
— Stel één of twee open vragen ('Hoe zou dat uitpakken in uw situatie?', 'Wat betekent dit voor u?', 'Ziet u zichzelf dat doen?').

Mondelinge informatie kan worden ondersteund met hulpmiddelen, zoals een voorbeeldkaartje van een pilstrip. Het Nationaal Instituut voor Gezondheidsbevordering en Ziektepreventie (NIGZ) heeft voorlichtingsplaten en -folders ontwikkeld over geboorteregeling, speciaal bestemd voor allochtone vrouwen. Bij afsluiting van de instructie is het belangrijk om op respectvolle wijze na te gaan of de patiënt de uitleg heeft begrepen.

9.3 Ineffectief pilgebruik

Marokkaanse vrouwen, maar ook allochtone vrouwen uit andere etnische groepen, blijken niet altijd effectief in het gebruik van anticonceptie. Uiteraard komt verkeerd pilgebruik niet alleen bij allochtone vrouwen voor. Voorbeelden van ineffectief pilgebruik zijn:
— Alleen de pil gebruiken bij geslachtsgemeenschap (zoals meneer Abdallah in deze casus denkt).
— Fouten in de stopweek: men wacht met het hervatten van de pil tot de stopweek is afgelopen.
— Een pauze in het pilgebruik inlassen om vast te stellen of men nog menstrueert.
— De pil vergeten en niet binnen de toegestane tijd alsnog innemen[15].

Casus

Tijdens het consult blijkt dat meneer Abdallah en de vrouw een halfjaar geleden officieel getrouwd zijn in Marokko. Na het huwelijk is meneer Abdallah weer naar Nederland gegaan. Gisteren is zijn vrouw in Nederland aangekomen. Eigenlijk zijn ze nu voor het eerst echt samen. Meneer Abdallah vertelt dat zijn vrouw buikpijn heeft sinds ze in Nederland is aangekomen. Hij vermoedt dat dit voortkomt uit angst voor de ontmaagding.

Meneer Abdallah: 'Ja, dat is het denk ik. Dus dan een tablet om te helpen alsjeblieft, dat die pijn weg alsjeblieft. Zes maanden ik ken mijn vrouw. Ik denk, eerst spreken, ik eerst praten met mijn dokter, dan ik ga beginnen. Zij komt hier, nog steeds maagd. Eerst ik praat met mijn dokter. Ik zeg zij van haar, zij is vrouw, lief, is goed voor mij. Zij gaat eerst vertellen van jou en dan jij helpen.'

Arts: 'Ja.'

Meneer Abdallah: 'Nooit ik in mijn leven ik slapen met een vrouw maagd. Is eerste keer voor mij, eerlijk ik zeggen.'

Arts: 'Hmhm.'

Meneer Abdallah: 'Daarom ik zeg, je geef mij een eh…'

Arts: 'Maar verder is het eigenlijk geen probleem. Alleen de babytabletten die werken, die gaan pas goed werken als je de eerste dag van de menstruatie begint dus dat moet ze doen.'

> *Kennisvraag*
> Meneer Abdallah noemt in de casus verschillende keren dat zijn vrouw nog maagd is. Welke rol speelt de maagdelijkheidsnorm in de Marokkaanse cultuur?

> *Kennisvraag*
> - Vindt u dat hier sprake is van een tweede hulpvraag?
> - Wat vindt u van de reactie van de huisarts op het onderwerp van de ontmaagding?

Uit onderzoek is gebleken dat 95% van de Marokkanen in Nederland zichzelf als moslim beschouwt[16]. Dit zijn niet allemaal praktiserende moslims, maar ook voor niet-praktiserende moslims blijkt religie een grote betekenis in het dagelijks leven te hebben. Daarom zullen ook in meneer Abdallah's opvattingen en gedrag zeer waarschijnlijk invloeden uit de islam belangrijk zijn.

Maagdelijkheid en islam

Binnen de islam speelt de maagdelijkheidsnorm een belangrijke rol. In principe houdt deze norm in dat zowel meisjes als jongens geen geslachtsgemeenschap mogen hebben voor het huwelijk. In de praktijk blijkt deze norm echter met name voor meisjes te gelden[17]. Veel meisjes blijken zich van jongs af aan zeer bewust te zijn van het belang om maagd te blijven tot de huwelijksnacht. Op allerlei manieren krijgen ze dit vanuit huis mee: seks voor het huwelijk is verboden en de waarde van een meisje en de eer van haar familie is gekoppeld aan haar maagdelijkheid[17]. Hoewel de maagdelijkheidsnorm ook voor jongens geldt, geven Marokkaanse jongeren in België aan dat bijna alle Marokkaanse jongens seks hebben voor het huwelijk[18]. In vrouwenkringen krijgt de ontmaagding en alles wat daarmee samenhangt soms een mythologisch karakter. Meisjes krijgen verhalen te horen met een beangstigend karakter over de huwelijksnacht. Veel meisjes maken zich druk over de eventuele pijn en het bloed dat de ontmaagding kan teweegbrengen[19]. Ook voor moslimvrouwen van de tweede en derde generatie blijft maagdelijkheid de norm, maar de reden om maagd te blijven verandert wel. Vrouwen van de eerste generatie geven geloof als reden op. Voor vrouwen van latere generaties is het een persoonlijke keuze. Door die norm is anticonceptie voor ongehuwde meisjes taboe, want dat zou betekenen dat ze aan seks doen. Toch hebben sommige ongehuwde moslimmeisjes wel degelijk seksueel contact. De arts kan door goed te luisteren en door te vragen achterhalen wat de hulpvraag is.

9.4 Maagdelijkheid en hulpvraag

Artsen kunnen geconfronteerd worden met hulpvragen omtrent maagdelijkheid, zoals onzekerheid over het al dan niet maagd zijn, onduidelijkheid over bepaalde biologische of lichamelijke aspecten, verzoek om een maagdverklaring of een hymenreconstructie, angst voor de eerste geslachtsgemeenschap en seksuele problemen na de huwelijksnacht. Elke hulpverlener denkt anders over het geven van hulp bij deze problemen. Sommige hulpverleners ervaren dilemma's die vooral betrekking lijken te hebben op de als afhankelijk en ongelijkwaardig ervaren positie van meisjes in islamitische culturen, op de dubbele seksualiteitsmoraal voor jongens en meisjes, en op de restrictieve opvattingen over seksualiteit. Als zij meewerken aan de hulpvraag hebben ze het gevoel dat ze meewerken aan een leugen en dat ze de mythe rond het maagdenvlies in stand houden[19]. Voor andere hulpverleners spelen deze dilemma's geen rol. Als meisjes met dergelijke hulpvragen bij een arts komen, verwachten ze dat deze hen serieus neemt en hun hulpvraag accepteert en erkent. Soms kan het zinvol zijn de geheimhoudingsplicht te benadrukken om het vertrouwen te versterken[19].

Casus

De huisarts schrijft tabletten tegen buikpijn voor en vervolgt haar uitleg over het gebruik van de anticonceptiepil. Als ze het idee heeft dat meneer Abdallah het eerste deel van de voorlichting heeft begrepen, stapt zij over op de volgende fase van de voorlichting over de anticonceptie: de stopweek. Hierbij gebruikt ze een voorbeeldkaartje.

Arts: 'Gewoon iedere dag één tablet en als het kaartje dan leeg is, [meneer Abdallah knikt] één week stoppen, één week, zeven dagen.'

Meneer Abdallah: 'Eén week wachten? Waarom? Niet drinken die tabletten?'

Arts: 'Omdat dan weer het bloed kan komen. Als je niet wacht met de tabletten, komt het bloed niet, en bij vrouwen, eh, moet één keer per maand bloed komen.' [kijkt naar de vrouw]

Meneer Abdallah: 'Als eerst zij gaat eten deze?' [wijst op strip]

Arts: 'Nou nee, zij krijgt een nieuw kaartje van mij.'

Meneer Abdallah: 'Ja, ja, maar alleen voorbeeld. Zij gaat eten zeven tabletten, zeven tabletten toch, is genoeg?'

Arts: 'Nee, 21 tabletten 21 tabletten.'

Meneer Abdallah: 'Per week?'

Arts: 'Dat is drie weken.'

Meneer Abdallah: 'Oh, voor drie weken dus.'

Arts: 'Drie weken als alle tabletten op zijn.'

Meneer Abdallah: 'Elke dag één tablet.'

Arts: 'Ja.'

Meneer Abdallah: 'Dat is 21 bijna drie week.'

Arts: 'Ja.'

Meneer Abdallah: 'Daarna één week stop.'

Arts: 'Ja.'

Meneer Abdallah: 'Dan die bloed komt terug van haar?'

Arts: 'In die week.'

Meneer Abdallah: 'Voor haar.'

Arts: 'Komt het bloed weer, ja. Niet zo veel, maar wel een klein beetje, eh wel wat bloed.'

Meneer Abdallah: 'Ja.'

Arts: 'En dan na zeven dagen, na één week, moet ze met het nieuwe kaartje beginnen.'

Meneer Abdallah: 'Met deze?' [wijst op strip]

Arts: 'Ja.'

Meneer Abdallah: 'Zelfde.'

Arts: 'Weer opnieuw.'

Meneer Abdallah: 'Nieuw bloed? Nieuw bloed van haar toch weer komt terug?'

Arts: 'Nou, dan is het bloed geweest en na zeven dagen, dan moet ze weer opnieuw met zo'n kaartje met tabletten beginnen.'

Meneer Abdallah: 'Dan beginnen met nieuwe, dat is nu het systeem?'

Arts: 'Ja, dat is het systeem.'

Meneer Abdallah: 'Nu begrijp ik het heel goed.' [steekt duim omhoog]

▶ *Kennisvraag*
— Hoe wordt leidinggegeven aan het gesprek? Welke gevolgen heeft dit voor het verloop van het consult?

- Aan mevrouw Abdallah wordt nauwelijks aandacht geschonken. Hoe kunt u haar bij het gesprek betrekken?
- Op welke manier, taalkundig gezien, kunnen misverstanden in een gesprek met iemand die de Nederlandse taal niet zo goed machtig is, worden voorkomen?

> Attitudevraag
> Wat roept het lezen van de dialoog van dit consult bij u op?

9.5 Gespreksleiding

Tijdens een consult heeft de arts de gespreksleiding. Het is de taak van de arts om de controle over de situatie te behouden en, waar nodig, bij te sturen. Dit betekent:
- De controle houden over de voortgang en de structuur van het gesprek: de agenda vaststellen, de lijn van het gesprek bewaken en irrelevante uitweidingen afkappen.
- Nagaan of de informatieoverdracht effectief is: is de uitgewisselde informatie begrepen?
- Het proces begeleiden. Het gaat hierbij om het scheppen van gunstige voorwaarden (bijvoorbeeld voldoende tijd geven)[20].

In dit consult lijkt het verloop van het gesprek vooral bepaald te worden door de vragen van de patiënt. Aan de ene kant wordt daarmee duidelijk wat meneer Abdallah niet begrijpt aan de uitleg van de huisarts. Aan de andere kant lijkt de arts daarmee de controle over de inhoud en het verloop van het gesprek te verliezen.

Wanneer er meer mensen in de spreekkamer zijn, hoort de gespreksleider de spreekbeurten te verdelen. In deze casus vindt alleen interactie plaats tussen meneer Abdallah en de arts. Aan mevrouw Abdallah wordt nauwelijks aandacht geschonken. Omdat de vraag om anticonceptie beide aanwezigen aangaat, hoort de arts ook mevrouw Abdallah in het gesprek te betrekken. Hoe kunt u een derde persoon (ook als deze niet goed Nederlands spreekt) in een gesprek betrekken?

- Kennismaken aan het begin van het consult en eventueel nagaan welke taal (talen) de persoon spreekt.
- De andere aanwezige expliciet vragen bepaalde vragen te vertalen. Als u een partner of familielid als informele tolk inschakelt, is het belangrijk uit te leggen wat u van hem of haar verwacht, namelijk nauwkeurig vertalen zonder samen te vatten of uit te weiden over de gesproken woorden[21]. Indien de partner de neiging heeft vragen zelf te beantwoorden, kunt u hem of haar erop wijzen dat u het belangrijk vindt het antwoord van de patiënt zelf te horen.
- Indien het noodzakelijk is de persoon in kwestie te spreken, en dat niet lukt in aanwezigheid van een derde persoon, kunt u deze laatste persoon vriendelijk verzoeken de ruimte te verlaten. Geef daarbij aan dat het van belang is privé met de patiënt te praten of te onderzoeken. Hiervoor is het wel belangrijk dat er al een vorm van vertrouwen is tussen u en de derde persoon[22]. Indien nodig kunt u dan een formele tolk inschakelen.
- Aandacht schenken met non-verbale communicatie: kijk de ander aan, glimlach, knik de persoon toe.
- Bij elke fase van het consult (kennismaking, hulpvraag achterhalen, informatie geven, therapie bespreken) opnieuw bewust aandacht schenken aan de derde persoon.

9.6 Onbegrip voorkomen

In de communicatie met iemand die de Nederlandse taal niet zo goed machtig is, is het belangrijk bewust aandacht te besteden aan bepaalde aspecten, om de kans op onbegrip te verminderen.
- Neem de tijd voor het gesprek.
- Moedig participatie aan. Laat een patiënt vertellen over zijn of haar klachten. Als u de gesprekspartner gelegenheid geeft mee te denken over de te bespreken onderwerpen, voelt deze zich serieus genomen.
- Verhoog de voorspelbaarheid van het gesprek. Als iemand weet wat hij kan verwachten in het

gesprek, neemt dat onduidelijkheid weg. Dit kan door expliciete opmerkingen te maken over het verloop van het gesprek (bijvoorbeeld: 'Ik ga u uitleggen hoe de pil werkt en hoe u deze moet innemen'). Kondig aan wanneer u een nieuw onderwerp aansnijdt en geef aan waarom dat onderwerp belangrijk is.

- Houd in uw taalgebruik rekening met het begripsniveau van uw gesprekspartner. Probeer weinig informatie tegelijkertijd te geven. Dit kan door korte uitspraken te doen en duidelijk te spreken. Praat niet te snel, laat pauzes vallen en probeer niet te vaak uw zin opnieuw te beginnen. Ook de betekenis van woorden is belangrijk. Spreek met veelgebruikte woorden en vermijd medisch jargon. Soms kan iets duidelijker worden door het op een andere manier, met andere woorden te herhalen. Blijf altijd correct Nederlands spreken. Krom praten of overdreven simplificatie zijn neerbuigend tegenover uw patiënt. Zie ook kader *Omgaan met een taalbarrière* in casus 19.
- Controleer of de informatie die u hebt gegeven goed is overgekomen. Doe dit door open vragen te stellen. Dit moet uiteraard niet op een kleinerende of controlerende manier gebeuren. Ga ook na of u de vragen van de patiënt hebt beantwoord[28][23][24].
- Probeer creatief te zijn in uw communicatie. Zoek mogelijkheden om aansluiting te vinden bij de patiënt. Maak bijvoorbeeld gebruik van tekeningen, gebruik handen en voeten, wijs lichaamsdelen aan.

9.7 Beschouwing

In deze casus ligt de nadruk op interculturele communicatie. We volgen het gesprek zoals de huisarts het heeft gevoerd: haar interpretatie van de hulpvraag en de uitleg over de anticonceptiepil die daaruit voortkomt. Deze dialoog vormt een illustratie van hoe de communicatie bemoeilijkt kan worden wanneer een patiënt gebrekkig Nederlands spreekt. Deze arts probeert zich aan te passen door gebruik te maken van eenvoudige woorden zoals 'bloed' in plaats van 'menstruatie' en 'babytablet' in plaats van 'anticonceptiepil'. Dit leidt echter tot verwarring. Er ontstaan misverstanden en er volgt een ingewikkelde geneesmiddeleninstructie.

Als we het consult nauwkeuriger analyseren, zien we dat naast een taalbarrière ook andere oorzaken ten grondslag liggen aan de moeizame communicatie. Het gaat hier om valkuilen waarvan u zich bewust moet zijn bij interculturele communicatie. Allereerst is er het verschil in referentiekader. Wanneer meneer Abdallah zijn vraag presenteert, interpreteert de huisarts die binnen haar eigen medisch-diagnostische referentiekader als de vraag om de anticonceptiepil. Daarmee laat zij geen ruimte voor een eventuele andere hulpvraag, in dit geval ten aanzien van de ontmaagding. Meneer Abdallah maakt impliciet ('zij is nog steeds maagd') en later ook expliciet duidelijk iets te verwachten van de arts op dit gebied (informatie, geruststelling). De arts kiest er echter, bewust of onbewust, voor om dit aspect van de hulpvraag buiten beschouwing te laten. Het negeren van dit onderwerp leidt eveneens tot het ontstaan van misverstanden.

Wanneer er sprake is van taalproblemen, kunnen deze gemakkelijk het gesprek gaan beheersen. De gesprekspartners laten zich leiden door de vraag of de ander hen wel heeft begrepen. Maar als arts en persoon met de meeste taalvaardigheid in het Nederlands hebt u de verantwoordelijkheid de gespreksleiding op u te nemen. Daarbij hoort u ook alle relevante deelnemers bij het gesprek te betrekken. In dit geval wordt nauwelijks aandacht aan mevrouw Abdallah geschonken. Veel gepaster was het geweest als de arts was nagegaan of zij instemde met anticonceptiegebruik, hoe haar gezondheid was en of zij de pilinstructie kon opvolgen. In deze casus had het betrekken van de vrouw er waarschijnlijk ook voor gezorgd dat de instructies sneller begrepen werden, omdat naast een taalbarrière ook een gebrek aan achtergrondkennis van meneer Abdallah over de menstruatiecyclus de instructie waarschijnlijk compliceerde. Als de arts meneer Abdallah had gevraagd te vertalen voor zijn vrouw, was het overbrengen van de informatie misschien makkelijker gegaan.

Deze dialoog kan irritatie bij u oproepen of juist lachwekkend op u overkomen. Het kan ook zijn dat u de moed in de schoenen zinkt bij het zien van de belemmering die taalproblemen kunnen vormen. Maar realiseer u dat 'fouten' maken eigen is aan communicatie. Misverstanden horen bij communicatie en zijn in de meeste gevallen oplosbaar. Een open, reflectieve houding helpt daarbij. Door vooraf rekening te houden met de mogelijkheid dat misverstanden kunnen ontstaan, houdt u de communicatie open. En kunt u op zoek gaan naar wat er in het gesprek gebeurt[8]. Een moeizame beheersing van het Nederlands kan, ten onrechte, het beeld oproepen dat de ander dom is. Spraakgebruik speelt een rol in beeldvorming en het ontstaan van stereotypen. Wees hiervan bewust, zodat dit beeld niet uw relatie met de patiënt beïnvloedt.

In de kaders worden verschillende aanwijzingen gegeven die houvast kunnen bieden in communicatie die bemoeilijkt wordt door taalbarrières. Gespreksleiding, een duidelijke lijn in het consult, bewust taalgebruik en controleren of de informatie is overgekomen zoals bedoeld, dragen bij aan een goede interculturele communicatie. Houd daarbij rekening met een verschil in referentiekaders en achtergrondkennis. Als u merkt dat u desondanks geen goed contact tot stand kunt brengen met uw patiënt of uw informatie niet goed kunt overbrengen, behoort het ook tot uw verantwoordelijkheid een getrainde tolk in te schakelen. De beperkingen van uw eigen deskundigheid inzien behoort tot de culturele competenties.

Na het lezen van deze casus blijft de vraag: gaan de patiënten naar huis met datgene waarvoor zij zijn gekomen? Enerzijds is voldaan aan de vraag om anticonceptie en tabletten om de buikpijn te verminderen. Anderzijds is niet voldaan aan de hulpvraag om informatie en geruststelling ten aanzien van de ontmaagding. En deze tweede vraag kan weleens de belangrijkste hulpvraag zijn geweest van meneer en mevrouw Abdallah.

9.8 Verder lezen

- Maesschalck S de, Deveugele M, Willems S. Language, culture and emotions: exploring ethnic minority patients' emotional expressions in primary healthcare consultations. Patient Educ Couns 2011; 84; 3: 406-412.
- Schouten BC, Meeuwesen L, Harmsen HA. GP's interactional styles in consultations with Dutch and ethnic minority patients. J Immigr Minor Health 2009; 11; 6: 468-475.

Literatuur

1. Wouda J, Wiel H van de, Vliet K van. Medische communicatie, gespreksvaardigheden voor de arts. De hulpvraag verhelderen. Utrecht: De Tijdstroom, 1997, 141-170.
2. Esch SCM van, Kreeke JJS van de, Batelaan MA, Ploeg HM van der. Recepten voor een goed gesprek. Deel 1. Amsterdam: Stichting Medische Psychologie Vrije Universiteit, 2002.
3. Schouten BC, Meeuwesen L, Harmsen HA. GP's interactional styles in consultations with Dutch and ethnic minority patients. J Immigr Minor Health 2009; 11; 6: 468-475.
4. Meeuwesen L, Harmsen JA, Bernsen RM, Bruynzeels MA. Do Dutch doctors communicate differently with immigrant patients than with Dutch patients? Soc Sci Med 2006; 63; 9: 2407-2417.
5. Wieringen JC van, Harmsen JA, Bruijnzeels MA. Intercultural communication in general practice. Eur J Public Health 2002; 12; 1: 63-68.
6. Maeschalck S de, Deveugele M, Willems S. Language, culture and emotions: exploring ethnic minority patients' emotional expression in primary healthcare consultations. Patient Educ Couns 2011; 84; 3: 406-412.
7. Bremer K. Causes of understanding problems. In: Bremer K, Roberts C, Vasseur MT, Simonot M, Broeder P. Achieving understanding: discourse in intercultural encounters. New York: Longman Group Limited, 1996, 37-58.
8. Klink MJ. De rol van de taal. In: Neef JE de, Tenwolde J, Mouthaan KAA (red). Handboek interculturele zorg. Maarssen: Elsevier, 1996, deel II, 1.2: 1-14.
9. Gijsberts M, Dagevos G. Hoofdstuk 8 Sociaal-culturele positie. In: Gijsberts M, Dagevos G (red.) Jaarrapport integratie 2009. Den Haag: Sociaal Cultureel Planbureau 2010, 226-253.
10. Ilies M, Engbertsen G, Snel E, Leerkes A. Diverse Migration Patterns. Contemporary Polish, Romanian and Bulgarian labour migrants in Duth society. Rotterdam: Erasmus Universiteit Rotterdam [nog te verschijnen].
11. Weltevrede AM, Boom J de, Rezai S, Zuiderwijk L, Engbertsen G. Arbeidsmigranten uit Midden- en Oost-Europa. Een profielschets van recente arbeidsmigranten uit de MOE-landen. Rotterdam: Risbo BV, 2009.
12. Gijsberts M. Opleidingsniveau en taalbeheersing. In: Dagevos J (red). Poolse migranten. De positie van Polen die vanaf 2004 in Nederland zijn komen wonen. Den Haag: Sociaal en Cultureel Planbureau, september 2011.
13. Paes AHP, Dettingmeijer MS. Geneesmiddelenvoorlichting aan allochtonen. Pharmac Wkbl 1997; 132; 15: 481-485.

14. Seeleman MC, Essink-Bot M-L. Training: effectieve zorg voor allochtone kinderen met astma. Amsterdam: AMC, Sociale Geneeskunde, 2011.
15. Beijderwellen L, Does FEE van der, Kardolus GJ, Lobo C, Sluisveld ILL, Boukes FS. NHG-standaard Hormonale anticonceptie (tweede herziening), 2003, noot 25, nhg.artsennet.nl.
16. Gijsberts M, Dagevos J. Sociaal-culturele positie (hoofdstuk 10). In: Gijsberts M, Dagevos J (red). Jaarrapport integratie 2009. Den Haag: Sociaal Cultureel Planbureau, 2009, 226-253.
17. Mouthaan I, Neef M de. Reactie. In: Ramsaran R, Spaans B. Wankele waarden. Levenskwesties van moslims belicht voor professionals. Utrecht: Forum, 2003, 6.2, 129-135.
18. Hendrickx K, Lodewijckx E, Royen P van, Denekens J. Sexual behaviour of second generation Moroccan immigrants balancing between traditional attitudes and safe sex. Patient Educ Couns 2002; 47: 89-94.
19. Bommel A van. Koranuitleg. Over huwelijk en uithuwelijking. In: Ramsaran R, Spaans B. Wankele waarden. Levenskwesties van moslims belicht voor professionals. Utrecht: Forum, 2003, 6.4, 140-145.
20. Hoos AM, Haes JCJM de, Everdingen JJE van. Welzijn, emoties en communicatie. Theoretische achtergronden In: Haes JCJM de, Hoos AM, Everdingen JJE van (red). Communiceren met patiënten. Maarssen: Elsevier/Bunge, 1999, 9-33.
21. Macdonald E. Communication in a multicultural society. In: Macdonald E (ed). Difficult conversations in medicine. New York: Oxford University Press, 2004, 130-148.
22. Limburg-Okken A. Migranten in de psychiatrie. Therapie. Deventer: Van Loghum Slaterus, 1989, 137-161.
23. Bremer K, Simonot M. Preventing problems of understanding. In: Bremer K, Roberts C, Vasseur MT, Simonot M, Broeder P. Achieving understanding: discourse in intercultural encounters. New York: Longman Group Limited, 1996, 159-180.
24. Graaff F de. Zorg aan buitenl'anders?' Deel van mijn vak. Utrecht: Bureau Voorlichting Gezondheidszorg Buitenlanders, 1995.

Een Nederlandse vrouw met blaasontsteking

10.1	Verklaringen en verwachtingen – 113
10.1.1	Arts-patiëntmodel – 113
10.1.2	Machtsafstand – 113
10.1.3	Medisch handelen – 113
10.2	Beschouwing – 115
10.3	Verder lezen – 116
	Literatuur – 116

Casus

Anne studeert economie en verblijft voor een stage in Kenia. Ze is daar nu voor de tweede keer. Ze woont samen met haar Keniaanse vriend in een klein appartement in een toeristisch stadje aan de kust van Kenia. Na een maand krijgt ze last van haar blaas. Ze moet vaak een klein beetje plassen en heeft daar een branderig gevoel bij. Ze vermoedt dat het blaasontsteking is.

▸ Attitudevraag
Wat zou u doen als u ziek wordt in het buitenland? Zou uw reactie verschillen van uw handelswijze in Nederland?

Casus

Anne gaat naar een plaatselijk ziekenhuis en neemt plaats in de wachtkamer. Zodra de arts haar ziet, roept hij haar bij zich in de spreekkamer. Anne weet dat zij nog niet aan de beurt is, maar voordat ze dat aan de arts duidelijk kan maken, loopt hij al weer weg. Anne denkt dat de arts haar een voorkeursbehandeling geeft omdat zij blank is en enigszins bezwaard volgt ze de arts. Bij binnenkomst in de spreekkamer geeft ze hem een hand om zich voor te stellen. De arts loopt echter door naar zijn bureau en Anne staat met haar hand in de lucht. Hij zegt 'sit down' en ze neemt plaats tegenover hem. Ze voelt zich door het ongemakkelijke begin van het consult opgelaten. De arts vraagt zonder verdere introductie onmiddellijk naar haar klachten en Anne vertelt wat onwennig over haar klachten bij het plassen. De arts luistert naar haar verhaal en zegt dat ze haar urine moet inleveren om deze te laten testen. Hij staat op, zegt gedag en Anne loopt de spreekkamer uit.

▸ Kennisvraag
- Waarom voelt Anne zich ongemakkelijk in deze situatie?
- Welke verklaringen kunt u geven voor het ontstaan van dergelijke situaties?
- Hoe kunt u daar als arts mee omgaan?

▸ Attitudevraag
Hoe zou u zich voelen in Annes situatie?

Rollen, verwachtingen en referentiekader

Ten aanzien van iedereen die een sociale positie bekleedt, bestaan verwachtingen over diens gedrag[1]. Dit geldt ook voor artsen en patiënten. Zo verwachten we van artsen dat ze medisch competent zijn en dat een arts zich niet laat leiden door persoonlijke voorkeuren. Op het sociale vlak verwacht men dat een arts interesse heeft in de patiënt. Van patiënten wordt verwacht dat zij hun klachten of ziekte ongewenst vinden, dat ze hun best zullen doen om beter te worden en daarbij hulp inschakelen van een competent persoon[2].

Er bestaat een zekere mate van overeenstemming over gedragspatronen, waarmee het gedrag van anderen in sociale interacties voorspelbaar wordt. Als voorspelbaar is hoe iemand zich zal gedragen, kan de ander goed en snel reageren en verlopen interacties soepel. De mate van overeenstemming over sociale rollen wordt echter vaak overschat[1]. Verschillende (culturele en sociale) groepen kunnen uiteenlopende opvattingen hebben over de inhoud van dezelfde rol.

Naast de verwachtingen die we van anderen hebben tijdens sociale interactie, interpreteren en beoordelen mensen elkaars gedrag. Dit gebeurt volgens ieders eigen referentiekader (een geheel van waarden, normen, overtuigingen en vanzelfsprekendheden). Factoren als land van herkomst, bevolkingsgroep, geslacht, opleiding en religie bepalen hoe een referentiekader gevormd wordt. Als kennis van het referentiekader van anderen ontbreekt, kan dat leiden tot onzekerheid, verbazing of irritatie[3]. Hoewel verschillen in referentiekader tussen arts en patiënt altijd zullen bestaan, komen deze vaak extra duidelijk naar voren wanneer arts en patiënt verschillen in culturele achtergrond.

In deze casus verbaast het Anne dat zij als blanke patiënt van de arts een voorkeursbehandeling krijgt en zij niet op haar beurt hoeft te wachten. Wanneer de arts haar uitgestoken hand weigert, voelt ze zich onzeker en geïrriteerd. Een begroeting is een beleefdheidsvorm die in elke cultuur een eigen invulling kent. Dat een begroeting de toon kan zetten en een belangrijke stap is naar het opbouwen van een vertrouwensrelatie, laat deze casus zien. Door de manier waarop de arts zich gedraagt, voelt Anne zich onzeker.

> **Casus**
>
> Als de resultaten na een week binnen zijn, bezoekt Anne de arts opnieuw. Ze blijkt inderdaad blaasontsteking te hebben. De arts vraagt Anne of ze seksuele omgang heeft met iemand. Anne vertelt dat ze een Keniaanse vriend heeft. De arts vertelt haar dat ze risico loopt op een soa. Anne voelt zich een beetje beledigd. Ze gebruiken altijd een condoom en dat vertelt ze de arts. Ze zegt dat ze zeker weet dat ze geen soa heeft en gaat met hem in discussie. De arts vertelt haar dat ze ondanks het gebruik van condooms toch een soa zou kunnen hebben opgelopen. Anne heeft het gevoel dat de arts haar van zijn gelijk wil overtuigen.

> *Kennisvraag*
> Anne voelt zich onprettig bij de houding en de manier van communiceren van deze arts. Welke verklaringen zouden hiervoor kunnen zijn?

10.1 Verklaringen en verwachtingen

De patiënt in deze casus voelt zich niet prettig bij de situatie waarin zij zich bevindt. Dit ongemakkelijke gevoel kan vanuit verschillende perspectieven verklaard worden. Enkele voorbeelden volgen hieronder.

10.1.1 Arts-patiëntmodel

In de afgelopen jaren is de westerse gezondheidszorg steeds meer patiëntgericht geworden. Daar waar artsen zich vroeger voornamelijk op de ziekte van een patiënt richtten en patiënten zelf geen inbreng hadden, zijn artsen tegenwoordig vaak actief op zoek naar het perspectief van de patiënt op diens ziekte en gezondheid. In de meeste ontwikkelingslanden is geen sprake van patiëntgerichte zorg. De geneeskundeopleidingen daar volgen de oude patronen van westerse landen, en nieuwe concepten als patiëntgerichte zorg zijn (nog) geen gemeengoed[4]. Voor deze casus kan dat betekenen dat Anne, die in de Nederlandse gezondheidszorg gewend is aan een actieve rol en inspraak, in deze situatie het idee krijgt dat de arts niet naar haar luistert en haar niet serieus neemt. Andersom is deze Keniaanse arts waarschijnlijk niet gewend aan een actieve houding van een patiënt.

10.1.2 Machtsafstand

Een van de manieren waarop culturen van elkaar kunnen verschillen, is de manier waarop de samenleving omgaat met ongelijkheid. Dit heeft Hofstede in zijn onderzoek *machtsafstand* genoemd[5]. Ook in de arts-patiëntrelatie kan inzicht in machtsafstand van belang zijn. Een arts kan beschouwd worden als iemand die machtiger is dan de patiënt, bijvoorbeeld door zijn of haar kennis en sociale positie. In een samenleving met een grote machtsafstand wordt de meerdere met respect behandeld, heeft hij het initiatief tot communicatie en wordt hij niet publiekelijk tegengesproken of bekritiseerd. In landen met een kleine machtsafstand beschouwen mensen elkaar als gelijken, wordt eigen initiatief van bijvoorbeeld een leerling beloond en wordt men geacht vragen te stellen. Volgens deze theorie kan de reactie van de arts uit de casus worden verklaard doordat hij niet gewend is tegengesproken te worden en hij zich niet erkend voelt in zijn positie als arts. Anne, die een gelijkwaardigere relatie met artsen gewend is, vindt het niet gepast dat de arts haar de les leest.

10.1.3 Medisch handelen

De cultuur van de arts of de Keniaanse gezondheidszorg hoeft niet per se zijn gedrag te verklaren. De medische situatie in Kenia kan ook een rol spelen, bijvoorbeeld een hoge prevalentie van soa's en hiv. Wellicht is de arts eraan gewend dat mensen niet op de juiste manier met een condoom omgaan. De arts kan zich medisch verantwoordelijk voelen om te voorkomen dat Anne een soa oploopt en door zijn kennis met haar te delen, wil hij wellicht haar risico op een soa verminderen.

Toegepast op de casus impliceert het voorgaande dat Anne zich niet op haar gemak voelt omdat de houding van de arts en zijn gedrag niet overeenkomen met de verwachting van Anne. Op basis van haar ervaringen met de Nederlandse gezondheidszorg verwacht ze actief deel te kunnen nemen in het consult. Ook verwacht ze een gelijkwaardige relatie met de arts. Anne voelt zich nu niet serieus genomen en beledigd door de gang van zaken.

Voor Nederlandse artsen geldt dat zij moeite kunnen hebben met sommige allochtone patiënten, die zij als passief en afwachtend omschrijven. Sommige allochtone patiënten verwachten een directieve manier van handelen van een arts en kunnen de vraag: 'Wat denkt u zelf dat er aan de hand is?' als ondeskundigheid van de arts opvatten[6]. Dit betekent uiteraard niet dat u automatisch uw allochtone patiënten directief moet benaderen, maar met deze verklaringen willen we laten zien hoe verwachtingen van invloed kunnen zijn op uw gedrag en het gedrag van de patiënt. Bovendien illustreert het voorgaande dat verwachtingen de interpretatie van het gedrag van anderen beïnvloeden.

Casus

Anne raakt geïrriteerd en vraagt hoe ze een blaasontsteking kan voorkomen. De arts probeert uit te leggen dat het te maken kan hebben met de manier waarop ze zich afveegt na toiletbezoek. Hij probeert uitleg te geven met een tekening en zegt: 'Kijk dit is ehm, nou ja, je weet wel. En dan is dat, ja? En dan moet je van beneden naar boven afvegen.' Anne begrijpt niet helemaal wat de arts bedoelt, en wil meer uitleg. Ze vindt dat hij er omheen draait en ze heeft het gevoel dat hij zich niet op zijn gemak voelt. Dit vindt ze onprofessioneel en ze denkt dat het komt door zijn cultuur. De arts probeert het nog een keer met de tekening en als Anne het gevoel krijgt dat ze het begrijpt zegt ze: 'ja, maar zo doe ik dat al.' De arts geeft haar een recept mee voor antibiotica en ze vertrekt.

▶ *Kennisvraag*
Is het mogelijk om te spreken over *de* Keniaanse cultuur? En over *de* Nederlandse cultuur?

▶ *Attitudevraag*
Wat vindt u van Annes conclusie dat de arts niet professioneel is?

De eigen cultuur

Veel mensen beseffen niet hoe cultuurbepaald de eigen manier van denken en doen is. In ontmoetingen met mensen uit andere culturen blijken echter plotseling ook andere manieren van denken en doen te bestaan. Daarbij hebben mensen in eerste instantie de neiging te onderzoeken wat er vreemd en anders is in de cultuur van de ander. Echter, pas wanneer er contact ontstaat met anderen wordt duidelijk hoe de eigen cultuur of samenleving in elkaar steekt[7]. Iedereen heeft een cultuur, cultuur is niet iets wat alleen een ander toebehoort. Wat iemand als vreemd beschouwt in een andere cultuur, zegt net zo goed iets over de eigen cultuur.

Wat vinden mensen van allochtone herkomst bijvoorbeeld van de Nederlandse manier van communiceren? Nederlanders worden vaak als bot bestempeld. Men vindt Nederlanders schaamteloos openhartig en extravert, overdreven assertief en direct. Sommige mensen ervaren dat als bedreigend. Ook vindt men het negatief dat in de Nederlandse omgangsvormen alles maar benoemd wordt en Nederlanders zich nooit afvragen of zij een ander in verlegenheid brengen. Dat wordt ervaren als bot, kwetsend en onbeleefd[6].

Ook de (Nederlandse) gezondheidszorg heeft een eigen cultuur. Het blijkt bijvoorbeeld dat Chinezen vinden dat er binnen de Nederlandse gezondheidszorg weinig aandacht is voor de voorgeschiedenis van een patiënt. Ze vinden dat artsen eenzijdig en te rationeel behandelen. In China is het gebruikelijk de arts uit te kiezen met de beste reputatie. Chinezen hebben het idee dat Nederlandse artsen weinig zeker zijn van zichzelf en bang zijn om fouten te maken[6].

In deze casus vindt Anne het vreemd dat de Keniaanse arts zo omslachtig doet over toiletbezoek. Ze heeft het idee dat het aan de Keniaanse cultuur ligt van de arts. Ze staat er niet bij stil dat het misschien juist heel Nederlands is om direct te zijn en dat Nederlanders in die zin misschien wel afwijken van de norm.

In contact met anderen kunnen de voor- en nadelen van de eigen cultuur duidelijker worden en soms worden aspecten uit de eigen cultuur opnieuw op waarde geschat. Eigen waarden en normen zijn vaak diep in de eigen ervaringen genesteld en dat maakt het moeilijk om bepaalde waarden uit een andere cultuur toe te laten en eigen waarden los te laten. Belangrijk is echter dat een arts zich realiseert dat bepaalde waarden voor hem of haar essentieel zijn, maar dat zij niet gelden voor iedereen en altijd. Door dit te beseffen kan het respect voor de eigen normen en die van de ander groeien[7]. Dit betekent overigens niet dat u alle waarden van anderen moet accepteren.

> *Attitudevraag*
> — Wat zijn voor u essentiële waarden in de communicatie met patiënten?
> — Hoe zouden deze waarden kunnen verschillen met die van mensen uit een andere cultuur?
> — Hoe zou u deze verschillen kunnen overbruggen?

Casus

De blaasontsteking wordt minder, maar Anne krijgt last van jeuk bij haar vagina en vaginale afscheiding. Anne gaat ervan uit dat het Candida is, daar heeft ze al eerder last van gehad. Ze heeft de naam van het medicijn dat ze in Nederland kreeg voorgeschreven, meegenomen en ze kan rechtstreeks naar de apotheek. Naar het ziekenhuis gaat ze niet. Ze heeft geen vertrouwen meer in Keniaanse artsen. En zeker nu het iets met haar vagina te maken heeft, heeft ze daar geen zin in.

> *Kennisvraag*
> Wat vindt u van Annes besluit geen medische hulp in te schakelen?

10.2 Beschouwing

In tegenstelling tot alle andere, is deze casus geschreven vanuit het perspectief van een autochtone Nederlandse patiënt die een arts in het buitenland bezoekt. De casus illustreert waar een patiënt tegenaan loopt in een vreemde omgeving, in een vreemde gezondheidszorg en welke gevoelens zo'n situatie kan oproepen. Wellicht kunt u zich verplaatsen in de situatie van deze patiënt en kunt u zich haar gevoelens van ongemak, onwennigheid, frustratie en irritatie goed voorstellen. Verschillen in verwachtingen over het arts-patiëntcontact liggen grotendeels aan deze gevoelens ten grondslag. Verwachtingen gebaseerd op ervaringen in de eigen cultuur. Tegelijkertijd laat deze casus zien hoe gemakkelijk mensen uitgaan van de vanzelfsprekendheid van de eigen verwachtingen, normen en waarden, hoe ze handelen vanuit hun eigen referentiekader. In confrontatie met een andere omgeving blijken deze vanzelfsprekendheden opeens minder vanzelfsprekend. Allochtone patiënten in Nederland hebben vergelijkbare ervaringen als zij een arts in Nederland bezoeken. Ook zij gebruiken ervaringen met de gezondheidszorg in hun eigen land als referentiekader.

Het is interessant en nuttig eens stil te staan bij uw eigen vanzelfsprekendheden in uw contact met patiënten. Welke houding verwacht u van een patiënt? Wat leidt u af uit het gedrag van een patiënt? Een deel van uw verwachtingen en waarden kunt u misschien relativeren, andere zullen essentieel voor u zijn. Het kan bijvoorbeeld gaan om autonomie van een patiënt en actieve participatie in het contact. Het is niet de bedoeling dat u deze waarden opgeeft omdat een patiënt iets anders van u verwacht. Maar soms kan het helpen uw verwachtingen expliciet duidelijk te maken aan de patiënt. Een patiënt krijgt daarmee inzicht in wat u denkt of wilt. Andersom kan inzicht in het referentiekader van patiënten u helpen meer inzicht te krijgen in hun denken en doen.

Anne leidt uit het gedrag van de arts af dat Keniaanse artsen niet professioneel zijn. Dit illustreert hoe groot de invloed van verschillen tussen verwachtingen en realiteit kan zijn. Bij haar resulteert dit in een gebrek aan vertrouwen in de zorg. Zij zoekt geen hulp voor haar vaginale klachten, ondanks dat het ook om iets anders kan gaan (bijvoorbeeld een soa of een tropische infectie). In deze casus lijkt het niet om een ernstige situatie te gaan, maar casus 8 *Een zwangere Marokkaanse vrouw* toont aan hoe schrijnend het kan aflopen als een patiënt geen vertrouwen heeft in de gezondheidszorg en er uiteindelijk te laat een beroep op doet.

medicine in public health care services of developing countries. Int J Health Serv 2002; 32; 4: 799-815.
5. Hofstede G. Allemaal Andersdenkenden. Omgaan met cultuurverschillen. Gelijker dan anderen. Amsterdam: Uitgeverij Contact, 1992, 2e dr., 37-67.
6. Willems W. Nederland en de Nederlanders in de ogen van migranten. In: Neef JE de, Tenwolde J, Mouthaan KAA (red). Handboek Interculturele zorg. Maarssen: Elsevier Gezondheidszorg, 1996, deel I, 2.1, 1-8.
7. Vries S de. Psychosociale hulpverlening en vluchtelingen. Eerste gesprekken. Utrecht: Pharos, 2000, 130-137.

10.3 Verder lezen

— Asperen E van. Interculturele communicatie & Ideologie. Utrecht: Pharos, 2003.
— Stilma JS, Borleffs JCC, Deursen AMM van (red). Coschap over de grenzen. Een praktische leidraad voor een stage in het buitenland. Houten: Prelum, 2009.

Literatuur

1. Jager H de, Mok AL. Grondbeginselen der sociologie. Gezichtspunten en begrippen. Positie, status en rollen. Houten: Educatieve Partners Nederland, 1999, 11e dr., 127-142.
2. Persoon JMG. De relatie tussen arts en patiënt. In: Aakster CW, Kuiper G, Groothoff JW (red). Medische Sociologie. Een algemene inleiding in de toegepaste sociologie op het gebied van de Nederlandse gezondheidszorg. Groningen: Wolters-Noordhoff, 1991, 4e geh herz dr., 154-162.
3. Mastboom M. Moet ik dat gewoon vinden…? Over het omgaan met andere referentiekaders. Utrecht: Nederlands Huisartsen Genootschap, 1999, deel 5 uit de serie: Cahiers over communicatie en attitude.
4. Unger JP, Dormael M van, Criel B, Vennet J van der, Munck P de. A plea for an initiative to strengthen family

Een Iraanse vrouw met chronische pijnklachten

11.1 De diagnose PTSS – 118

11.2 Allochtone ouderen en de zorg – 121

11.3 De gezondheid van allochtone ouderen – 121

11.4 Beschouwing – 122

11.5 Verder lezen – 123

Literatuur – 123

Casus

Op het spreekuur van de huisarts verschijnt mevrouw Ghobadi. De huisarts kent mevrouw Ghobadi nog niet, maar leest in het dossier van haar voorganger dat mevrouw Ghobadi depressieve klachten heeft en dat er mogelijk sprake is van PTSS (posttraumatische stress-stoornis). Mevrouw Ghobadi is 73 jaar oud en is ruim twintig jaar geleden, samen met een dochter, vanuit Iran naar Nederland gevlucht. Twee andere dochters en een schoonzoon zijn geëxecuteerd in Iran. Onlangs is een kleinzoon in Nederland verdronken. Het is de huisarts niet duidelijk of de echtgenoot van mevrouw Ghobadi nog leeft. Mevrouw Ghobadi heeft last van nachtmerries en heeft veel verdriet. Ook heeft ze al jaren diffuse chronische pijn. De klachten zijn aanvalsgewijs van hoofd tot tenen, een specifieke lokalisatie kan de patiënt niet aangeven. De voorganger vermoedt dat de pijn – gezien de psychische klachten en voorgeschiedenis – psychosomatisch is.

▶ Kennisvraag
- Wat kunnen specifieke klachten van asielzoekers en vluchtelingen zijn?
- Hoe waarschijnlijk is de diagnose van posttraumatische stressstoornis?

Gezondheid van asielzoekers en vluchtelingen

Vooral geestelijke gezondheidsproblemen komen veel voor onder asielzoekers. Populatieonderzoeken onder asielzoekers en vluchtelingen in westerse gastlanden laten hoge percentages zien. De prevalentie van posttraumatische stressstoornis varieert van 16 tot 52%, van depressie van 35 tot 60%. Er is ook geregeld comorbiditeit[1]. Somatisatie komt ook vaak voor, maar is moeilijker te meten. De variatie is vooral te verklaren uit verschillen in onderzoeksopzetten, verschillende traumatische of potentieel traumatische ervaringen in het land van herkomst en verschillen in postmigratiefactoren[2,3]. Uit onderzoek onder asielzoekers uit Iran, Afghanistan en Somalië wonend in Nederland bleek bijvoorbeeld dat Iraanse asielzoekers vaker klachten van PTSS en depressie hebben dan asielzoekers uit Afghanistan en Somalië; dat deze klachten driemaal zo vaak voorkwamen bij vrouwen als mannen en dat asielzoekers (die in afwachting zijn van een besluit over hun asielaanvraag en daarmee onzeker zijn over hun recht op verblijf) meer psychiatrische problematiek hebben dan erkende vluchtelingen (die zeker zijn over hun recht op verblijf)[4]. Verder is een langere asielprocedure geassocieerd met meer psychiatrische problematiek dan een korte procedure[1].

De frequentst gerapporteerde lichamelijke aandoeningen bij asielzoekers zijn musculoskeletale klachten. Ongeveer een derde van de asielzoekers heeft dergelijke klachten en vaak ernstig. Ook gastro-intestinale klachten komen veel voor[1,4]. Verder kunnen chronische infectieziekten zoals hepatitis B en C, en hiv voorkomen (prevalentiecijfers in de landen van herkomst zijn te vinden op de website van de Wereldgezondheidsorganisatie, ▶ www.who.int). Maar ook chronische aandoeningen zoals hart- en vaatziekten en diabetes komen geregeld voor, vaak zonder eerder te zijn gediagnosticeerd (zie ook casus 1 *Een Ghanese man met hypertensie*). Ook lijkt het dat sommige chronische aandoeningen, zoals diabetes, bij asielzoekers vaker voorkomen wanneer er ook een psychiatrische diagnose is[5].

11.1 De diagnose PTSS

In het leven van een asielzoeker zijn er grofweg drie verschillende periodes waarin stress en trauma's een rol kunnen spelen. De eerste is de periode in het herkomstland, met daarin een toename van onderdrukking en vervolging, ontwrichting en structureel geweld. Mensen kunnen te maken krijgen met gevangenschap, fysieke en psychische marteling (bijvoorbeeld schijnexecutie, *waterboarding*, bedreigingen van familieleden, (seksueel) geweld).

De tweede periode is die van de vlucht zelf, met onzekerheid, angst en ontberingen. De derde periode is de tijd in het gastland waarin de uitslag van de asielaanvraag afgewacht moet worden. Deze tijd kan gepaard gaan met grote onzekerheid, gevoelens van ontworteling, frustratie omdat men niet mag werken of studeren, men gedwongen dicht op elkaar woont en weinig privacy kent. Irritatie, moedeloosheid en het herbeleven van trauma's en stress kunnen een grote rol spelen in deze periode, maar ook erna als de uitslag van het asielverzoek er is. Elk van deze fasen kan langdurige sporen nalaten bij asielzoekers en vluchtelingen op zowel het lichamelijke als geestelijke vlak.

Asielzoekers hebben vaak verschillende lichamelijke, geestelijke en sociale problemen. Aspecifieke lichamelijke en psychische klachten is de meest voorkomende problematiek onder vluchtelingen[6]. Oorzaken van veel klachten liggen vaak in traumatische ervaringen uit het verleden en in de onzekerheden en spanningen van het heden. Bij psychische problemen kunnen er vaak depressie, posttraumatische stressstoornis en/of een (andere) angststoornis gediagnosticeerd worden. Het kan voor de arts moeilijk zijn duidelijkheid te krijgen in de complexe problematiek. Het is belangrijk zich bewust te zijn van sociaal-culturele verschillen in het uiten en omgaan met traumatische ervaringen: het gebruik van psychiatrische diagnoses vergemakkelijkt de communicatie in de gezondheidszorg, maar ze zeggen weinig over de (individuele) ziektebeleving en hulpbehoeften[1 7]. Vooral de diagnose van posttraumatische stressstoornis heeft tot veel discussies geleid.

Posttraumatische stressstoornis (PTSS) werd pas in 1980 als officiële psychiatrische diagnose in handboeken (DSM-III) toegevoegd (daarvoor waren er andere namen voor soortgelijke klachten). Bij PTSS is iemand blootgesteld aan een traumatische gebeurtenis (een feitelijke of dreigende dood of een ernstige verwonding) en reageert op dat moment daarop met intense angst, afschuw of hopeloosheid. Er zijn bij PTSS drie soorten symptomen[8]:
1. De gebeurtenis wordt door de persoon voortdurend herbeleefd (bijvoorbeeld in nachtmerries of flashbacks).
2. Prikkels die bij het trauma hoorden, worden vermeden (angstvermijding, vermijding van activiteiten, amnesie). Er is algehele afstomping van reactiviteit (passiviteit, onthechting en vervreemding, affectarmoede en het verlies van hoop).
3. Aanhoudende symptomen van verhoogde prikkelbaarheid (slapeloosheid, concentratieproblemen, overdreven schrikreacties).

Er is sprake van PTSS als al deze symptomen aanwezig zijn, ze meer dan een maand aanhouden en ze de persoon ernstig in het functioneren belemmeren.

Hoewel de diagnose aanvankelijk hielp om klachten als gevolg van trauma te erkennen en herkennen, werd PTSS al snel een etiket dat soms wat al te gemakkelijk op vluchtelingen werd geplakt. PTSS is echter een lastige stoornis om te diagnosticeren, niet alleen vanwege de gelijkenis met andere stoornissen. Kritiek op het traumabegrip, dat centraal staat in de diagnose van PTSS, is dat het een te simpel beeld geeft van een complex probleem, met het risico van medicalisering en individualisering. Zo zijn voor veel vluchtelingen onzekerheid rond de verblijfssituatie, werk, scholing en gezinshereniging grote bronnen van zorg en kunnen trauma's uit het verleden op dat moment een minder belangrijke rol spelen[1 9]. Ook hoeven eerdere traumatische ervaringen niet per se te leiden tot serieuze psychische problematiek, of kan er depressie ontstaan zonder PTSS, of komen beide diagnoses tegelijkertijd voor. Ook sluit medische of psychologische behandeling van PTSS niet altijd aan bij behoeften en wensen van asielzoekers en vluchtelingen. Sociale steun is een belangrijke beschermende factor voor psychische gezondheid en het bevorderen van sociale steun aan vluchtelingen lijkt in belangrijke mate bij te dragen aan het herstel van psychische klachten[1 2]. Tot slot zijn er aanwijzingen dat vaak gebruikte instrumenten om mensen op psychische gezondheidsproblemen te screenen, zoals de *Harvard Trauma Questionnaire* of de *Hopkins Symptom Checklist*, de psychische gezondheidsproblemen van asielzoekers zowel kunnen onderschatten als overschatten[10]. Een PTSS-diagnose kan vluchtelingen onnodig medicaliseren en tot slachtoffer maken. Voorzichtigheid is dus geboden bij het stellen van PTSS als diagnose. Artsen kunnen bij een minderheid van de vluchtelingen een PTSS verwachten en dienen alert te zijn op andere mogelijke diagnoses. Wel moeten zij deze minderheid kunnen herkennen[11]. Het gaat erom dat de arts de gepresenteerde achtergronden en klachten goed onderzoekt.

> **Casus**
>
> Tijdens het consult beschrijft mevrouw Ghobadi met weidse gebaren haar klachten: 'overal pijn', en wijst daarbij op haar rug, hoofd, buik, schouders en nek. Ze spreekt niet goed Nederlands, maar de vriendin die ze heeft meegenomen om te tolken, bevestigt dat mevrouw al langere tijd overal veel pijn heeft. Mevrouw Ghobadi vertelt dat ze door de pijn niet lang kan staan, geen boodschappen kan doen en ook niet gemakkelijk de deur uitkomt. De huisarts doet een lichamelijk onderzoek en laat mevrouw Ghobadi nog eens aanwijzen waar de pijn zit. Mevrouw Ghobadi wijst op haar onderrug, ook blijkt dat de pijn uitstraalt naar haar benen, liezen, bovenrug en schouders. De huisarts constateert een vreemde lichaamshouding: een gekanteld bekken, en een verstreken holling in de rug. Op de overgang van lumbale wervels en heiligbeen is een vuistdiepe knik te zien. Mevrouw Ghobadi loopt met kleine passen en de beweeglijkheid van de heupen is beperkt. De huisarts stuurt mevrouw Ghobadi door naar de orthopeed. Op de röntgenfoto is dan een ernstige afglijding te zien van de onderste lumbale wervel. De orthopeed stelt een ernstige spondylolisthesis vast van twee centimeter op L5/S1, die de rugklachten volledig verklaart. Hij schrijft haar een stoffen lumbaalkorset op maat voor.

> ▶ *Kennisvraag*
> Welke rol hebben vooroordelen bij de diagnose van de eerste arts gespeeld?

> ▶ *Attitudevraag*
> Welke vooroordelen hebben mogelijk bij uzelf een rol gespeeld?

> **Vooroordelen bij de diagnose**
> Artsen maken bij het stellen van een diagnose gebruik van heuristiek, dat wil zeggen dat zij (intuïtief) regels of richtlijnen gebruiken om complexe informatie te ordenen en te beoordelen[12]. Dit gaat meestal goed, maar kan ook leiden tot misdiagnoses, waarbij informatie genegeerd wordt of verkeerd wordt ingeschat. Bias kan ontstaan wanneer klachten niet op hun merites worden beoordeeld, maar de arts bijvoorbeeld ten onrechte doen denken aan andere patiënten. Soms hebben artsen al een hypothese klaar voordat zij de patiënt gezien hebben, door een verwijsbrief van een collega of een dossier van een voorganger. Stereotypen over de etnische achtergrond van patiënten[13], de sociaaleconomische status, leeftijd of sekse van de patiënt kunnen er ook voor zorgen dat een hypothese niet of nauwelijks getoetst wordt. De invloed van stereotypen wordt nog versterkt door tijdsdruk en de vaak korte consulten, maar ook onzekerheidsvermijding en de wil om zo snel mogelijk tot een diagnose te komen kunnen een rol spelen. De eerste ideeën over de diagnose blijken vaak richtinggevend en kunnen ervoor zorgen dat andere cues niet verder onderzocht worden. Bij PTSS wordt expliciet gewaarschuwd voor het vooroordeel dat bij alle slachtoffers van repressief geweld een PTSS-diagnose gesteld kan worden[11]. Een Nederlands onderzoek onder asielzoekers liet zien dat asielzoekers serieuze en onbevooroordeelde aandacht wilden voor hun lichamelijke problemen, maar dat ze juist ervoeren dat hun problemen ten onrechte aan hun traumatische verleden werden geweten[14].

> **Casus**
>
> Omdat mevrouw Ghobadi zo slecht loopt, zou ze eigenlijk moeten verhuizen van haar flat naar een aanleunwoning of een verzorgingshuis. De huisarts probeert met mevrouw Ghobadi een verhuizing te bespreken, maar me-

vrouw Ghobadi wil eigenlijk helemaal niet weg uit haar huis. Daar kan ze haar eenzaamheid doorbreken door op het balkon naar de levendigheid van de buurt te kijken en ontvangt ze via haar satellietantenne Iraanse televisie. Het verzorgingshuis ziet ze als een stille, saaie plek en ze denkt dat er geen plaats is voor haar satellietantenne. Liever heeft ze een scootmobiel, zodat ze weer boodschappen kan doen. De huisarts vindt dit een goed voorstel, maar blijft, gezien de ernst van de aandoening, ook met mevrouw Ghobadi praten over een verzorgingshuis.

> *Kennisvraag*
> Er wonen nauwelijks oudere allochtone patiënten in een verzorgingshuis. Wat kunnen redenen hiervan zijn?

> *Attitudevraag*
> - Wat vindt u van mevrouw Ghobadi's verzet?
> - Hoe kan de arts haar helpen een zo goed mogelijk besluit te nemen?

11.2 Allochtone ouderen en de zorg

Het aantal niet-westerse allochtone ouderen (ouder dan 65 jaar) in de totale ouderenbevolking is nog relatief gering (3,4%), maar zal volgens de voorspellingen groeien tot 4,9% (in 2020) en tot ongeveer 11% in 2040[15]. De grootste groep niet-westerse allochtone ouderen zijn de Surinaamse ouderen, daarna zijn Turkse en Marokkaanse ouderen de grootste groepen. In grote steden liggen de verhoudingen anders. In Rotterdam bijvoorbeeld maakten de Turkse, Marokkaanse, Surinaamse en Antilliaanse ouderen in 2010 samen 12,3% van de ouderenbevolking uit[15]. Wonen in een verzorgingshuis komt, behalve bij Surinaamse ouderen, bij allochtone ouderen nauwelijks voor. Turkse en Marokkaanse ouderen doen maar mondjesmaat een beroep op professionele ouderenvoorzieningen. Deels wordt dit verklaard doordat zij voor de zorg een beroep doen op iemand uit de omgeving, deels omdat zij onbekend zijn met de mogelijke voorzieningen[16]. Ook de ouderenzorg zelf is onvoldoende bekend met de wensen en verwachtingen van allochtone ouderen. In veel verzorgingshuizen bestaan er voorzieningen voor autochtone ouderen en wordt er rekening gehouden met cultuur (zoals het vieren van Koninginnedag, het zingen van oude Nederlandse liedjes) en met de religieuze achtergrond van de bewoners. Voor allochtone ouderen zijn er vaak geen specifieke voorzieningen met betrekking tot cultuur en geloof. Voorbeelden van specifieke behoeften van allochtone ouderen zijn: eten dat halal is (vlees van reine dieren die op rituele wijze geslacht zijn), een gebedsruimte (met name voor islamitische ouderen), een ruimte om met verwanten en vrienden overledenen te herdenken (met name voor Surinaamse ouderen), een slaapruimte waar (klein)kinderen kunnen overnachten (met name voor Surinaamse, Antilliaanse en Turkse ouderen), personeel dat kennis heeft van en respect voor culturele achtergronden en gebruiken, en een intercultureel programma-aanbod, zoals viering van het Suikerfeest, van het Chinese Nieuwjaar en van Keti Koti (afschaffing van de slavernij) naast viering van Sinterklaas en Kerstmis[17]. Met vluchtelingen hebben instellingen voor ouderenzorg nog nauwelijks ervaring[6]. Heimwee en sociaal isolement lijken bij oudere vluchtelingen een grote rol te spelen. Het sociale netwerk is vaak klein doordat familie in verschillende landen woont. Voor vluchtelingen die op oudere leeftijd zijn gevlucht, zijn de verlieservaringen groter dan voor jonge vluchtelingen en de mogelijkheden om een nieuw bestaan op te bouwen zijn vaak klein. De psychische draagkracht is vaak minder en het is moeilijker om een nieuwe taal te leren of andere vaardigheden op te doen. Dit vraagt van verzorgingshuizen extra inspanning[6]. In verzorgingshuizen waar wel specifieke voorzieningen zijn voor allochtone ouderen, is per individu gekeken naar mogelijkheden en onmogelijkheden, zodat het zorgpakket maximaal aansluit bij de behoeften[17].

11.3 De gezondheid van allochtone ouderen

De gezondheid van allochtone ouderen verschilt per etnische groep. Uit onderzoek blijkt dat de Antilliaanse ouderen het gezondst zijn, met daarna

Nederlandse ouderen als gezondste groep. Deze ouderen hebben de minste chronische geestelijke ziekten en lichamelijke beperkingen[18]. De Turkse en Marokkaanse ouderen zijn het ongezondst. Bij hen is de prevalentie van chronische ziekten (bijvoorbeeld diabetes) en fysieke beperkingen het hoogst. Surinaamse ouderen nemen een tussenpositie in. Turkse en Marokkaanse ouderen kenden ook meer beperkingen in het dagelijkse leven in vergelijking met autochtone ouderen. Zij ervoeren meer beperkingen in activiteiten als traplopen, eten koken huishoudelijke klusjes of boodschappen doen. Wat psychische gezondheid betreft, bleek die van Marokkaanse en Turkse ouderen het slechtst. De prevalentie van depressiesymptomen is bij Marokkaanse ouderen twee keer zo hoog als bij Nederlandse ouderen en bij Turkse ouderen bijna vier keer zo hoog[19].

Uit onderzoek blijkt ook dat allochtone ouderen uit de vier grootste migrantengroepen (Surinaams, Antilliaans, Turks en Marokkaans) vaker bij de huisarts komen dan autochtone ouderen. Het gebruik van fysiotherapie en thuiszorg bij deze groepen is daarentegen zeer laag tot afwezig. Ouderen gaven als redenen dat ze niet wisten hoe ze thuiszorg moesten aanvragen, of waren er te weinig mee vertrouwd. De verschillen in gezondheid tussen de groepen blijken de verschillen in zorggebruik te verklaren. Taalbeheersing speelt ook een rol: bij een goede Nederlandse taalbeheersing neemt het gebruik van zorg in de tweede en derde lijn toe. Naar de gezondheid van oudere vluchtelingen is in Nederland geen onderzoek gedaan.

We zullen hier enkele aspecten van dementie, een ziekte die zich vooral op oudere leeftijd openbaart, wat verder uitlichten. Er wordt verwacht dat het aantal oudere migranten met dementie de komende jaren fors zal toenemen. Hoe dementie ervaren wordt, hangt samen met sociaaleconomische status, opleiding en religie, en met verschillen tussen etnische groepen[20]. Het perspectief op dementie door patiënten en familieleden (illness-perspectief) hoeft niet overeen te komen met het perspectief van artsen (disease-perspectief). Voorbeelden van perspectieven van patiënten en familie op dementie zijn: het idee dat dementie een normale vorm van veroudering is (het hoort bij het ouder worden); het idee dat dementie een psychische ziekte is of de wil van God; het idee dat dementie veroorzaakt is door een vloek, een verkeerde balans in het lichaam, of een boete is voor zonden van familie of voorouders. Sommige van deze perspectieven op dementie worden overigens ook door Nederlandse ouderen en familie ingenomen. Dementie is vaak een taboe waarvoor men zich schaamt of dat ontkend wordt. Voor allochtonen kan het taboe groter zijn dan voor autochtonen: men schaamt zich om hulp te zoeken[21]. Deze schaamte kan ook samengaan met angst voor roddels en onbekendheid met de ziekte. Ook kan bij allochtonen sterker het idee leven dat de zorg voor het familielid met dementie een familieaangelegenheid is[22].

Zorgverlening bij dementie kan extra gecompliceerd zijn als gevolg van het verlies van de tweede taal en het terugvallen op de moedertaal, zodat communicatie met verzorgenden extra moeilijk wordt. Daarnaast kan de dementie ervoor zorgen dat migrantenouderen meer in het verleden gaan leven en verhalen van vroeger vaak herhalen. Hun verhalen over vroeger, vaak geplaatst in de context van het herkomstland, kunnen moeilijk te interpreteren zijn voor Nederlandse zorgverleners.

11.4 Beschouwing

In deze casus staat de arts open voor de klachten van de patiënt en onderzoekt die opnieuw, ook al ligt er een dossier van de voorganger. De arts neemt daarmee de klachten van de patiënt serieus. Bij vluchtelingen is het belangrijk alert te zijn op specifieke gevolgen van een moeilijke of traumatische tijd, zoals PTSS en depressie. Ook dient men alert te zijn op lichamelijke schade door marteling. Tegelijkertijd moeten artsen de beperktheid van deze kennis kunnen inschatten. Wanneer de arts op grond van zijn kennis snel denkt te weten hoe de allochtone patiënt in elkaar steekt, bestaat het gevaar dat de arts niet meer onderzoekt[23]. Dit kan leiden tot stereotypering. Een belangrijke competentie is dan ook dat de arts moet weten wanneer hij op basis van kennis kan generaliseren en wanneer hij meer moet weten over de individuele patiënt[24]. Om hier achter te komen kan de arts zich de volgende vragen stellen: wat zijn mijn stereotype ideeën en indrukken van deze patiënt en zijn cultuur? Hoe typisch is deze patiënt voor zijn cultuur? Wat zou deze patiënt kunnen denken of voelen als lid van die cultuur? Op deze manier kan de arts zichzelf dwingen systematisch over de patiënt na te denken. Zo is de kans kleiner dat er zaken genegeerd worden of dat de arts bij voorbaat al het antwoord denkt te weten.

Een ander probleem ontstaat in deze casus wanneer het verzorgingshuis ter sprake komt. De patient geeft aan mee te willen denken met de arts en oppert de mogelijkheid van een scootmobiel. De arts vindt dit een goed voorstel, maar ziet het vooral als een tussenoplossing. De arts blijft met mevrouw Ghobadi in gesprek over het verzorgingshuis, zodat dit niet ineens als optie met de patiënt besproken hoeft te worden als haar conditie snel achteruitgaat.

Mogelijk is mevrouw Ghobadi's bezorgdheid terecht en kan er in het verzorgingshuis inderdaad weinig rekening gehouden worden met haar specifieke behoeften. Er is op dit moment over het algemeen nog maar weinig georganiseerd rond de specifieke behoeften van (allochtone) ouderen. Een creatieve opstelling van de arts past hier waarschijnlijk het beste. Misschien is er ruimte bij het verzorgingshuis om op de specifieke behoeften van de patiënt in te spelen. Ook kan de arts kijken waar bij de patiënt nog mogelijkheden zijn, bijvoorbeeld om zo lang mogelijk met behulp van aanpassingen thuis te blijven. Wanneer er bij de patiënt vooral sprake is van 'koudwatervrees', kan de arts proberen de bezorgdheid wat weg te nemen door goede informatie te geven. Belangrijk is de zorgen van de oudere serieus te nemen en samen te zoeken naar een goed passende oplossing.

11.5 Verder lezen

- Bloemen E, Laan J. van der. Huisarts en vluchteling. Practicum huisartsgeneeskunde een serie voor opleiding en nascholing. Amsterdam: Reed Business, 2012.
- Dourleijn E, Muller P, Dagevos J, Vogels R, Doorn M van, Permentier M e.a. Vluchtelingengroepen in Nederland. Over de integratie van Afghaanse, Iraakse, Iraanse en Somalische migranten. Den Haag: CBS, 2011.
- Gerritsen AAM, Deville W, Linden FAH van der, Bramsen I, Willigen LHM van, Hovens JEJM, Ploeg HM van der. Psychische en lichamelijke gezondheidsproblemen van en gebruik van zorg door Afghaanse, Iraanse en Somalische asielzoekers en vluchtelingen. NTvG 2006; 150: 1983-1989.
- Suurmond J, Seeleman MC, Rupp I, Goosen S, Stronks K. Cultural competencies in medical care to asylum seekers. Nurse Education Today 2010; 30; 8: 821-826.
- Willigen L van. Zorg voor asielzoekers met psychische problemen, een literatuurstudie. Amsterdam: ASKV/steunpunt vluchtelingen, 2009.

Literatuur

1. Willigen L van. Zorg voor asielzoekers met psychische problemen, een literatuurstudie. Amsterdam: ASKV/steunpunt vluchtelingen, 2009.
2. Steel Z, Chey T, et al. Association of torture and other potentially traumatic events with mental health outcomes among populations exposed to mass conflict and displacement: a systematic review and meta-analysis. JAMA 2009; 302; 5: 537-549.
3. Fazel M, Wheeler J, Danesh J. Prevalence of mental disorder in 70000 refugees resettled in western countries: a systematic review. Lancet 2005; 365: 1309-1314.
4. Gerritsen AAM, Devillé W, Linden FAH van der, Bramsen L, Willigen LHM van, Hovens JEJEM, Ploeg HM van der. Psychische en lichamelijke gezondheidsproblemen van en gebruik van zorg door Afghaanse, Iraanse en Somalische asielzoekers en vluchtelingen. NTvG 2006; 150: 1983-1989.
5. Agymang C, Goosen S, Anujuo K, Ogedegbe G. Relationship between post-traumatic stress disorder and diabetes among 105.180 asylum seekers in the Netherlands. Eur J Publ Health 2011; sep 27 [Epub ahead of print].
6. Bartels K. Gezondheidstoestand. In: Grotenhuis R (red). Van pionieren tot verankeren. Tien jaar gezondheidszorg voor vluchtelingen. Utrecht: Pharos, 2003, 115-159.
7. Ommeren M van. Validity issues in transcultural epidemiology. Br J Psychiatry 2003; 182; 5: 376-378.
8. Bloemen EJJM. Zorg voor asielzoekers en vluchtelingen. In: Neef JJ de, Tenwolde J, Mouthaan KAA (red). Handboek Interculturele Zorg. Maarssen: Elsevier/De Tijdstroom, 1998, III, 2.16, 1-32.
9. Ingleby D. Kennisontwikkeling. In: Grotenhuis R (red). Van pionieren tot verankeren. Tien jaar gezondheidszorg voor vluchtelingen. Utrecht: Pharos, 2003, 47-76.

10. Jacobsen M, Thoresen S. The validity of screening for post-traumatic stress disorder and other mental health problems among asylum seekers from different countries. Journal of Refugee Studies 2011; 24: 171-186.
11. Begemann FA. Vluchtelingen in de huisartsenpraktijk. Klachten en achtergronden. Utrecht: Pharos, 1994.
12. Hall KH. Reviewing intuitive decision-making and uncertainty: the implications for medical education. Med Educ 2002; 36: 216-224.
13. Ryn M., Burke J van. The effect of race and socio-economic status on physicians' perceptions of patients. Soc Sci Med 2000; 50: 813-828.
14. Feldman CT, Bensing J, Ruijter A de, Boeije HR. Afghan refugees and their General Practitioners in the Netherlands: to trust or not to trust. Sociology of Health and Illness 2007; 29: 515-535.
15. Schellingerhout R (red). Gezondheid en welzijn van allochtone ouderen. Den Haag: SCP, 2004. Te downloaden via: http://www.scp.nl/dsresource?objectid=20867&type=org.
16. Poort EC, Spijker J, Dijkshoorn H, Reijneveld SA. Zelfredzaamheid en zorggebruik van de eerste generatie Turkse en Marokkaanse migrantenouderen. TSG 2003; 81; 4: 202-209.
17. Nitsche B, Suijker F. Factsheet Allochtone ouderen en wonen. Utrecht: NIZW/Forum, 2003.
18. Denktaş S. Health and health care use of elderly immigrants in the Netherlands. A comparative study (proefschrift). Rotterdam: Thesis Erasmus University Rotterdam, 2011. Te downloaden via: http://repub.eur.nl/res/pub/22648/110309_Denktas,%20Semiha.pdf.
19. Wurff FB van der, Beekman ATF, Dijkshoorn H, Spijker JA, Smits CHM, Stek ML, Verhoeff A. Prevalence and risk-factors for depression in elderly Turkish and Moroccan migrants in the Netherlands. Journal of Affective disorders 2004; 83: 33-41.
20. Iliffe S, Manthorpe J. Dementia in the community: Challenges for primary care development. Reviews in Clinical Gerontology 2002, 12: 243-252.
21. Rijkers C. Dementia among elderly Moroccan immigrants in the Netherlands. Master Thesis Social & Cultural Anthropology, Department of Social Sciences, VU University Amsterdam, 2010. Te downloaden via: http://www.vilans.nl/docs/vilans/informatiecentrum/DementieOnderMarokkaanseNederlanders.pdf.
22. Flaskerud JH. Cultural Competence Column: Dementia, Ethnicity, and Culture. Issues in Mental Health Nursing. 2009; 30: 522-523.
23. Shadid WA. Grondslagen van interculturele communicatie. Studieveld en werkterrein. Houten/Diegem: Bohn Stafleu van Loghum, 1998.
24. Sue S. In search of cultural competence in psychotherapy and counseling. Am Psychol 1998; 53; 4: 440-448.

Een Marokkaanse vrouw met hoofdpijn, hartkloppingen en buikpijn

12.1 Somatisatie – 126

12.2 Aandachtspunten psychosociale problemen – 128

12.3 Somatisatie en het arts-patiëntcontact – 130

12.4 Beschouwing – 131

12.5 Verder lezen – 131

Literatuur – 131

> **Casus**
>
> Op het spreekuur van de huisarts komt mevrouw Mahraoui. Ze is Marokkaanse en dertig jaar oud. Ze vertelt dat ze vaak hoofdpijn heeft en een 'branderig gevoel in de hersenen'. Ze heeft last van hartkloppingen, ze slaapt slecht, is vaak moe en misselijk. Ze maakt zich ernstige zorgen over haar gezondheid. De huisarts is nieuw in de praktijk en kent mevrouw Mahraoui niet. De arts doet een uitgebreid lichamelijk onderzoek en bloedonderzoek en constateert harde spieren in de nek (spanningshoofdpijn), maar meer levert het onderzoek niet op. Gezien de aard van de klachten denkt de arts aan somatisatie.

▶ *Kennisvraag*
- Wat is somatisatie?
- Hoe kunnen taal- en cultuurverschillen somatisatie in de hand werken?

12.1 Somatisatie

Somatisatie is 'de neiging om lichamelijke ongemakken en klachten te ervaren en te rapporteren die niet door pathogene bevindingen verklaard kunnen worden, ze aan een lichamelijke ziekte toe te schrijven en er medische hulp voor te zoeken'[1]. Andere termen die gebruikt worden zijn: nerveusfunctionele klachten, functionele lichamelijke klachten, onbegrepen lichamelijke klachten en psychosomatiek. 10-40% van de klachten die aan de huisarts worden gepresenteerd, zijn lichamelijke klachten zonder dat een somatische oorzaak kan worden gevonden. De patiënt wil meestal graag meer lichamelijk onderzoek, meer medicijnen of een operatie, terwijl de arts onnodig medisch handelen wil voorkomen[1]. Wanneer de arts geen lichamelijke oorzaak kan vinden, kan dit leiden tot spanningen tussen arts en patiënt. De arts kan de klachten van de patiënt als overdreven ervaren, de patiënt kan het idee krijgen niet serieus te worden genomen of het gevoel hebben te worden afgescheept. Somatisatie heeft vaak een negatieve bijklank en wordt gezien als een primitieve manier om uiting te geven aan psychische klachten of als ziektewinst. Toch wordt de scheiding tussen lichaam en geest vooral in de westerse wereld zo sterk gemaakt. Het psychologisch beleven van een depressie komt vooral voor bij mensen in het westerse deel van de wereld[2]. In andere delen van de wereld bestaat de scheiding niet of minder, zodat ook het onderscheid tussen psychische of lichamelijke problemen minder wordt gemaakt. De diagnose van somatisatie is met andere woorden cultuurgebonden. De culturele achtergrond van een patiënt kan dus een rol spelen bij somatisatie. Niet-westerse allochtone patiënten klagen vaak dat hun huisarts hun lichamelijke klachten niet serieus neemt. Zij voelen zich niet begrepen door de arts en hebben het gevoel dat zij niet de juiste zorg ontvangen[3]. Artsen geven aan dat zij het idee hebben dat allochtone patiënten vaker somatiseren dan autochtone patiënten. Onder vluchtelingen is dit ook daadwerkelijk aangetoond. Hier worden verschillende oorzaken voor genoemd, zoals een achtergrond met geweldservaringen, een andere ziektebeleving waarin vaak geen onderscheid wordt gemaakt tussen lichaam en geest en de aandacht en (juridische) erkenning die verkregen kan worden met lichamelijke klachten[1]. Elke patiënt presenteert zijn of haar klachten in overeenstemming met het eigen referentiekader. Een verschil in culturele of etnische achtergrond tussen arts en patiënt kan het voor de arts moeilijker maken de klachten adequaat te interpreteren. Daardoor zal een arts eerder geneigd zijn een lichamelijk onderzoek uit te voeren. Ook wanneer een patiënt de Nederlandse taal niet goed machtig is, zal de nadruk in een consult door zowel patiënt als arts sneller op lichamelijke klachten gelegd worden. Lichamelijk onderzoek kan dan bij de patiënt het idee versterken dat er daadwerkelijk iets lichamelijks aan de hand is[4,5].

> **Casus**
>
> In een volgend consult vraagt de huisarts door op het leven van mevrouw Mahraoui. Mevrouw Mahraoui is onlangs bevallen van een drieling en woont samen met haar man in een tweekamerwoning. De drieling slaapt in het halletje tussen de twee kamers in, bij gebrek aan een babykamer. De man van mevrouw Mahraoui is door zijn werk als vrachtwagen-

chauffeur vaak weg van huis en dan staat zij alleen voor de zorg voor de kinderen. Deze zorg gaat haar niet gemakkelijk af, zegt mevrouw Mahraoui. Daarom zou het fijn zijn als de dokter ervoor zou kunnen zorgen dat haar gezondheid beter wordt.

> *Kennisvraag*
> **Wat kan de huisarts doen?**

Tweesporenbeleid

Wanneer somatische oorzaken ontbreken, gaat de arts vaak vragen stellen over de psychosociale achtergronden van de patiënt. Hierdoor voelt de patiënt zich echter niet altijd serieus genomen. Bedacht moet worden dat het voor de patiënt niet altijd een geruststelling is dat er geen lichamelijke oorzaak is gevonden voor de klachten. De patiënt kan denken dat er slecht onderzoek gedaan is en/of naar een andere arts gaan[6]. Als gevolg hiervan komt de vertrouwensrelatie tussen arts en patiënt onder druk te staan. De arts voelt zich gefrustreerd en geïrriteerd, terwijl de patiënt zich boos en onbegrepen voelt.

Het is belangrijk dat een patiënt voelt dat de klachten serieus worden genomen. Een tweesporenbeleid werpt de meeste vruchten af: enerzijds de somatische klacht serieus nemen door lichamelijk onderzoek te verrichten en soms medicatie voor te schrijven, anderzijds proberen mogelijke psychosociale oorzaken van de klachten te achterhalen[7]. De klacht neemt u serieus door erop in te gaan en er concrete vragen over te stellen: Wanneer treden de klachten op? Wanneer zijn ze begonnen? Waarom juist toen? Wanneer worden ze erger? Wanneer worden ze minder? Wat hebt u er al aan gedaan? Wat denkt u dat de oorzaak van uw probleem is? Wat verwacht u van het verloop van uw ziekte?[8] Ook is het van belang de ernstige ongerustheid van de patiënt serieus te nemen. Probeer waar nodig voorlichting te geven over het ontstaan en verloop van ziekten. Kijk ook welke betekenis de patiënt zelf aan de klachten geeft en welke functie ze hebben. Ziekte kan een legitimatie zijn om een maatschappelijke rol niet meer te hoeven uitoefenen en wanneer de arts de ziekte niet erkent, bijvoorbeeld door geen recept uit te schrijven, kan dat leiden tot grotere nadruk op de lichamelijke klacht. Medicijnen voorgeschreven krijgen kan de patiënt echter ook opvatten als een erkenning van de klachten. De arts zal dit in het contact met de patiënt verder moeten onderzoeken. Belangrijk is een goede vertrouwensrelatie, betrokkenheid en inzet van de arts. Bij de patiënt kan dat bijvoorbeeld de angst wegnemen niet goed begrepen te worden door taalproblemen of het idee niet goed onderzocht te worden omdat men 'maar' buitenlands is[7].

Casus

Er volgen enkele jaren waarin mevrouw Mahraoui regelmatig terug is met klachten (tabel 12.1). De huisarts doet vaak onderzoek bij mevrouw Mahraoui, maar vindt geen redenen om haar naar de specialist te sturen. Ook probeert de huisarts regelmatig na te gaan hoe psychosociale factoren een rol spelen. Ze kan zich heel goed voorstellen dat het niet gemakkelijk is om drie jonge kinderen tegelijk op te voeden. Bovendien krijgt één baby coeliakie en heeft daardoor extra zorg nodig. Mevrouw Mahraoui voelt zich vaak overspannen, zegt ze, maar is vooral bang dat dat iets met haar hersenen te maken heeft. Ze vertelt dat ze ook praat met vriendinnen en kennissen over haar klachten, maar ze merkt dat dat eigenlijk een averechts effect heeft. Ze komt dan in paniek thuis omdat er altijd wel iemand een verhaal heeft over een ziekte die fataal afloopt.

> *Kennisvraag*
> **Waar moet u als arts op letten wanneer u psychosociale problematiek met de patient bespreekt?**

Tabel 12.1 Klachten van mevrouw Mahraoui.

periode	gerapporteerde klachten	onderzoek en diagnose
1997	geboorte drieling; geen specifieke klachten	
1998	hoofdpijn, zwaar hoofd, benauwd	bloedonderzoek, verwijzing fysiotherapeut vanwege spanningshoofdpijn
1998	pijn in darmen	onderzoek wijst uit: spastische colon, patiënt krijgt medicijnen, ook urineonderzoek op infecties
1999	pijn op borst, 'bang voor hart'	aspecifieke thoracale klachten
1999	wil naar specialist vanwege pijn op borst	verwijzing fysiotherapeut
1999	hoofdpijn	spanningshoofdpijn
1999	dochter in ziekenhuis, zelf buikpijn	spastische colon geconstateerd, medicatie
2000	hoofdpijn	fysiotherapie
2000	hoofdpijn, druk op borst, wil naar specialist	harde spieren, bloeddruk 140/80, gluc nu: 3,9
2000	hoofdpijn, pijn op borst, bang voor hart, 'bang voor hersenen'	ausc hart/long geen afwijkingen, bloeddruk 130/75

> *Attitudevraag*
> Wat vindt u van patiënten die alsmaar terugkomen met klachten waarvoor geen lichamelijke oorzaak kan worden gevonden?

12.2 Aandachtspunten psychosociale problemen

Voor de diagnose en behandeling van psychosomatische klachten is een goede anamnese belangrijk. Dit vraagt soms speciale aandacht bij mensen van allochtone herkomst van de eerste generatie. Bijvoorbeeld de vraag: Hebt u problemen? kan ten onrechte ontkennend beantwoord worden. Dit kan te maken hebben met schaamte, maar ook met het feit dat mensen niet weten dat ze dit met de huisarts kunnen bespreken[7]. Belangrijk is gerichte en zo concreet mogelijke vragen te stellen. Ook adviseert men wel een vraagvolgorde van minder bedreigend naar bedreigend, dus bijvoorbeeld eerst vragen naar werkomstandigheden en later naar mogelijke seksuele problemen. Soms kunnen er veel consulten overheen gaan voor de patiënt de moed heeft gevat om over problemen te praten[7]. De huisarts kan bij een vermoeden van psychosociale problematiek de anamnese uitbreiden met een psychosociale anamnese.

Naast de bekende items die bij een psychosociale anamnese aan bod komen (werk, gezin, vrije tijd), kunnen bij migranten de volgende punten aandacht krijgen om specifieke problemen boven water te krijgen[7]:

- Waar komt u vandaan? Stad of platteland? Hoelang bent u in Nederland?
- Vond er gezinshereniging plaats? Zo ja, hoelang na aankomst van de partner, hoe oud waren de kinderen? Wat was de reden?
- Generatieconflicten: wonen alle kinderen nog thuis? Hoe gaat het met de kinderen?
- Familie in het thuisland: hoeveel mensen zijn financieel afhankelijk? Wie zorgt er voor achtergebleven ouders? Zijn er kinderen achtergebleven? Zijn er pas sterf- of ziektegevallen geweest?
- Hoe is de relatie met de echtgenoot? Is het huwelijk eigen keuze of is men uitgehuwelijkt? Hoe is de relatie met de schoonouders?
- Is er een remigratiewens? Is de partner het daarmee eens?

- Heeft de patiënt andere genezers geraadpleegd?
- Zijn er problemen door racisme of discriminatie?

Door meer hierover te vragen laat de huisarts merken dat hij of zij iets begrijpt van de problemen die migranten kunnen hebben. Daardoor kan er een basis voor vertrouwen ontstaan (zie ook casus 13 *Een Marokkaanse man met een depressie*)[7]. Deze lijst van punten moet echter niet als standaardlijstje worden afgehandeld bij alle allochtone patiënten, maar is een beschrijving van mogelijke aandachtspunten waarmee de arts kan aanhaken bij het verhaal van de patiënt. Op ▶ www.huisarts-migrant.nl kunt u nog meer informatie vinden over handelingsmogelijkheden.

Casus

Plotseling overlijdt de vader van mevrouw Mahraoui aan een hartstilstand tijdens een verblijf in Marokko. Mevrouw Mahraoui is in diepe rouw. Ze huilt, slaat haar hoofd tegen de muur en is radeloos. Ze meldt zich overspannen bij de huisarts met hoofdpijn en pijn op de borst. Ze is bang dat ze net als haar vader aan een hartstilstand zal overlijden. Ze zegt dat ze alles in een film voor zich ziet, geen zin in eten heeft en geen zin meer heeft om naar buiten te gaan.

▶ *Kennisvraag*
Hoe speelt cultuur een rol bij rouw?

Dood en rouw

De dood is een gebeurtenis die in alle culturen met rituelen wordt omgeven. In alle culturen bestaan er twee 'typen' dood: een biologische dood en een sociale dood. De biologische dood is het einde van een menselijk organisme, de sociale dood is het einde van iemands sociale identiteit[9]. De sociale dood wordt omkleed met verschillende rituelen en ceremoniën, zoals de begrafenis. In de meeste samenlevingen is de dood niet zozeer een eenmalige gebeurtenis, maar veel meer een proces waarin geleidelijk afscheid genomen wordt van de overledene. Rouwrituelen vinden meestal plaats in de overgangstijd tussen de biologische dood en de sociale dood. Ook in de westerse samenleving is de dood omgeven met rituelen. Over het algemeen zijn er rituelen voor de nabestaanden en rituelen voor de overledene. Zo is er in veel Europese landen de wake, waarin de familie een tijd bij het lichaam blijft, kennen veel landen het dragen van zwart bij een begrafenis of soms een aantal voorgeschreven dagen van rouw. Binnen elke cultuur wordt de dood op een eigen manier begrepen en ervaren. In tijden van stress grijpt een mens vaak terug op eigen, door de cultuur ingegeven manieren van rouwen, ook al woont hij al lang niet meer in het oude land. Bij migranten kan rouwproblematiek extra spelen, het migrantenbestaan wordt immers gekenmerkt door verlies en afscheid. Hierdoor kan meer gevoeligheid ontstaan voor latere verlieservaringen. Helpende vragen die gesteld kunnen worden aan nabestaanden, zijn: wat zijn de traditie en rituelen om met het proces van sterven en het lichaam van de overledene om te gaan? Wat gebeurt er volgens nabestaanden met de overledene na de dood? Wat is volgens de nabestaanden een normale uiting van rouw en acceptatie van het verlies? Wat is volgens de nabestaanden ieders rol in het omgaan met het lichaam van de overledene en in het rouwproces? (Zie ook kader *Bespreekbaarheid van ziekte en dood* in casus 19.)

Omgaan met de dood en rouw zijn heel persoonlijke ervaringen. Door te vragen naar en te faciliteren van de praktijk rondom doodgaan en rouwen kunnen zorgverleners wel helpen het rouwproces voor nabestaanden zo goed mogelijk te laten verlopen.

Casus

Gaandeweg merkt de huisarts een verandering bij mevrouw Mahraoui. Dit kan door de gesprekken over overspannenheid komen, door de dood van haar vader, waardoor ze toegeeft dat ze verdrietig en somber is, of omdat mevrouw Mahraoui merkt dat haar gezin onder haar klachten lijdt. Door haar hoofdpijn kan ze vaak niet met haar kinderen spelen of ze mee uit nemen. Ze wil dit graag anders en de huisarts merkt dat er een kleine opening is.

Ze spreken af dat mevrouw Mahraoui nog één keer een grondig onderzoek krijgt met een thoraxfoto, dat hart en longen worden nagekeken, en een bloedonderzoek wordt gedaan. Als dat niks oplevert, begint mevrouw Mahraoui samen met de arts psychologische hulp te overwegen. Mevrouw Mahraoui wordt uiteindelijk door de arts doorverwezen naar een Riagg. Hier wordt na onderzoek een ongedifferentieerde somatoforme stoornis, een depressieve stoornis en een angststoornis vastgesteld. Ze krijgt psychotherapie en antidepressiva. Wanneer de huisarts mevrouw Mahraoui na een tijd weer ziet, vertelt ze dat het een klein beetje beter gaat. Ze heeft nog steeds vaak overal pijn, maar ze heeft geleerd dit ook in verband te zien met de stress rondom de opvoeding van haar kinderen, haar man die haar weinig heeft gesteund en het verdriet om haar vader.

> *Kennisvraag*
> Hoe heeft de houding van de arts eraan bijgedragen dat de patiënt nu wel openstaat voor een andere diagnose?

> *Attitudevraag*
> Wat zou u willen bereiken met een somatiserende patiënt?

12.3 Somatisatie en het arts-patiëntcontact

Somatisatie wordt door hulpverleners wel begrepen als een onveranderbare eigenschap van migranten of als onderdeel van de traditionele cultuur van Turken of Marokkanen[5]. Somatisatie kan echter ook gezien worden als een reactie op migratie: lichamelijke klachten kunnen een veilige vorm van protest zijn en een sociaal aanvaardbaar excuus vormen voor het falen als migrant, ouder of echtgenoot. Ook kan somatisatie het resultaat zijn van het contact tussen arts en patiënt, waarbij de patiënt het idee heeft dat de huisarts er vooral is voor lichamelijke klachten. Wanneer er sprake is van weinig onderlinge communicatie, zal de patiënt de lichamelijke klachten zo duidelijk mogelijk presenteren en de arts zal zo goed mogelijk op zoek gaan naar de oorzaken van de klachten. Als bovendien de arts ervan uitgaat dat mensen van allochtone herkomst somatiseren en dat psychosociale problemen per definitie onbespreekbaar zijn, dan beperkt de arts zich tot de medisch-technische mogelijkheden. Open vragen (Wat kan ik voor u doen? Wat denkt u zelf dat er aan de hand is?) en dubbele boodschappen (geen medische oorzaken gevonden, maar toch medicijnen of een vervolgonderzoek) kunnen ertoe leiden dat de patiënt weinig vertrouwen heeft in de arts en dat de patiënt vooral gaat vertrouwen op de ervaren lichamelijke klachten. Op deze manier kan al snel een vicieuze cirkel ontstaan, waarbij patiënt en arts in het patroon terechtkomen dat de patiënt alsmaar somatische klachten presenteert en de arts probeert de patiënt op een ander spoor te krijgen.

Kwalitatief onderzoek over lichamelijk onverklaarde klachten onder huisartsen en Somalische en Afghaanse vluchtelingen in Nederland liet zien dat de huisartsen dachten dat vluchtelingen de relatie niet zagen tussen lichamelijke klachten en hun zorgen, terwijl de vluchtelingen aangaven deze relatie wel degelijk te zien. De vluchtelingen vonden dat de huisartsen hen niet serieus namen en voelden zich als stereotype benaderd[10].

Uit onderzoek blijkt dat de arts psychosociale problemen bij allochtone patiënten bespreekbaar kan maken, maar dat vooral het moment en de wijze waarop deze problemen worden besproken goed gekozen moeten zijn[2]. Wanneer psychosociale problemen pas worden besproken wanneer de arts eerst de somatische oorzaken heeft uitgesloten, is de kans groot dat de patiënt zich nog verder zal vastbijten in de lichamelijke klachten. Het benadrukken van lichamelijke klachten en de bespreekbaarheid van psychosociale aspecten is voor een groot deel afhankelijk van de context. Naarmate er meer vertrouwen is, zal het over het algemeen ook gemakkelijker worden psychosociale problemen te bespreken[2]. Als de arts zich verdiept in het leven van de patiënt, kan het onderlinge vertrouwen groeien en kan de arts ook zicht krijgen op de betekenis van de ziekte voor de patiënt[11].

12.4 Beschouwing

Wanneer een patiënt met klachten komt waarvoor geen lichamelijke oorzaak gevonden kan worden, kan een arts al snel aan somatisatie denken. Belangrijk is dat artsen de klachten waarmee patiënten komen altijd serieus nemen. Er kan altijd een lichamelijke oorzaak zijn voor de ervaren klachten, de arts zal dit dus goed moeten uitzoeken. Ook kan in de loop van de tijd een nieuwe somatische oorzaak gevonden worden. Belangrijk is alert te zijn op eventueel nieuwe signalen. Vooroordelen en stereotypen kunnen een rol spelen. Het gevaar bestaat dat zodra allochtone patiënten met vage klachten komen, de arts onmiddellijk aan somatisatie denkt en de klachten niet goed meer onderzoekt (zie ook casus 11 *Een Iraanse vrouw met chronische pijnklachten*).

Patiënten die steeds maar terugkomen met vergelijkbare klachten waarvoor geen lichamelijke oorzaak gevonden kan worden, kunnen grote irritatie bij de arts veroorzaken. Wanneer u merkt dat u deze patiënt niet serieus meer kunt nemen, is de kans groot dat u ook geen goede zorg meer kunt geven en signalen over het hoofd ziet. Artsen die hiermee leren omgaan, zoeken de oplossing in het verbeteren van de communicatie, zoals luisteren zonder te oordelen, in empathie, geduld en tolerantie[12].

Toch heeft een snelle diagnose van somatisatie voordelen. Chronische somatisatieklachten (bij zowel allochtone als autochtone patiënten) hebben over het algemeen geen heel goede prognose en kunnen een vaak terugkerend probleem zijn in de spreekkamer. Hoe eerder de arts zeker is dat er sprake is van somatisatie, des te beter kan ingezet worden op een tweesporenbeleid. Hoewel patiënten soms weten dat de oorzaak van hun klachten in spanningen moet worden gezocht, blijft de angst voor een lichamelijke oorzaak vaak aanwezig. Hier zal een arts vermoedelijk weinig aan kunnen veranderen. Een goede vertrouwensrelatie met de patiënt biedt echter een ingang om somatisatie met de patient bespreekbaar te maken en te houden.

12.5 Verder lezen

- Hemke F, Muijsenbergh M van den. Huisartsenzorg voor migranten. Knelpunten & mogelijke oplossingen. Utrecht, Pharos, 2010.
- Kleinman A. Culture, bereavement and psychiatry. Lancet 2012; 379; 9816: 608-609.
- Pessireron S. Rouwen in zeven 'Nederlandse' culturen (over uitvaart-, rouwrituelen in de Antilliaanse, Chinese, Indonesische, Marokkaanse, Nederlandse, Surinaamse en Turkse cultuur). Utrecht: Seram Press, 1999.
- Thijs W. Somatisatie. In: Rohlof H, Groenenberg M, Blom C (red). Vluchtelingen in de GGZ. Handboek voor de hulpverlening. Utrecht: Pharos, 2001, 123-129.

Literatuur

1. Thijs, W. Somatisatie. In: Rohlof H, Groenenberg M, Blom C (red). Vluchtelingen in de GGZ. Handboek voor de hulpverlening. Utrecht: Pharos, 2001, 123-129.
2. Rohlof H. Cultuur en ziektebeleving. In: Rohlof H, Groenenberg M, Blom C (red). Vluchtelingen in de GGZ. Handboek voor de hulpverlening. Utrecht: Pharos, 2001, 34-39.
3. Hemke F. Muijsenbergh M van den. Huisartsenzorg voor migranten. Knelpunten & mogelijke oplossingen. Utrecht: Pharos, 2010.
4. Weide MG, Foets M. Migranten in de huisartspraktijk: andere klachten en diagnosen dan Nederlanders. NTvG 1998; 142; 38: 2105-2109.
5. Dijk R van. Cultuur als excuus voor falende hulpverlening. Medische antropologie 1989; 1; 2: 131-143.
6. Verhoeven P, Drewes M, Haastrecht P van. Psychosomatische klachten. Lesboek voor de kadercursus Gezondheidsvoorlichting aan groepen migranten. Woerden: NIGZ, 1996.
7. Avezaat J, Tenwolde J. De huisarts en migrant. In: Neef JE de, Tenwolde J, Mouthaan KAA (red). Handboek Interculturele Zorg. Maarssen: Elsevier/De Tijdstroom, 1997, deel III, 2.5, 1-25.
8. Heezen S. Migranten in de ambulante geestelijke gezondheidszorg. In: Neef JE de, Tenwolde J, Mouthaan

KAA (red). Handboek Interculturele Zorg. Maarssen: Elsevier/De Tijdstroom, 1998, deel III, 2.9, 1-26.
9. Helman, C. Culture, health and illness. An introduction for health professionals. Bristol: Wright, 1988.
10. Feldman CT, Bensing J, de Ruijter A, Boeije HR. Afghan refugees and their General Practitioners in the Netherlands: to trust or not to trust. Soc. Health Illn 2007; 29: 515-35.
11. Baarnhiem S, Ekblad S. Turkish migrant women encountering health care in Stockholm: a qualitative study of somatization and illness meaning. Cult Med Psych 2000; 24: 431-452.
12. Steinmetz D, Tabenkin H. The 'difficult patient' as perceived by family physicians. Fam Pract 2001; 18; 5: 495-500.

Een Marokkaanse man met een depressie

13.1 Vertrouwen creëren – 136

13.2 Prevalentie van discriminatie – 138

13.3 Tweede generatie – 140

13.4 Hulp bij discriminatie – 141

13.5 Beschouwing – 141

13.6 Verder lezen – 142

Literatuur – 142

Casus

Meneer Charouk is ruim twintig jaar geleden met een Marokkaanse vrouw uit Nederland getrouwd. In het kader van partnerhereniging heeft hij zich destijds in Nederland gevestigd. Hij is nu 49 jaar oud. Meneer Charouk heeft jaren in een fabriek gewerkt, maar sinds drie jaar zit hij in de WAO. Hij is afgekeurd wegens rugklachten. Sindsdien brengt hij veel tijd thuis door, met zijn vrouw en vier kinderen. Het afgelopen anderhalf jaar voelt hij zich vaak moe en heeft hij veel hoofdpijn. Hij heeft een paar keer de huisarts bezocht, maar deze kan eigenlijk geen verklaring voor zijn klachten vinden. Met zijn vrouw gaat het daarentegen prima. Zij heeft een computercursus gevolgd en sinds een paar maanden werkt ze als receptioniste. Zij verdient de kost. Meneer Charouk voelt zich nutteloos en om het minste of geringste wordt hij boos. Zijn hoofdpijn wordt erger en bij het volgende bezoek aan de huisarts dringt de huisarts er met mevrouw Charouk op aan dat hij eens naar de GGZ-instelling in hun woonplaats gaat. Meneer Charouk voelt daar in eerste instantie niets voor, hij is toch niet gek? Maar na aandringen van de arts en zijn vrouw besluit hij uiteindelijk toch te gaan.

> *Kennisvraag*
> - Hebben migranten meer kans op psychische aandoeningen?
> - Hoe zijn het proces van migratie en psychische gezondheid aan elkaar gerelateerd?

Migratie en psychische gezondheid

Migratie betekent in veel gevallen een bestaan achterlaten en in een andere omgeving een nieuw leven opbouwen. Hoewel de ervaringen van migratie van persoon tot persoon verschillen, kan dit proces gepaard gaan met veel spanningen. Deze spanningen kunnen migranten kwetsbaar maken voor het ontwikkelen van psychische aandoeningen (◘ tabel 13.1), maar migratie gaat zeker niet altijd met psychische aandoeningen gepaard. Mensen ontwikkelen strategieën (*coping*) om met deze druk om te gaan en die hen ook kunnen beschermen tegen het ontwikkelen van psychische aandoeningen. Met andere woorden: de individuele reacties van migranten op stressoren bepalen de uitkomst[1]. In dit kader beschrijven we factoren voorafgaand, tijdens of na de migratie die migranten kwetsbaar maken voor of hen juist bescherming bieden tegen het ontstaan van psychische aandoeningen.

Kwetsbaarmakende factoren

De eerste factor is de *aard van de migratie*: gedwongen, plotselinge migratie (bijvoorbeeld door vervolging) maakt iemand kwetsbaar, in tegenstelling tot vrijwillige migratie met voldoende voorbereidingstijd. Daarnaast hebben traumatische ervaringen zoals oorlog, marteling of verlies van familie een negatieve impact[1].

Eenmaal in een nieuwe omgeving komen migranten in contact met een andere cultuur en wordt van hen verwacht dat ze zich aanpassen aan de nieuwe omgeving. Dit kan leiden tot *acculturatiestress* of *cultuurconflict*: als iemand zich tussen twee culturen bevindt, kan er een conflict ontstaan tussen culturele waarden uit het land van herkomst en die van het land van verblijf. Dit kan ook een rol spelen bij mensen van allochtone herkomst uit de tweede generatie[2]. Ook kunnen discriminatie en marginalisering in het gastland een nadelig effect hebben op de psychische gezondheid[3]. Ten slotte kan een verschil tussen de persoonlijke en sociale verworvenheden in het gastland (zoals beroep, status) en iemands verwachtingen het functioneren in een nieuwe omgeving moeilijk maken, bijvoorbeeld als iemand gemigreerd is met de hoop op een goede baan en deze verwachting niet waar kan maken[2].

Beschermende factoren

Factoren als een sociaal netwerk en sociale steun werken juist beschermend[1,3]. Daarnaast heeft een sterke culturele en etnische

◘ Tabel 13.1 Etnische verschillen in prevalentie van psychische aandoeningen.

psychische aandoening	etnische verschillen in prevalentie
depressie	Bij Turkse Nederlanders is de lifetime prevalentie van depressie 31%, in vergelijking met 25% bij Nederlandse mensen, blijkt uit een Amsterdams onderzoek[4]. Turkse vrouwen hebben de grootste kans op een actuele depressie. Bij 62% van de Turkse ouderen in Amsterdam werd op basis van zelfrapportage met een gevalideerd meetinstrument de diagnose depressieve klachten gesteld. 34% van de Marokkaanse ouderen gaf aan depressieve klachten te hebben, tegenover 15% van de autochtone ouderen[5][6]. Het risico op ambulante of klinische behandeling in de periode 2002-2006 wegens een depressieve stoornis was bijna vijf keer hoger voor Turkse Nederlanders (eerste en tweede generatie samen), ruim vier keer hoger voor Marokkaanse en bijna twee keer hoger voor Surinaamse Nederlanders[7].
angststoornissen	De prevalentie van angststoornissen is het hoogst bij asielzoekers (40%), bij vluchtelingen is dit 25 %[8]. De lifetime prevalentie van angststoornissen is 15% voor Turks-Nederlandse volwassenen, 9% voor Marokkaans-Nederlandse volwassenen en 12% voor autochtoon-Nederlandse volwassenen. Bij de Turks- Nederlandse en de autochtone bevolking die een angststoornis krijgen, vormen vrouwen de meerderheid, bij de Marokkaanse groep zijn dit de mannen[4].
schizofrenie	De kans dat iemand van Marokkaanse herkomst die in Nederland woont schizofrenie krijgt, is 4,5 maal groter dan voor iemand van autochtone herkomst. De kans dat iemand van Surinaamse of Antilliaanse herkomst schizofrenie krijgt, is driemaal groter dan voor iemand van autochtone herkomst (zie ook casus 20 *Surinaamse man met* schizofrenie)[9]. Voor mensen van Turkse herkomst werd geen duidelijk verschil gevonden. Het risico werd eerder groter dan kleiner bij tweedegeneratieallochtonen.
psychose	Van Surinaams-Nederlandse en Marokkaans-Nederlandse mannen van de eerste generatie hadden respectievelijk 2 en 1% een behandelde psychose gehad. Dat is hoger dan bij autochtone mannen (0,5%). Het risico op ambulante of klinische behandeling wegens een psychose was voor Marokkaanse, Antilliaanse en Surinaamse, en in mindere mate voor Turkse Nederlanders, van de tweede generatie zes tot negen keer hoger dan voor autochtone leeftijdsgenoten[7]. Voor westerse migranten uit België, Frankrijk, Duitsland en Groot-Brittannië in Nederland waren bovengenoemde risico's niet verhoogd.

identiteit (een sterk gevoel bij een bepaalde groep te horen) een beschermende werking. Ook het begrip veerkracht (*resilience*) speelt een rol. Veerkracht kan worden omschreven als een karaktereigenschap of copingbron die helpt om negatieve ervaringen te incasseren en tegenslagen te boven te komen. Veerkracht houdt bijvoorbeeld in het behouden van flexibiliteit en balans in stressvolle omstandigheden en werkt beschermend[1].

Situatie van meneer Charouk

Meneer Charouks situatie in Nederland is niet bepaald rooskleurig. Hij werkt jaren als fabrieksarbeider, maar krijgt te maken met ziekte en belandt in de WAO. Dit plaatst hem min of meer buiten de maatschappij. Daarbij is er sprake van een rolverdeling bij de familie Charouk die anders is dan de traditionele Marokkaanse rolverdeling. Meneer Charouk voegt, zich bij zijn vrouw, die al in Nederland woont. Zij kent het land en de taal beter dan hij en wordt bovendien kostwinner. De realiteit van het dagelijkse leven in Nederland zal waarschijnlijk niet hebben voldaan aan de verwachtingen die meneer Charouk had voordat hij naar Nederland migreerde. De opeenstapeling van deze factoren zal invloed hebben gehad op het ontstaan van meneer Charouks klachten.

> **Casus**
>
> De psychiater constateert een depressie bij meneer Charouk. De therapie bestaat uit persoonlijke consulten met de psychiater. Meneer Charouk is tevreden over de gesprekken met de arts. In de gesprekken is er aandacht voor zijn familie, zowel voor zijn vrouw en kinderen hier in Nederland als voor zijn ouders in Marokko. Hij heeft het gevoel dat de arts hem begrijpt en hem helpt zijn eigen problemen los te zien van andere problemen. De antidepressiva die de arts heeft voorgeschreven, beginnen na een maand te werken.

> *Kennisvraag*
> Wat zijn belangrijke aandachtspunten in de GGZ bij het opbouwen van een vertrouwensband met een allochtone patiënt?

13.1 Vertrouwen creëren

Niet iedereen is van huis uit gewend zorgen en gevoelens met een buitenstaander te delen. Ook kunnen patiënten, bijvoorbeeld door eerdere ervaringen, wantrouwend staan tegenover een hulpverlener. Met name oudere mensen van allochtone herkomst kunnen onbekend zijn met de GGZ. Onderzoek laat zien dat oudere migranten bij klachten van depressieve aard eerder spirituele hulp zoeken (bijvoorbeeld in de moskee) dan contact opnemen met de GGZ (omdat ze dat associëren met mensen die in hun ogen gek zijn)[10]. Uit Amerikaans onderzoek onder oudere migranten met depressie bleek dat zij zich niet thuis voelden bij witte hulpverleners en daarom geen hulp zochten voor hun depressieve klachten[11]. Voor een goede arts-patiëntrelatie is het belangrijk tijd te besteden aan het opbouwen van een vertrouwensband. Hierna volgen enkele aandachtspunten die bij allochtone patiënten extra van belang kunnen zijn.

Omgeving Veel patiënten zijn gevoelig voor de sfeer en uitstraling van de omgeving en zullen zich meer thuis voelen als zij zich in een enigszins herkenbare omgeving bevinden. Landkaarten, meertalige affiches en posters uit verschillende landen van herkomst van uw patiënten stralen gastvrijheid uit. Ook kunnen deze een opstap vormen om te praten over de plaats waar een patiënt vandaan komt[12][13].

Kennismaking Besteed bewust aandacht aan de eerste kennismaking. Dit moment zet de toon voor het vervolg van de arts-patiëntrelatie. Sta stil bij de naam van de patiënt, spreekt u die goed uit? Is de naam goed gespeld? Dit getuigt van respect voor de patiënt. U kunt ook vragen naar de betekenis van de naam, waarom iemand heet zoals hij heet. Dit creëert in veel gevallen een goede en open sfeer. Ook is het belangrijk, vooral in de 'onbekende GGZ', te vertellen wie u bent, wat uw functie is en hoe het vervolg van het contact eruit gaat zien. Zo weet een patiënt wat hij kan verwachten[12][13].

Familie Het kan belangrijk zijn te vragen naar familie. Mensen afkomstig uit een cultuur waar familiebanden traditioneel centraal staan, zijn vaak gewend hun identiteit aan een groep te ontlenen en beschouwen zichzelf minder als een afgegrensd, autonoom individu. Dit zal met name voor oudere migranten gelden. Zorgen om achtergebleven of teruggekeerde familieleden kunnen een stressfactor vormen. Inzicht in familieverbanden verschaft u daarom informatie over uw patiënt en laat tevens zien dat u begrip hebt voor de situatie van 'gebroken' families en de zorgen die migranten daarover hebben[12]. Amerikaans onderzoek onder oudere migranten laat echter ook zien dat men het moeilijk vindt om voor depressieve gevoelens uit te komen, uit angst voor stigma of om anderen te sparen. Depressie kan ervaren worden als iets wat bij het leven hoort en wat je hoort te accepteren[14].

Concrete steun Patiënten kunnen, naast hulp bij gezondheidsproblemen, behoefte hebben aan informatie of concrete steun bij andersoortige problemen. Het kan gaan om een briefje voor de woningbouwvereniging of hulp bij juridische procedures. Voor patiënten uit culturen waar praten over persoonlijke problemen ongewoon is, wordt concrete hulp vaak ervaren als echte inzet, zorg en betrokkenheid. Artsen geven aan dat zij hebben ervaren dat dit hun geloofwaardigheid vergroot en dat zij daarna meer 'recht van spreken' hebben als het om het inwinnen van persoonlijke informatie gaat[15]. Dit betekent overigens niet dat elke arts op elk verzoek van een patiënt dient in te gaan.

Casus

Na een half jaar voelt meneer Charouk zich door de therapie met de psychiater en de medicijnen wat beter, zijn hoofdpijn neemt af en ook is hij minder opvliegend. Maar zijn somberheid blijft. Hij vraagt zich af waarom zijn leven zo is gelopen, waarom hij zich nutteloos voelt en niet, zoals zijn broer, een goede baan heeft gevonden. In het volgende consult met de arts komt dit ter sprake. De arts vindt het positief dat meneer Charouks lichamelijke klachten verminderd zijn, maar aan meneer Charouks sombere stemming moet meer aandacht besteed worden. Daarom verwijst zij hem door naar een speciale gespreksgroep voor Marokkaanse mannen. De arts blijft meneer Charouks contactpersoon.

Casus

Na de eerste groepsbijeenkomst voelt meneer Charouk zich moe. Er is veel gepraat door de tien aanwezige mannen, en veel onderwerpen waren voor hem herkenbaar. Maar meneer Charouk had weinig behoefte zijn verhaal te doen. Na een week is de volgende bijeenkomst. Alle mannen zijn er weer. De psychiater brengt een nieuw onderwerp in, de buren. Iedereen vertelt over zijn buren en hoe ze met elkaar omgaan. Langzamerhand komt het gesprek op het onderwerp discriminatie. Iemand zegt: 'Door alle dingen die er gebeuren, 11 september, Pim Fortuyn, Theo van Gogh[16], worden onze wonden steeds groter en krijgen ze geen tijd om te genezen.' 'Het voelt als een paard dat normaal 200 kilo draagt en nu 400 kilo moet dragen, begrijp je? Je hebt overal problemen, je voelt dat je hier niet welkom bent, je bent minder, dat doet veel pijn,' zegt iemand anders. De gespreksleider vraagt: 'Was dat vroeger ook zo?' 'In de jaren tachtig waren er ook mensen die je niet accepteerden, bijvoorbeeld op het werk, of die bepaalde blikken hadden naar je,

maar dat is nu toch anders. De media, de overheid, ze maken ons kapot. En als ik terugdenk hoe ik nu ben en hoe ik toen was, dan denk ik: zo was ik niet toen ik hier binnenkwam. Het probleem zit in je naasten, bijvoorbeeld de buren. Hoe kan ik de buren leren kennen als ze mij niet zien staan?' De mannen knikken instemmend, de verhalen zijn herkenbaar voor hen allemaal: het wantrouwen waarmee ze benaderd worden, gevoelens van vernedering, of dat mensen hen juist negeren. Meneer Charouk had er eigenlijk nooit bij stilgestaan dat andere mensen dit ook ervaren, in het dagelijks leven wordt er vrijwel nooit over discriminatie gesproken.

▸ *Kennisvraag*
— Hoe vaak en op welke gronden komt discriminatie in Nederland voor?
— Hoe ontstaan vooroordelen en discriminatie?
— Welke gezondheidseffecten kan discriminatie hebben?

▸ *Attitudevraag*
— Iedereen heeft vooroordelen. Welke vooroordelen hebt u ten aanzien van mensen van allochtone herkomst? Vluchtelingen? Marokkanen? Psychiatrische patiënten?
— Hoe kunnen deze vooroordelen uw eigen zorgverlening beïnvloeden?

▸ *Attitudevraag*
Hebt u zich weleens gediscrimineerd gevoeld? Kunt u die situatie voor zichzelf analyseren? Wat gebeurde er precies en hoe voelde u zich?

Stereotypering, vooroordelen, discriminatie

Ieder mens streeft ernaar samenhang en betekenis te geven aan de gebeurtenissen om zich heen. Dit doen we met de kennis die we in ons leven hebben opgedaan, bijvoorbeeld in de opvoeding, in onderwijs, door de media of in interacties met anderen. Met deze kennis in ons achterhoofd benaderen we de werkelijkheid. We gebruiken die kennis voor sociale categorisatie: iedereen deelt mensen om zich heen in in bepaalde groepen, bijvoorbeeld op basis van sekse, leeftijd of etniciteit. Dit is noodzakelijk om te voorkomen dat we de werkelijkheid als een chaos beleven, maar levert tegelijkertijd het gevaar op voor stereotypering[17]. Een stereotype is een kader van kennis en opvattingen ten aanzien van een bepaalde sociale groep[18]. Vaak wordt van stereotypen gebruikgemaakt om binnenkomende informatie snel te kunnen ordenen[17]. Dit kan leiden tot stereotypering: een individu uit die groep wordt beoordeeld in termen van de stereotypen van de sociale groep waartoe hij of zij behoort[18]. Een voorbeeld hiervan is negatief nieuws over een bepaalde etnische groep, waardoor vervolgens alle leden van die groep die negatieve kenmerken krijgen toegedicht. Omdat we informatie in overeenstemming met een stereotype sneller verwerken dan informatie die daar niet mee in overeenstemming is, blijven stereotypen gemakkelijk bestaan[18].

Bevooroordeeld zijn is een ongefundeerde (negatieve) mening hebben over mensen uit een bepaalde sociale groep, die uitsluitend gebaseerd is op hun lidmaatschap van die groep. Wanneer deze negatieve mening tot uitdrukking komt in handelen (uitsluiting, achterstelling), is er sprake van discriminatie[18]. Discriminatie is op grond van de Algemene Wet Gelijke Behandeling verboden. Volgens deze wet mogen mensen in Nederland niet ongelijk behandeld worden op grond van godsdienst, politieke overtuiging, ras, geslacht, seksuele geaardheid, handicap, chronische ziekte of leeftijd[19]. Met andere woorden: men mag in zijn handelen geen onderscheid maken op grond van kenmerken die niet ter zake doen voor die handeling, omdat daarmee het fundamentele recht op gelijke behandeling teniet wordt gedaan. Hierbij zij opgemerkt dat het voor medisch handelen soms wél relevant kan zijn onderscheid te maken naar bijvoorbeeld sekse of etnische herkomst (zoals in de behandeling van hypertensie, zie casus 1 *Een Ghanese man met hypertensie*). In zulke gevallen is er geen sprake van discriminatie. Discriminatie in de zorg is het maken van onderscheid terwijl dat niet relevant is voor de behandeling.

Racisme is de opvatting dat het ene ras superieur is aan het andere. Racisme is in de eerste plaats een opvatting of ideologie die tot discriminatie leidt[20]. In de wet wordt het begrip racisme ruim uitgelegd en omvat het oordelen over huidskleur, afkomst, en nationale of etnische herkomst[21].

Racisme en discriminatie zijn beladen onderwerpen en worden vaak toegeschreven aan bepaalde extreme acties en groeperingen[22]. Maar ook ogenschijnlijk onschuldige fenomenen kunnen uitingen zijn van een negatieve houding ten opzichte van minderheden. Paternalisme ten opzichte van mensen van allochtone herkomst, overdrijven van culturele verschillen of het bestaan van racisme en discriminatie ontkennen zijn voorbeelden van subtiel of verborgen racisme[18] [23].

13.2 Prevalentie van discriminatie

Discriminatieklachten worden door verschillende organisaties geregistreerd. Desondanks is het niet mogelijk een goed beeld te krijgen van de mate waarin discriminatie in Nederland voorkomt. Slachtoffers van discriminatie kunnen bijvoorbeeld ervan afzien om een klacht in te dienen uit angst voor de gevolgen daarvan. Ook zullen niet alle ingediende klachten als gegrond worden beschouwd: soms voelt iemand zich gediscrimineerd terwijl daar in juridische zin geen sprake van is. Onderzoek uit Groot-Brittannië naar etnische verschillen in ervaren kwaliteit van zorg liet zien dat patiënten van Aziatische herkomst meer klachten over wachttijd hadden dan andere etnische groepen, ongeacht de daadwerkelijke duur van de wachttijd. Blijkbaar was de wachttijd langer dan de Aziatische patiënten verwacht hadden, maar toch wachtten zij in werkelijkheid niet langer dan patiënten van andere etnische groepen[24]. De cijfers die er zijn, moeten dus met de nodige voorzichtigheid geïnterpreteerd worden. De cijfers die er zijn, zeggen bovendien niets over het subtiele racisme dat mensen in het dagelijks leven kunnen meemaken[19].

In 2010 waren er in Nederland ruim 6000 geregistreerde klachten en meldingen over discriminatie. Net als in voorgaande jaren hadden de meeste klachten en meldingen betrekking op ervaren discriminatie op grond van ras (of herkomst en huidskleur). Dit is ruim 42% van alle klachten en meldingen. Andere gronden van discriminatie waren leeftijd, geslacht, seksuele gerichtheid en handicap of chronische ziekte. Discriminatie komt voor op verschillende maatschappelijke terreinen, zoals op de arbeidsmarkt (het grootste aantal klachten), in de buurt of wijk (tweede plaats) of bij collectieve voorzieningen zoals overheidsinstanties of in de gezondheidszorg. Net als in voorafgaande jaren gaan de meeste klachten over 'omstreden behandeling', dat wil zeggen belemmering van de toegankelijkheid (of uitsluiting) van goederen, diensten en voorzieningen van instanties. Bijna evenveel klachten hebben betrekking op 'vijandige bejegening'[25]. Uit onderzoek blijkt dat het aantal mensen van allochtone herkomst dat persoonlijk discriminatie ervaart, vele malen groter is dan het aantal geregistreerde klachten. Het percentage Marokkaanse Amsterdammers dat zich in 2010 in de voorgaande twaalf maanden weleens gediscrimineerd voelde, was 38%. Bij Turkse Amsterdammers was dit 32%, bij Surinaamse Amsterdammers 29% en bij autochtone Amsterdammers 13%. Het aandeel westerse allochtonen dat zich weleens gediscrimineerd voelde, bleef gelijk op 19%. Van de groep overige niet-westerse allochtonen ervoer juist een groter deel (42%) discriminatie dan in 2007 (37%)[26][27]. Het is niet bekend hoe vaak etnische discriminatie in de zorg daadwerkelijk voorkomt. Volgens Culyer[28] is er sprake van (etnische) discriminatie wanneer *unlike are treated as like* of als *like are treated as unlike*. Het niet inschakelen van een tolk bij een taalbarrière kan gezien worden als voorbeeld van *unlike treated as like*. Het niet doorverwijzen van een allochtone patiënt naar een specialist als dat volgens de richtlijn wel geïndiceerd is, kan een voorbeeld zijn van *like treated as unlike*. Belangrijke notie hierbij is dat gelijke behandeling discriminatie kan inhouden, terwijl ongelijke behandeling dat niet hoeft te zijn. Verder is er onderscheid te maken tussen *institutioneel racisme* (onderscheid maken tussen patiënten in de toegang tot diensten en mogelijkheden van de zorg op basis van hun afkomst) en *persoonlijk racisme* (onderscheid maken in de behandeling van patiënten op basis van hun afkomst)[29].

Discriminatie en gezondheid

In onderzoek wordt erkend dat discriminatie een negatieve invloed heeft op gezondheid. Het aantonen van een oorzakelijk verband is ingewikkeld omdat discriminatie een complex proces is. Er zijn verschillende manieren te onderscheiden waarop discriminatie de gezondheid kan beïnvloeden. Allereerst is dat op een indirecte manier, als gevolg van institutionele discriminatie. Door bijvoorbeeld selectieve informatieverspreiding of taalproblemen kan de toegankelijkheid van de zorg niet voor alle patiënten even goed zijn. In Nederland is aangetoond dat mensen uit verschillende etnische groepen, met name Turkse en Marokkaanse mensen, minder gebruikmaken van gespecialiseerde zorg dan autochtonen[30]. Dit zou op institutionele discriminatie kunnen duiden, maar minder vertrouwen in de zorg blijkt ook een reden[31].

Ten tweede kunnen directe ervaringen van discriminatie een bron van stress vormen. Amerikaans onderzoek heeft een relatie aangetoond tussen discriminatie enerzijds en hypertensie en meer ziektedagen anderzijds[32]. Naast lichamelijke gevolgen kan deze vorm van stress ook tot psychische problemen leiden. Het constant ervaren van een oneerlijke behandeling leidt tot een negatieve emotionele reactie en is daarmee een vorm van stress. Onderzoekers hebben aangetoond[33] dat ervaren discriminatie geassocieerd is met depressie bij Turkse en Marokkaanse jongeren[34] en psychose bij Marokkaanse jongeren in Nederland[35].

De derde manier waarop discriminatie invloed heeft op de gezondheid is wanneer er sprake is van geïnternaliseerde discriminatie. Dat betekent dat mensen die gediscrimineerd worden de negatieve houding en stereotypen die de maatschappij over hen heeft, accepteren. Als mensen constant een negatieve boodschap ontvangen over hun eigen groep, bijvoorbeeld vanuit de media, kan dat iemands eigenwaarde beïnvloeden en het belang van iemands bestaan ondermijnen. Deze invloed van discriminatie is geassocieerd met een lager zelfrespect, depressie en psychische schade[33].

Casus

De mannen blijken, net als meneer Charouk, zorgen te hebben over hun kinderen. Een deelnemer vertelt: 'In het verleden hebben wij gerekend op een aantal dingen, op ons welzijn en zeker het welzijn voor onze kinderen. Welzijn houdt niet in dat we geld hebben, maar beter geaccepteerd worden. Dat is ons welzijn in een vreemd land. Als je geaccepteerd wordt, ben je gelukkig tussen al die mensen. Maar de acceptatie is achteruitgegaan. Wij als eerste generatie kunnen daar nog wel begrip voor opbrengen, er een beetje mee omgaan, maar de tweede generatie heeft daar meer moeite mee. Mijn kinderen zijn alles voor mij, want ik heb alles, alles klaar willen maken, voor de toekomst van mijn kinderen. De kinderen die voelen zich geen Marokkaan meer, toch worden ze aangekeken als Marokkaan. En dat doet hen pijn. En als het hen pijn doet, doet het ons nog veel meer pijn. Want ze hebben niet gevraagd om hier te zijn. Wij zijn er de oorzaak van dat zij hier zijn. En dat is het schuldgevoel voor de volgende generatie. Dat doet ons ziek zijn geen goed.'

> *Kennisvraag*
> **De casus toont aan dat ook allochtone jongeren van de tweede generatie te maken krijgen met stress als gevolg van hun afkomst. Op welke manier kan identiteitsvorming bij deze jongeren een bron van stress zijn?**

13.3 Tweede generatie

De adolescentie is een overgangsfase die zich kenmerkt door onduidelijkheid over eigen identiteit en plaats in de samenleving. In deze fase staat het ontwikkelen van een eigen identiteit en zelfbeeld centraal. Ook wordt de psychosociale identiteit gevormd, waarbij jongeren zich een beeld gaan vormen van de rol die zij kunnen spelen in het gezin, in hun vriendengroep en de gemeenschap. Voor allochtone jongeren kan dit leiden tot een loyaliteitsconflict: zij moeten een zelfstandige positie ten opzichte van hun ouders verwerven en tegelijkertijd een positie binnen de Nederlandse samenleving. De normen die in beide omgevingen (bij hun ouders en in de samenleving) gelden, kunnen bij allochtone jongeren sterker dan bij autochtone jongeren van elkaar verschillen. Zo kunnen ze in een permanent cultureel conflict komen. Dit kan pijnlijk en verwarrend zijn en kan leiden tot problemen in de identiteitsvorming. Het ontwikkelen van een sterke en positieve etnische identiteit kan beschermend werken in dit proces. Trots zijn op de eigen identiteit en het gevoel bij een etnische groep te horen blijken gerelateerd aan minder probleemgedrag. Daarnaast is het belangrijk dat jongeren zich verbonden voelen met de Nederlandse samenleving en zich daarmee kunnen identificeren. Het ervaren van discriminatie en stereotypering maakt de binding met de Nederlandse samenleving minder. Dit kan echter ook de etnische identiteit negatief beïnvloeden. Jongeren kunnen de discriminatie van de eigen groep als onveranderlijk beschouwen en het idee krijgen dat hun kansen in de maatschappij verminderd zullen zijn. Dit gevoel blijkt een negatieve invloed te hebben op het gedrag van jongeren. Problemen bij de ontwikkeling van een persoonlijke en psychosociale identiteit kunnen een gebrek aan zelfvertrouwen en problemen met de geestelijke gezondheid tot gevolg hebben[35][36].

Hiervoor is een beknopte beschrijving gegeven van de identiteitsontwikkeling van jongeren van de tweede generatie. In werkelijkheid is dit een ingewikkelder proces, waar nog veel meer factoren op van invloed zijn. Het toont echter wel aan dat gevolgen van migratie niet aan de eerste generatie migranten voorbehouden blijven. En dat de bezorgdheid van de mannen over hun kinderen in sommige gevallen gegrond is.

> **Casus**
>
> Even is het stil. De gespreksleider neemt het woord. Hij vertelt dat discriminatie een van de stressfactoren is die de stemming kunnen beïnvloeden. Hij stelt voor de volgende bijeenkomst met elkaar te praten over hoe je kunt omgaan met stressfactoren, en van elkaar te horen hoe eenieder ermee omgaat.

> *Kennisvraag*
> **Hoe kan een arts hulp bieden bij patiënten die discriminatie ervaren of hebben ervaren?**

13.4 Hulp bij discriminatie

Hoewel discriminatie kan leiden tot stressreacties, zoals angst of frustratie bij mensen, is nauwelijks beschreven hoe artsen of andere hulpverleners aandacht aan dit onderwerp kunnen besteden. Toch is het mogelijk dat een patiënt dit onderwerp aankaart tijdens een consult, of dat u zelf vermoedt dat de patiënt in het dagelijks leven met discriminatie te maken heeft en dat dit van invloed is op de klachten die hij of zij ervaart. Daarom hier enkele aandachtspunten bij het bespreken van het onderwerp discriminatie:

- Als het onderwerp ter sprake komt, negeer het dan niet, maar geef de patiënt de ruimte erover te vertellen.
- Het is belangrijk de patiënt in zijn ervaring te erkennen. Het kan zijn dat u bij het luisteren naar een patiënt een andere interpretatie hebt van de situatie. Het gaat er in eerste instantie echter niet om of de patiënt daadwerkelijk gediscrimineerd is, maar om hoe hij het ervaren heeft.
- Het is belangrijk dat u zich niet identificeert met de daders en zich niet schuldig voelt over wat de patiënt heeft meegemaakt.
- Indien nodig kunt u de patiënt doorverwijzen naar de tweede lijn[37].

Als er sprake is van aanwijsbare discriminatie, kunt u de patiënt motiveren aangifte te doen. Dit kan bij een antidiscriminatiebureau (ADB) of meldpunt in de regio. Het landelijke telefoonnummer is: 0900 235 43 54 (website: ▶ www.discriminatie.nl). Bij dit meldpunt kunnen patiënten ook terecht voor advies over hun situatie.

> **Casus**
>
> Na een half jaar is de stemming van meneer Charouk wat verbeterd. Zijn vrouw heeft veel begrip voor zijn ziekte, maar hij merkt dat het voor zijn kinderen moeilijk is om een zieke en prikkelbare vader te hebben. Met anderen spreekt hij nauwelijks over zijn depressie. Hij wil niet dat zij denken dat hij gek is. Bovendien wil hij zijn gezin niet lastigvallen met al zijn problemen, zij hebben het al moeilijk genoeg. Daarom kijkt meneer Charouk elke week uit naar de groepsgesprekken. Het is belangrijk bij elkaar te komen, een band op te bouwen en elkaar te kunnen vertrouwen, te praten met mensen met dezelfde aandoening over hun ervaringen. Zoals een van de groepsleden zegt: 'Tegen elkaar praten en van elkaar iets weten, geneest je ook. Want dan ben je niet alleen. En dat is een medicijn waarvoor je niet bang hoeft te zijn dat je er iets van krijgt. Als je pillen tegen depressie neemt bijvoorbeeld, ja daar raak je verslaafd aan, dan krijg je maagklachten, dan krijg je allerlei dingen. Hier krijg je alleen, als er een probleempje is, een klein beetje hoofdpijn.' Als meneer Charouk naar de toekomst kijkt, heeft hij weinig vertrouwen in genezing van zijn depressie. Hij hoopt dat zijn kinderen een betere toekomst in Nederland tegemoet gaan.

13.5 Beschouwing

Deze casus geeft inzicht in de wijze waarop migratie van invloed kan zijn op gezondheid. Wennen aan het dagelijkse leven in een andere cultuur en de discrepantie tussen verwachtingen en realiteit brengen spanningen met zich mee. Deze spanningen kunnen hun weerslag hebben op de psychische gezondheid van migranten. Daarom is het belangrijk als arts op de hoogte te zijn van de specifieke situatie waarin migranten zich bevinden. De situatie en ervaringen van migranten zijn niet alleen afhankelijk van henzelf, ook de ontvangende samenleving speelt daarin een belangrijke rol. Afwijzing en discriminatie in de maatschappij als geheel kunnen een specifieke spanningsbron vormen, die kan leiden tot gezondheidsklachten.

Het onderwerp discriminatie is in Nederland min of meer taboe, ook in de zorg. Artsen horen objectief en neutraal te handelen en niet op basis van vooroordelen. Maar ook artsen zullen uit gemak of door tijdgebrek patiënten generaliseren in plaats van zich een genuanceerde mening te vormen. Ze zijn immers getraind om onder tijdsdruk en met beperkte mogelijkheden op basis van clusters informatie snel tot een beoordeling van een situatie te komen[38]. Handelen op basis van generalisaties kan artsen helpen om onzekerheid over het anders-zijn van de ander te verbergen. Als arts is het belangrijk de eigen vooroordelen en vanzelfsprekendheden te onderzoeken. Alleen dan kan een arts zich openstellen voor patiënten uit andere culturen[15][39].

Wees u ervan bewust dat discriminatie meer is dan extreme uitingen. Het kan ook op andere manieren, soms onbewust, worden geuit. Uit onderzoek blijkt dat hoger opgeleide mensen juist subtiele vooroordelen hebben die zich uiten in bedekt racisme, zoals superioriteitsgedrag, vermijdingsgedrag en negeergedrag[15]. De mannen in de casus laten zien dat het ervaren van discriminatie een wezenlijk onderdeel uitmaakt van hun dagelijkse leven. Sta als arts stil bij het effect dat dit soort discriminatie kan hebben op het welbevinden van patiënten. En probeer zo veel mogelijk te voorkomen dat uw eigen woorden of handelen niet onbewust door uw patiënten als discriminatie kunnen worden opgevat.

Spanningen die samenhangen met een migratieverleden blijven niet beperkt tot de eerste generatie. Ook voor de tweede generatie kunnen hierdoor problemen ontstaan die van invloed kunnen zijn op de identiteitsvorming van jongeren. Culturele conflicten en loyaliteitsconflicten, het verwerven van een plek in de Nederlandse samenleving kunnen deze jongeren kwetsbaar maken.

Ondanks de spanningen die migratie en het leven in een ander land met zich kunnen meebrengen, moeten migranten niet als slachtoffers worden gezien. Migratie hoeft niet per se te leiden tot gezondheidsproblemen. Belangrijk voor zowel de eerste als tweede generatie mensen van allochtone herkomst is de balans tussen kwetsbaarheid en veerkracht. In deze casus zijn de spanningen meneer Charouk boven het hoofd gegroeid en heeft zich bij hem een depressie ontwikkeld. Door de behandeling van de psychiater is zijn gezondheid een stap in de goede richting gekomen, de groepstherapie helpt meneer Charouk uiting te geven aan zijn problemen. Hoewel meneer Charouk niet het idee heeft van zijn klachten te genezen, biedt de groep een veilige plek om met elkaar in gesprek te gaan en zijn er anderen die zijn situatie en klachten begrijpen.

13.6 Verder lezen

- Bhugra D. Migration and mental health. Acta Psychiatr Scand 2004; 109; 4: 243-258.
- Fassaert T, Nielen M, Verheij R, Verhoeff A, Dekker J, Beekman A, Wit M de. Quality of care for anxiety and depression in different ethnic groups by family practitioners in urban areas in the Netherlands. Gen Hosp Psychiatry 2010 Jul-Aug; 32(4): 368-376.
- Limburg-Okken A. Migranten in de psychiatrie. Deventer: Van Loghum Slaterus, 1989.

Literatuur

1. Bhugra D. Migration and mental health. Acta Psychiatr Scand 2004; 109; 4: 243-258.
2. Bhugra D, Ayonrinde O. Depression in migrants and ethnic minorities. Adv Psychiatric Treatment 2004; 10: 13-17.
3. Jong J de. Migratie en geestelijke gezondheidszorg. In: Wolffers I, Kwaak A van der (red). Gezondheidszorg en cultuur. Amsterdam: VU Uitgeverij, 2004, 133-150.
4. Wit M de, Tuinebreijer W, Dekker J, Beekman A, Gorissen W, Schrier A, Penninx B, Komproe I, Verhoeff A. Depressive and anxiety disorders in different ethnic groups: A population based study among native Dutch and Turkish, Moroccan and Surinamese migrants in Amsterdam. Soc Psychiatry Psychiatr Epidemiol 2008; 43: 905-912.

5. Wurff FB van der, Beekman AT, Dijkshoorn H, Spijker JA, Smits CH, Stek ML et al. Prevalence and risk-factors for depression in elderly Turkish and Moroccan immigrants in the Netherlands. J Affect Disord 2004; 83; 1: 33-41.
6. Spijker J, Wurff FB van der, Poort EC, Smits CH, Verhoeff AP, Beekman AT. Depression in first generation labour migrants in Western Europe: the utility of the Center for Epidemiologic Studies Depression Scale (CES-D). Int J Geriatr Psychiatr 2004; 19; 6: 538-544.
7. Selten J-P, Laan W, Kupka R, Smeets H, Os J van. Meer kans op depressie en psychose bij allochtonen? NTvG 2011; 155: A3253.
8. Gerritsen AAM, Devillé W, Linden FA van der, Bramsen I, Willigen LH van, Hovens JE, Ploeg HM van der. Psychische en lichamelijke gezondheidsproblemen van en gebruik van zorg door Afghaanse, Iraanse en Somalische asielzoekers en vluchtelingen. NTvG 2006; 150; 36: 1983-1989.
9. Veling W. Schizophrenia amongst ethnic minorities. Proefschrift. Rotterdam: Erasmus Universiteit, 2008.
10. Marwaha S, Livingston G. Stigma, racism or choice. Why do depressed ethnic elders avoid psychiatrists? J Affect Disord. 2002; 72; 3: 257-265.
11. Conner KO, Lee B, Mayers V, Robinson D, Reynolds CF, Albert S, Brown C. Attitudes and beliefs about mental health among African American older adults suffering from depression. J Aging Stud 2010; 24; 4: 266-277.
12. Limburg-Okken A. Migranten in de psychiatrie. Therapie. Deventer: Van Loghum Slaterus, 1989, 137-161.
13. Blom C. Werken aan de werkrelatie. In: Rohlof H, Groenenberg M, Blom C (red). Vluchtelingen in de GGZ. Handboek voor de hulpverlening. Utrecht: Pharos, 2001, 3e dr., 48-56.
14. Conner KO, Copeland VC, Grote NK, Rosen D, Albert S, McMurray MI, Reynolds CF, Brown C, Koeske G. Barriers to treatment and culturally endorsed coping strategies among depressed African-American older adults. Aging Ment Health 2010; 14; 8: 971-983.
15. Vries S de. Psychosociale hulpverlening en vluchtelingen. Eerste gesprekken. Utrecht: Pharos, 2000, 130-157.
16. Dit verwijst naar de aanslagen van 11 september 2001 op het World Trade Center in de Verenigde Staten, de moord op politicus Pim Fortuyn op 6 mei 2002 en de moord op cineast Theo van Gogh op 2 november 2004. Deze gebeurtenissen hebben het debat in Nederland over de multiculturele samenleving op scherp gezet.
17. Rydgren J. The logic of xenophobia. Rationality and Society 2004; 16; 2: 123-148.
18. Baron RA, Byrne D, Suls J. Exploring Social Psychology. Prejudice and discrimination. Boston: Allyn & Bacon, 1989, 4e dr., 125-151.
19. Coenders M, Lindner L, Silversmith J, Visser J. Kerncijfers 2003. Jaaroverzicht discriminatieklachten bij antidiscriminatiebureaus en meldpunten. Amsterdam: Landelijke Vereniging van Anti Discriminatie Bureaus en Meldpunten, 2004.
20. Meldpunt discriminatie Amsterdam: www.meldpunt-amsterdam.nl, mei 2005.
21. Internationaal verdrag inzake de uitbanning van rassendiscriminatie (IVUR); New York, 7 maart 1966. (Nederlandse vertaling: Trb 1967, 48). www.lbr.nl, mei 2005.
22. Vries S de. Psychosociale hulpverlening en vluchtelingen. Acculturatie. Utrecht: Pharos, 2000, 44-61.
23. Praag C van. Wederzijdse beeldvorming. In: Dagevos J, Gijsberts M, Praag C van (red). Rapportage minderheden 2003. Onderwijs, arbeid en sociaal-culturele integratie. Den Haag: Sociaal en Cultureel Planbureau, 2003, 363-388.
24. Mead N, Roland M. Understanding why some ethnic minority patients evaluate medical care more negatively than white patients: a cross sectional analysis of a routine patient survey in English general practices. BMJ 2009; 339: b3450.
25. Coenders M. Klachten en meldingen over discriminatie in 2010. Landelijk overzicht van klachten en meldingen geregistreerd door gemeentelijke antidiscriminatievoorzieningen. Utrecht: ERcomer, Universiteit Utrecht, 2011.
26. Diversiteits- en integratiemonitor 2010 gemeente Amsterdam. http://www.os.amsterdam.nl/pdf/2011_diversiteitsmonitor_2010.pdf.
27. Agyemang C, Seeleman C, Suurmond J, Stronks K. Racism in health and health care in Europe: where does the Netherlands stand? Eur J Public Health 2007; 17; 3: 240.
28. Culyer AY. Need: The idea won't do – but we still need it. Soc Sci Med 1995; 40; 6: 727.
29. Jones CP. Levels of racism: a theoretic framework and a gardener's tale. Am J Public Health 2000; 90; 8: 1212.
30. Stronks K, Ravelli AC, Reijneveld SA. Immigrants in the Netherlands: equal access for equal needs? J Epidemiol Community Health 2001; 55; 10: 701-707.
31. Lamkaddem M, Essink-Bot L, Devillé W, Foets M, Stronks K. Perceived discrimination outside health care settings and health utilization of Turkish and Moroccan GP patients in the Netherlands. Eur J Public Health 2011; sept [Epub ahead of print].
32. McKenzie K. Racism and health. BMJ 2003; 326; 7380: 65-66.
33. Williams DR, Williams-Morris R. Racism and mental health: the African American experience. Ethn Health 2000; 5; 3-4: 243-268.
34. Dijk TK van, Agyemang C, Wit M de, Hosper K. The relationship between perceived discrimination and depressive symptoms among Young Turkish-Dutch and Moroccan-Dutch. Eur J Publ Health 2011; 21; 4: 477-483.
35. Veling W, Selten JP, Susser E, Laan W, Mackenbach JP, Hoek HW. Discrimination and the incidence of psychotic disorders among ethnic minorities in The Netherlands. Int J Epidemiol 2007; 36; 4: 761-768.
36. Delahaij R. Dossier empowerment. Empowermentmethoden bij allochtone jongeren. Forum, 2004. http://www.forum.nl/pdf/empowerment.pdf.

37. Op basis van informatie aangeleverd door A. Zarks, maatschappelijk medewerker Riagg-RNW.
38. Smedly BD, Stith AY, Nelson R (eds). Unequal Treatment. Confronting racial and ethnic disparities in health care. Assessing potential sources of racial and ethnic disparities in care: the clinical encounter. Washington: The National Academies press, 2003, 160-179.
39. Graaf F de. Zorg aan buitenl'anders?' deel van mijn vak. Omgaan met culturele verschillen. Utrecht: Bureau voorlichting gezondheidszorg buitenlanders, 1995, 19-28.

Een Marokkaans meisje met spierzwakte en uitvalsverschijnselen

14.1 Differentiële diagnose – 146

14.2 Alternatieve genezers – 147

14.3 Juridische aspecten bij weigering medische behandeling – 150

14.4 Beschouwing – 151

14.5 Verder lezen – 151

Literatuur – 152

Casus

Op de eerste hulp verschijnt Nadia Mourabi, een Marokkaans meisje van acht jaar met haar moeder. Nadia is bekend op de afdeling kindergeneeskunde waar ze onder behandeling is voor astma. Nadia heeft sinds een maand klachten van moeizame spraak, voornamelijk dysartrie, loopstoornissen (ze sleept met haar linkerbeen en -voet), problemen met schrijven en momenten van afwezigheid. De behandelend kinderarts wil weten of Nadia ook koorts heeft gehad, maar dit blijft onduidelijk. Bij het lichamelijk onderzoek ziet de arts een niet-ziek, alert maar verlegen meisje met goede spraak. Nadia heeft geen koorts. Onderzoek van hoofd-halsgebied, hart, longen en buik toont geen afwijkingen. Uit neurologisch onderzoek wordt het volgende geconcludeerd: niet meningeaal geprikkeld, lopen gestoord, zakt door linkerbeen, spiertonus verminderd.

> **Kennisvraag**
> — Wat is uw differentiële diagnose?
> — Welk onderzoek zou u willen doen?

14.1 Differentiële diagnose

De differentiële diagnose van deze kinderarts bestaat uit:
- een ruimte-innemend proces in het hoofd (tumor, bloeding);
- virusinfectie in het algemeen;
- meningitis/encefalitis;
- somatoforme stoornis;
- een zeldzame neurologische aandoening als spinocerebellaire ataxie, MS of ALS.

In het vervolg van de casus wordt beschreven welk aanvullend onderzoek deze arts heeft uitgevoerd.

Casus

De arts vindt de spierzwakte en uitvalsverschijnselen alarmerend en laat een MRI van de hersenen maken. Ook het bloed van Nadia wordt onderzocht op de aanwezigheid van infecties (VBB = volledig bloedbeeld en CRP = C-reactieve proteïne). Zowel op de MRI als in het bloed wordt niets afwijkends gevonden. De arts besluit Nadia op te nemen ter observatie en aanvullend onderzoek te doen in de vorm van een lumbaalpunctie. De moeder van Nadia weigert zowel de opname als de lumbaalpunctie. De arts probeert erachter te komen waarom mevrouw Mourabi dit weigert. Dit lukt niet. De onderlinge communicatie verloopt moeizaam door taalproblemen.

> **Attitudevraag**
> — Waarom zou mevrouw Mourabi opname en lumbaalpunctie weigeren?
> — Wat zou u in dit geval doen?

Casus

Op de afdeling kindergeneeskunde werkt een kinderarts van Marokkaanse herkomst. Zij wordt erbij geroepen. Het blijkt dat mevrouw Mourabi afkomstig is uit een klein Berberdorp in Noord-Marokko. De arts vraagt mevrouw Mourabi: 'Wat denkt u zelf dat er met Nadia aan de hand is? Hoe komt het dat ze niet kan lopen?' Mevrouw Mourabi antwoordt: 'Ik denk dat het een djinn is.' De kinderarts vraagt aan mevrouw Mourabi of ze zelf geprobeerd heeft om iets aan de klachten van haar dochter te doen. 'Ja', zegt mevrouw Mourabi, 'ik ben naar de imam geweest en die heeft me verteld dat er een djinn in haar zit. Daardoor spreekt ze zo vreemd.'

> **Kennisvraag**
> — Welke rol kan het bovennatuurlijke, zoals een djinn, spelen bij ziekte en gezondheid?
> — Welke hulp zoeken mensen bij dergelijke problemen?
> — Hoe kan een arts achterhalen of dit bij een patiënt een rol speelt?

Islamitische en andere traditionele geneeswijzen

De islam kent enerzijds een 'officiële' leer, zoals die wordt uitgelegd door bijvoorbeeld schriftgeleerden en imams, en anderzijds een volksgeloof dat voortkomt uit verschillende lokale, culturele tradities. Volgens de officiële islam kunnen mensen worden genezen door het reciteren van bepaalde verzen uit de Koran en het maken van amuletten bestaande uit Koranverzen. De genezende kracht van deze handelingen wordt aan Allah toegeschreven. Ook in het islamitische volksgeloof bestaan ideeën over ziekte en genezing. Deze ideeën kunnen verschillen van wat de officiële islam uitdraagt. Gezien het grote verschil in achtergrond van moslims is het niet mogelijk te spreken van één volksgeloof. Universeel binnen het volksgeloof is echter dat wordt uitgegaan van bovennatuurlijke oorzaken van ziekten en problemen (naast natuurlijke). Drie oorzaken kunnen onderscheiden worden[1]:

- *Magie.* Zwarte magie of toverij als oorzaak van ziekte. Dit wordt toegepast door het uitspreken van formules of het uitvoeren van rituelen.
- *Boze oog.* Gebaseerd op het idee dat een individu kracht heeft om een ander schade te berokkenen louter door naar iemand of diens bezit te kijken. Het boze oog komt in verschillende culturen en religies voor (bijvoorbeeld ook winti) en wordt vaak geassocieerd met jaloezie.
- *Boze geesten.* In het islamitische volksgeloof van verschillende landen worden geesten vaak aangeduid met de term djinns: onzichtbare wezens die zich in de vorm van een mens of dier kunnen openbaren[1]. Er zijn djinns die mensen helpen, maar er zijn er ook die kwaad (bijvoorbeeld ziekten en problemen) verspreiden[2].

Wereldwijd hebben mensen allerlei verklaringen voor ziekten, zogenaamde lekenmodellen, die kunnen verschillen van die van artsen. In het algemeen kan het ontstaan van ziekte aan een van de volgende vier domeinen worden toegeschreven:

- *De patiënt zelf.* Ziekte wordt toegeschreven aan een oorzaak in of van de patiënt zelf en de patiënt is voornamelijk zelf verantwoordelijk voor het ontstaan van ziekte, bijvoorbeeld vanwege zijn slechte voedings-, rook- of drinkgewoonten of wegens stress of vermoeidheid.
- *De natuurlijke wereld.* Ziekte wordt toegeschreven aan levende en niet-levende aspecten van de natuurlijke omgeving, zoals extreme warmte of koude, wind en regen of bacteriën.
- *De sociale wereld.* Ziekte wordt toegeschreven aan kwaadwillendheid tussen personen, bewust of onbewust. Hiertoe behoren hekserij (vaak onbewust), toverij (bewust) en het boze oog.
- *De bovennatuurlijke wereld.* Ziekte wordt toegeschreven aan de directe handelingen van bovennatuurlijke wezens zoals goden of geesten[3].

In sommige gevallen wordt ziekte toegeschreven aan een combinatie van oorzaken of aan een interactie tussen de verschillende domeinen. Daarnaast kunnen patiënten het biomedisch perspectief van hun arts overnemen en inpassen in hun eigen verklaring.

14.2 Alternatieve genezers

Islamitische patiënten kunnen besluiten een islamitische genezer te consulteren voor hun klachten. Doorgaans proberen islamitische genezers eerst een natuurlijke oorzaak van de klachten van een patiënt uit te sluiten door te vragen of de patiënt al bij een arts is geweest. Uit onderzoek uit 2000 blijkt dat 80% van de patiënten voorafgaand aan het contact met een islamitische genezer zegt een arts of reguliere hulpverlener te hebben bezocht. Als de arts geen natuurlijke oorzaak heeft kunnen vinden, gaat de genezer op zoek naar een bovennatuurlijke oorzaak. Met een uitvoerig gesprek, door observatie of door het gebruik van rituelen probeert een genezer een diagnose te stellen. Behandeling vindt plaats met Koranverzen waaraan zegenbrengende krachten zijn toegeschreven. Deze verzen worden in gebeden uitgesproken, er worden amuletten van gemaakt of teksten worden opgelost in water dat een patiënt moet opdrinken of waarmee de patient gewassen wordt. Ook kunnen genezers contact zoeken met geesten, of gebruikmaken van oliën en kruiden[1 4].

Naast islamitische geneeswijzen bestaan er talrijke andere alternatieve of traditionele geneeswijzen en genezers. Traditionele genezers kunnen in verschillende groepen worden onderscheiden: diegenen met magische of bovennatuurlijke krachten, zoals sjamanen of priesters, en kruidengeneeskundigen, 'bonesetters' en vroedvrouwen. Hoewel de therapie die zij toepassen in de ogen van de reguliere geneeskunde misschien ongebruikelijk of irrationeel lijkt, is de therapie in beginsel in overeenstemming met de oorzaak waaraan de genezers de klachten van een patiënt toeschrijven[5]. Artsen hoeven zelf uiteraard niet in de therapie te geloven, maar kunnen het belang ervan voor de patiënt respecteren. Een arts kan vragen: bij welke genezer bent u geweest? Waarom? Had u er iets aan? Religieuze genezers worden overigens niet alleen gewaardeerd door allochtonen, ook bijvoorbeeld binnen het katholieke geloof spelen ze een rol (denk bijvoorbeeld aan de bedevaart naar Lourdes).

> **Verklaringsmodellen**
> Niet iedere patiënt met een islamitische (of allochtone) achtergrond gelooft in het werk van traditionele genezers. In onderzoeken werd aangetoond dat ongeveer 3,5% van de onderzochte volwassen mensen van allochtone herkomst contact heeft gehad met een alternatieve behandelaar (tegen 6,9% van de volwassen autochtonen[6], zie ook kader *Alternatieve therapieën* in casus 15). Het is daarom belangrijk af te tasten in welk perspectief patiënten hun klachten zien. Medisch antropoloog Kleinman heeft onderzoek gedaan naar culturele invloeden op verklaringsmodellen.

> Hij heeft de volgende vragen uitgewerkt die artsen patiënten kunnen stellen en die kunnen helpen meer inzicht te krijgen in het verklaringsmodel van een patiënt:
> - Hoe noemt u dit probleem?
> - Wat denkt u dat het probleem veroorzaakt heeft?
> - Hoe verwacht u dat het probleem zal verlopen? Hoe ernstig is het?
> - Wat denkt u dat dit probleem in uw lichaam doet? Welke invloed heeft het op uw lichaam en uw geest?
> - Wat vreest u het meest aan deze toestand? Wat vreest u het meest aan de behandeling?[7]
>
> Naast het onderzoeken van het verklaringsmodel van de patiënt stelt Kleinman dat het belangrijk is dat een arts ook de eigen verklaring van de klachten met de patiënt deelt. Samen met de patiënt worden de beide verklaringsmodellen vergeleken om door middel van onderhandeling te komen tot een gedeeld model over behandeling en verwachte uitkomsten[8].

Vaak is het verklaringsmodel van patiënten niet volledig doordacht en soms spreekt het zichzelf tegen. Toch kunnen deze vragen als aanknopingspunt gebruikt worden voor een gesprek over culturele betekenissen die de zorg kunnen beïnvloeden. Veel patiënten zullen aangemoedigd moeten worden om hun eigen perspectief met de arts te delen. Daarom is het belangrijk open te staan en respect te hebben voor andere ideeën en verklaringen. Wanneer beide verklaringsmodellen tegenstrijdig zijn, kan het een moeilijke taak worden om tot iets gezamenlijks te komen, want van zowel patiënt als arts wordt verwacht buiten de eigen kaders te denken. Toch is dit een belangrijke stap in het opbouwen van een vertrouwensband, therapietrouw en tevredenheid van patiënten[8]. Overigens kan er bij alle patiënten sprake zijn van een ander perspectief op ziekte, dat geldt niet alleen voor allochtone patiënten. Maar verschillen in culturele achtergrond tussen arts en patiënt kunnen de kloof tussen beide verklaringsmodellen groter maken.

Casus

Mevrouw Mourabi heeft van de imam begrepen dat Nadia geen ruggenprik of een infuus mag krijgen. Dat zou de djinn boos maken, waardoor haar dochter nog erger ziek wordt. De Marokkaanse kinderarts legt uit dat de lumbaalpunctie belangrijk is voor het uitsluiten van een encefalitis, maar de moeder blijft weigeren. Omdat volgens mevrouw Mourabi niets is gevonden dat op een natuurlijke oorzaak duidt voor Nadia's klachten, wil zij eerst een week de tijd hebben om te kijken of de behandeling van de imam werkt. Deze heeft namelijk Korantetksten overgeschreven en opgelost in water. Met dat water is Nadia gewassen.

> *Kennisvraag*
> Wat zijn de voor- en nadelen van behandeling door een arts met dezelfde etnische achtergrond als de patiënt?

> *Attitudevraag*
> Wat zou u nu doen?

Allochtone arts voor allochtone patiënt?
Als oplossing voor knelpunten die kunnen ontstaan in het contact tussen artsen en allochtone patiënten, wordt soms gepleit voor het inzetten van zorgverleners met eenzelfde etnische achtergrond als de betreffende patiënt. In Amerikaans onderzoek onder een groep patiënten bleek dat patiënten het tevredenst waren wanneer ze werden behandeld door een arts met dezelfde etnische achtergrond als zijzelf[9]. De auteurs dragen hier verschillende verklaringen voor aan. Zo zouden patiënten zich vertrouwder voelen bij een arts met eenzelfde etnische achtergrond. Tevredenheid zou ook kunnen voortkomen uit wantrouwen jegens artsen met een andere achtergrond, bijvoorbeeld op grond van angst voor of ervaren discriminatie. Ook schrijven patiënten positieve kwaliteiten als deskundigheid, interesse en goede communicatieve vaardigheden eerder toe aan artsen uit hun eigen etnische groep[9]. Bepaalde knelpunten, zoals taalproblemen of cultuurverschillen, zullen inderdaad in mindere mate voorkomen als arts en patiënt hun etnische achtergrond delen. Er zijn echter ook nadelen te noemen. Patiënten zouden bijvoorbeeld bang zijn voor het ontstaan van roddels. Dit geldt vooral wanneer patiënten klachten hebben waarvoor zij zich schamen of wanneer ze leven in een kleine gemeenschap. Ook zou het nadelige effecten kunnen hebben op de professionele vorming van zowel allochtone als autochtone artsen. Artsen doen in dat geval vooral ervaring op met patiënten uit de eigen etnische groep en krijgen weinig ervaring met patiënten uit andere groepen. Terwijl artsen in principe in staat moeten zijn zorg te verlenen aan alle patiënten[10]. Bovendien is soms moeilijk te bepalen wat 'dezelfde etnische achtergrond' inhoudt (bijvoorbeeld door verschillen tussen allochtonen van de eerste en van de tweede generatie, of tussen Arabisch of Berber sprekende Marokkanen) en kan niet voor elke allochtone patiënt een arts met dezelfde etnische achtergrond gevonden worden.

De Marokkaanse kinderarts uit deze casus vertelt dat het vaker voorkomt dat haar hulp wordt gevraagd bij Marokkaanse patiënten. Zij geeft aan dat zij graag haar kennis over de achtergrond van patiënten wil delen met anderen indien dit medisch relevant is. Haar hulp is echter ook vaak ingeroepen alleen om taalproblemen op te lossen. Zo kreeg zij tijdens haar coschappen de vraag om te tolken bij een slechtnieuwsgesprek. In dit gesprek werd zij voor de taak gesteld om iemand te vertellen dat zijn been geamputeerd moest worden, terwijl ze nog weinig oefening had gehad met slechtnieuwsgesprekken. Dat heeft ze als heel vervelend ervaren. Deze arts maakt dus een duidelijk onderscheid tussen situaties waarbij haar hulp wordt ingeroepen op deskundigheidsniveau (waar achtergrond, cultuur en zorg met elkaar samenhangen) of alleen voor de taal.

> **Casus**
>
> Omdat het beeld van Nadia niet acuut is en zij op dat moment geen koorts heeft, besluiten de artsen Nadia niet op te nemen en doen zij geen lumbaalpunctie. Met mevrouw Mourabi spreken zij af dat als de situatie van Nadia over een week niet is verbeterd, ze terug moet komen voor een opname. En als Nadia koorts krijgt, moet ze onmiddellijk naar het ziekenhuis komen.

▸ *Attitudevraag*
Wat vindt u van deze oplossing?

▸ *Kennisvraag*
Stelt u zich voor dat Nadia op het moment dat ze naar het ziekenhuis kwam, hoge koorts had gehad en een zeer zieke indruk had gemaakt. Zou de situatie daarmee veranderen? Hoe zou een arts dan moeten/kunnen handelen?

14.3 Juridische aspecten bij weigering medische behandeling

Als Nadia veel zieker was geweest bij presentatie in het ziekenhuis, zou de kans op een levensbedreigende situatie als gevolg van een meningitis een stuk groter zijn. Indien de ouders vervolgonderzoek en opname zouden blijven weigeren, zou u zich als arts genoodzaakt kunnen voelen in te grijpen. Bij elk medisch handelen bent u aan regels gebonden. In deze casus spelen de rechten van een minderjarige en de plichten van artsen een rol.

Een behandelovereenkomst voor een kind jonger dan twaalf jaar wordt gesloten met de ouders. Als ouders toestemming voor een medisch dringend noodzakelijke behandeling weigeren, kan om een kinderbeschermingsmaatregel worden gevraagd aan de rechter. Een voorbeeld van een dergelijke maatregel is de (voorlopige) ondertoezichtstelling. Dit houdt in dat een kinderrechter vervangende toestemming verleent voor medisch ingrijpen bij een kind jonger dan twaalf jaar om ernstig gevaar voor zijn gezondheid af te wenden (art. 1:264 Burgerlijk Wetboek). Wanneer het aanvragen van een dergelijke maatregel te veel tijd in beslag neemt, mag een arts zich van zijn plicht tot het verkrijgen van toestemming van de ouders ontslagen beschouwen als het nakomen van die plicht niet verenigbaar is met de zorg van een goed hulpverlener[11]. Deze uitzondering is beperkt tot bijzondere gevallen waarin de ouders duidelijk niet in het belang van hun kind optreden. Deze uitzondering vormt geen vrijbrief voor artsen om het eigen inzicht te volgen[12].

Belangrijke aspecten zijn dus dat er sprake is van een 'dringend noodzakelijke behandeling' en dat ouders 'niet in het belang van hun kind optreden'. Van dat laatste kan sprake zijn als ouders zich laten leiden door subjectieve waardeoordelen uitsluitend voortkomend uit bijvoorbeeld medelijden (een pijnlijk onderzoek weigeren omdat het zielig voor het kind zou zijn), financiële overwegingen (een behandeling is te kostbaar) of door een persoonlijker getinte waardering van zin en kwaliteit van leven (religie)[12].

> **Casus**
>
> Mevrouw Mourabi en Nadia komen niet terug in het ziekenhuis. Als Nadia later op een reguliere controle voor haar astma komt, vertelt mevrouw Mourabi dat alle klachten na een week verdwenen waren. Mevrouw Mourabi is ervan overtuigd dat door toedoen van de imam de djinn het lichaam van haar dochter heeft verlaten. Tijdens een overleg kijken de kinderartsen terug op deze casus. Zij denken dat er sprake is geweest van een somatoforme stoornis of een virusinfectie. Ze zijn blij dat Nadia gezond is, maar hadden veel moeite met het dilemma waar ze voor kwamen te staan. Het blijft voor hen onduidelijk waarom mevrouw Mourabi naar het ziekenhuis was gekomen als ze niet wilde dat de artsen onderzoek zouden doen. Ze vragen zich af hoe deze casus was afgelopen als er toch sprake was geweest van iets ernstigs en ze spreken af voorlopig extra alert te blijven met betrekking tot de gezondheidstoestand van Nadia.

14.4 Beschouwing

De artsen in deze casus worden voor een dilemma geplaatst: moeten zij de argumentatie en de weigering van onderzoek door mevrouw Mourabi respecteren? Of moet al het mogelijke worden ondernomen om de ernstige diagnose meningitis uit te sluiten? Deze afweging komt neer op het dilemma tussen de plicht van een arts om goed voor een patiënt te zorgen en respect voor de autonomie van een patiënt. Het dilemma in deze casus is extra scherp, omdat de patiënt een minderjarig kind is dat nog geen beslissing over zichzelf kan of mag nemen.

Artsen nemen beslissingen voornamelijk vanuit het medische perspectief: voor- en nadelen van een behandeling of onderzoek worden tegen elkaar afgewogen en op basis daarvan wordt doelgericht een beslissing genomen. Daarbij speelt de ernst van de situatie een belangrijke rol. Voor patiënten zijn vooral persoonlijke waarden doorslaggevend bij het nemen van beslissingen. Als een patiënt een behandeling of een onderzoek weigert, zal een arts proberen zich een oordeel te vormen over hoe rationeel deze beslissing is. Indien een arts een besluit irrationeel vindt, zal zij meestal proberen een patiënt toch over te halen tot een onderzoek of behandeling. Het is voor veel artsen moeilijk om een 'irrationele' beslissing te accepteren[13]. De argumenten die mevrouw Mourabi gebruikt, zullen op veel artsen irrationeel overkomen omdat zij haar geloof in djinns niet delen. Voor haar is geloof in een bovennatuurlijke oorzaak van ziekten echter vanzelfsprekend en de daarop gebaseerde beslissingen zijn 'rationeel'.

Geconfronteerd worden met dergelijke complexe dilemma's die voortkomen uit cultuurverschillen, kan ertoe leiden dat u allochtone patiënten liever over zou dragen aan een allochtone collega. Vanuit het idee dat een allochtone arts beter in staat is deze patiënten te behandelen, gezien de overeenkomst in taal en culturele of religieuze achtergrond. Mogelijk dat dit een oplossing levert omdat culturele verschillen kleiner zijn en culturele aspecten daardoor minder uitleg nodig hebben. Ook kan een gezamenlijke achtergrond eerder een gevoel van vertrouwen geven. Tegelijkertijd zijn er ook nadelen voor de professionele vorming van artsen of schaamte van een patiënt en angst voor roddels. Een arts kan bovendien niet in alle situaties terugvallen op deze oplossing. Immers: het probleem zoals hier geschetst is, zou ook kunnen voorkomen bij autochtone patiënten. Voorbeelden zijn religieuze overwegingen bij Jehova's getuigen of patiënten met kanker die een behandeling weigeren. Elke patiënt kan beslissingen nemen vanuit een perspectief dat niet samenvalt met het eigen perspectief van de arts. In een casus als deze is het waarschijnlijk het effectiefst zo lang mogelijk in dialoog te blijven en informatie uit te wisselen. Probeer argumenten te gebruiken die aansluiten bij het perspectief van de patiënt en probeer de ander niet te overtuigen van uw eigen gelijk. Met een open en respectvolle houding kunt u veel aan patiënten vragen en van hen te weten komen. Probeer iets gezamenlijks te vinden om op voort te borduren. In dit geval hebt u beiden hetzelfde doel: de genezing van Nadia.

Uiteindelijk loopt deze casus goed af, er was geen sprake van meningitis en Nadia geneest. De oorzaak van haar klachten blijft onbekend. De kinderartsen blikken terug op de casus. Onverwachte (positieve of negatieve) gebeurtenissen vormen vaak een aanleiding voor reflectie: stilstaan bij wat er is gebeurd en daar nieuwe inzichten door opdoen. Sta stil bij vragen als: wat vond ik moeilijk aan deze casus en waarom? Wat is voor mij goed hulpverlenerschap? Probeer inzicht te krijgen of vooroordelen of uw eigen (medische, levensbeschouwelijke) waarden uw houding tegenover de patiënt hebben beïnvloed. Het kan belangrijk zijn anderen bij reflectie te betrekken, bijvoorbeeld collega's met elk hun eigen ervaringen, kennis en inzichten.

14.5 Verder lezen

- Fadiman A. The spirit catches you and you fall down. A Hmong child, her American doctors, and the collision of two cultures. New York: Farrar, Straus & Giroux, 1997.

Literatuur

1. Hoffer CBM. Islamitisch volksgeloof en daarop gebaseerde geneeswijzen in Nederland. In: Neef JE de, Tenwolde J, Mouthaan KAA (red). Handboek interculturele zorg. Maarssen: Elsevier Gezondheidszorg, 1996, deel IV, 3.1, 1-24.
2. Luyendijk, J. Een tipje van de sluier. Islam voor beginners. Amsterdam: Uitgeverij Podium, 2001, 45.
3. Helman C. Culture, health and illness. An introduction for health professionals. Doctor-patient interactions. Bristol: Wright, 1986, 65-94.
4. Hoffer CBM. Volksgeloof en religieuze geneeswijzen onder moslims in Nederland. Amsterdam: Thela-Thesis, 2000.
5. Foster GM. An introduction to ethnomedicine. In: Bannerman RH, Burton J, Wen-Chieh C, (eds). Traditional medicine and health care coverage. A reader for health administrators and practitioners. Geneva: World Health Organization, 1983, 17-32.
6. Lindert H van, Droomers M, Westert GP. Contact met alternatieve behandelaars in de allochtone bevolkingsgroepen. In: Tweede Nationale Studie naar ziekten en verrichtingen in de huisartspraktijk. Een kwestie van verschil: verschillen in zelf gerapporteerde leefstijl, gezondheid en zorggebruik. Utrecht/Bilthoven: Nivel/RIVM, 2004, 187-188.
7. Kleinman A. Culture and psychiatric treatment: what are the necessary therapeutic skills? Trimboslezing 2005. Utrecht: Trimbos-instituut, 2005.
8. Kleinman A, Eisenberg L, Good B. Culture, illness and care. Clinical lessons from anthropologic and cross-cultural research. Ann intern med 1978; 88: 251-258.
9. LaVeist TA, Nuru-Jeter A. Is doctor-patient concordance associated with greater satisfaction with care? J health soc behav 2002; 43; 3: 296-306.
10. Thung FH, Demiralay S. Alibi-Ali of de wonderlamp van Aladdin? Allochtone hulpverleners in een GGZ-instelling. Maandblad Gv 2002; 57: 64-73.
11. Leenen HJJ. Minderjarigen. In: Leenen HJJ. Handboek gezondheidsrecht Deel 1 Rechten van mensen in de gezondheidszorg, 4e geheel herziene druk. Houten/Diegem: Bohn Stafleu van Loghum, 2000, 168-173.
12. CJJM Stolker. Burgerlijk Wetboek. Boek 7, afdeling 5. De overeenkomst inzake geneeskundige behandeling. Art.465. In: Sluijters B, Biesaart MCIH, Hamilton-van Hest GCJM, Kalkman-Bogerd LE. Gezondheidsrecht tekst en commentaar. Deventer: Kluwer, 1999, 435-436.
13. Huijer M, Leeuwen E van. Personal values and cancer treatment refusal. J med ethics 2000; 26: 358-362.

Een Bosnische vrouw met RSI

15.1 Type-I- en type-II-reacties – 154

15.2 Beschouwing – 157

15.3 Verder lezen – 157

Literatuur – 157

> **Casus**
>
> Op het spreekuur van de bedrijfsarts verschijnt de Bosnische mevrouw Gavić van vijftig jaar. Mevrouw Gavić is in 1992 de oorlog in Bosnië ontvlucht en woont sindsdien in Nederland. Onlangs is bij haar RSI vastgesteld. De bedrijfsarts heeft mevrouw Gavić een paar keer gezien in verband met de RSI. Tijdens een van die bezoeken vertelt mevrouw Gavić onverwacht dat haar vermiste broer in een massagraf in Bosnië is teruggevonden. Zij vraagt of zij naar Bosnië mag voor de herbegrafenis. Ook vertelt ze dat een andere broer van haar nog steeds vermist wordt. De bedrijfsarts is enigszins verrast door dit verhaal, omdat mevrouw Gavić het eigenlijk nauwelijks over de tijd in Bosnië heeft gehad. Hij geeft haar toestemming om erheen te gaan. Tevens stelt hij voor dat mevrouw Gavić een Bosnische arts consulteert over haar klachten, als ze daar toch eenmaal is.

> ▶ *Kennisvraag*
> **Welke verschillende reacties zijn er op een aangrijpend verhaal van een patiënt met een vluchtelingenverleden?**

> ▶ *Attitudevraag*
> **Hoe zou u reageren op een aangrijpend verhaal van de patiënt?**

15.1 Type-I- en type-II-reacties

Patiënten met een vluchtelingenverleden (maar ook andere patiënten met een traumatisch verleden) kunnen bij de arts hevige gevoelens opwekken. De pijn en het verdriet van de patiënt, zijn machteloosheid en woede, en het onrecht van mensonterende situaties kunnen bij de arts schuldgevoelens oproepen. Men kan zich onhandig en onzeker voelen in de eigen (veilige) wereld[1]. Wanneer een arts wordt geconfronteerd met een pijnlijke geschiedenis van de patiënt, zijn er twee uiterste reacties mogelijk[1] [2]. De eerste is de type-I-reactie: de arts reageert overafstandelijk. Deze reactie kenmerkt zich door onverschilligheid of gereserveerdheid naar de patiënt, het ontkennen van ervaringen en gevoelens van de patiënt, het vermijden van pijnlijke gedeeltes en de patiënt de schuld geven van zijn eigen lot. Bij de type-II-reactie raakt de arts te nauw betrokken bij de patiënt. Kenmerkend voor deze reactie is: afhankelijk worden van de patiënt, overbetrokken raken, identificatie met de patiënt, reddingsneiging en dadendrang vertonen, te sterk het trauma benadrukken in het leven van de patiënt en de gezonde krachten van de patiënt uit het oog verliezen[1] [2]. Meestal fluctueert een contact tussen betrokkenheid en afstand. De ene keer ligt er wat meer nadruk op betrokkenheid en de andere keer is er wat meer afstand. Van nature neigen professionals meer naar de ene of naar de andere pool. Belangrijk is echter ervoor te zorgen dat het contact niet te ver doorslaat naar overbetrokkenheid of naar afstand. Dan kunnen gevoelens van angst, overbescherming, schuld, verantwoordelijkheid, ontkenning, afkeuring of ongeloof de overhand krijgen en een open en ondersteunende houding in de weg gaan zitten. Als arts moet u deze gevoelens kunnen herkennen en erkennen en ermee vertrouwd raken, bijvoorbeeld door intervisie met collega's.

> **Casus**
>
> Na een paar weken is mevrouw Gavić terug op het spreekuur. Ze vertelt dat de Bosnische arts haar heeft geadviseerd om naar een Bosnisch kuuroord te gaan, bekend om zijn heilzame en minerale bronnen. Mevrouw Gavić is enthousiast en wil het graag proberen. Ze denkt dat het haar klachten kan verlichten. Het plan van de bedrijfsarts was echter dat mevrouw Gavić binnenkort in Nederland met fysiotherapie begint, en dit was ook met haar besproken.

> ▶ *Kennisvraag*
> **Wat kan de arts doen met een vraag van de patiënt om een alternatieve therapie?**

> ▶ *Attitudevraag*
> **Wat vindt u van alternatieve therapieën? Vindt u dat u als arts moet doorverwijzen?**

Alternatieve therapieën

In tegenstelling tot wat soms gedacht wordt, worden alternatieve behandelaars door mensen van allochtone herkomst relatief minder vaak geraadpleegd (3,5% allochtonen tegen 6,9% autochtonen)[3]. Vrouwen consulteren relatief vaker een alternatieve behandelaar dan mannen. Alternatieve therapieën worden door patiënten soms in plaats van het reguliere aanbod gebruikt, maar meestal zien patiënten alternatieve therapie als aanvulling op de reguliere gezondheidszorg[4]. Patiënten bespreken het gebruik van alternatieve therapieën vaak niet met de reguliere arts. Dit is niet zozeer omdat ze dit voor de arts verborgen willen houden, maar omdat de arts er nooit naar vraagt[5]. Kijk of de therapieën naast elkaar kunnen bestaan of onderhandel hoe ze elkaar kunnen aanvullen. De patiënt wordt dan serieus genomen in zijn behandelingsvoorkeuren en voorkomen wordt dat de alternatieve therapie stiekem wordt gedaan. Het beste kan de arts de zorg aan de patiënt met de andere hulpverlener afstemmen (zoals de arts dat ook zou doen met andere zorgverleners), om zo continuïteit voor de patiënt te waarborgen en complicaties als gevolg van twee therapieën te voorkomen[6]. Patiënten kunnen met – in de ogen van de arts – ongebruikelijke voorstellen komen. Probeer het perspectief van de patiënt te begrijpen en te waarderen. Een open en respectvolle houding helpt om de vertrouwensband te versterken. Patiënten zullen sneller informatie achterhouden wanneer ze het idee hebben dat de arts de alternatieve behandeling afwijst of belachelijk vindt. Belangrijk is de patiënt als partner te zien met eigen expertise en eigen ideeën over de oplossing van het probleem. De patiënt kan zo een gevoel van controle houden over zijn eigen lichaam en leven (zie ook casus 14 *Een Marokkaans meisje met spierzwakte en uitvalsverschijnselen*).

> **Casus**

De bedrijfsarts vraagt hoe mevrouw Gavić de begrafenis van haar broer heeft ervaren. Mevrouw Gavić antwoordt dat het verdriet erdoor opgerakeld is, maar ook dat ze graag verder wil met haar leven. De arts constateert een normaal rouwproces en vraagt aan mevrouw Gavić of ze psychologische hulp zou willen. Mevrouw Gavić denkt dat dat niet nodig is en de bedrijfsarts accepteert dat. Mevrouw Gavić vertelt dat ze het liefst zo snel mogelijk weer aan het werk zou willen. Werk is voor haar een afleiding.

> *Kennisvraag*
> **Vluchtelingen hebben copingstrategieën om met hun situatie om te gaan.**
> — Welke copingstrategieën kunt u bedenken?
> — Hoe kan de arts hiermee omgaan?

Vluchtelingen gaan op verschillende manieren om met de stress en trauma's van het verleden. Sommige vluchtelingen vallen op door hun veerkracht. Hoewel ze de verschrikkelijkste dingen hebben meegemaakt, hebben ze er weinig psychische gevolgen aan overgehouden. Trauma's kunnen ervoor zorgen dat het leven als zinvoller ervaren wordt, met persoonlijke groei, verdiepte sociale contacten, verhoogd idealisme en maatschappelijk succes[7]. Andere vluchtelingen kunnen geen betekenisvol bestaan meer opbouwen en ondervinden veel psychische gevolgen van stress en trauma's.

Copingstrategieën hangen samen met persoonlijkheidskenmerken als optimisme en veerkracht, maar ook met de mogelijkheden en hulpbronnen die de persoon tot zijn beschikking heeft[7]. Wanneer iemand niet mag werken en wacht op de uitslag van een asielverzoek, kan hij minder hulpbronnen aanboren dan iemand die een verblijfsvergunning heeft en mag werken en studeren.

> **Copingstrategieën van vluchtelingen**
> Een voorbeeld van een copingstrategie is probleemgerichte coping, bijvoorbeeld waarin de vluchteling op zoek gaat naar hulp bij ande-

ren, op zoek gaat naar werk, Nederlands leert en contacten legt. Een andere copingstrategie is het kunnen hanteren van heftige emoties. Dit kan door zichzelf te (leren) uiten, maar ook door negatieve emoties om te zetten in positieve (iemand die zich schaamt omdat hij zijn beroep en aanzien kwijt is, kan dit verlies omzetten in trots omdat hij het redt). Hulpverleners kunnen vooral actieve en probleemoplossende copingstrategieën als adequaat zien en copingstrategieën die op het eerste gezicht minder adequaat lijken, zoals afwachten, fatalisme, de tijd uitzitten, zich onderwerpen aan de situatie, of ontkenning[8], willen ombuigen. Een afwachtende of zelfs fatalistische houding kan echter ook effectief zijn in bepaalde omstandigheden. Zo kan dit ervoor zorgen dat een onzekere tijd overbrugd wordt of acceptabeler wordt[7].

Artsen kunnen de copingstrategieën van de patiënt nagaan en samen met de patiënt kijken of eventueel doorverwezen moet worden naar de GGZ. Therapie richt zich op het verbeteren van copingvaardigheden door meer inzicht te geven in de wijze waarop men met problemen omgaat, door te leren zich psychisch of fysiek tijdelijk terug te trekken, door spanning te leren reduceren en door iemand te leren sociale steun op te zoeken[9]. Artsen moeten alert zijn op niet-adequate copingstrategieën, zoals alcohol- en drugsmisbruik, zelfbeschadiging of agressief gedrag. Belangrijk is ook dat de arts zich hier bewust is van vooroordelen (zoals: alle vluchtelingen hebben last van een trauma), en open kijkt naar wat er bij een patiënt speelt en wat er eventueel aan verdere hulp nodig is. Van asielzoekers is bekend dat zij psychische problemen meestal niet uit zichzelf met de arts bespreken[10]. De arts zal dit zelf moeten aftasten en eventueel aan de patiënt duidelijk moeten maken dat deze met zijn psychische klachten bij hem terecht kan, bijvoorbeeld: Ik weet dat er in uw land geweld voorkomt. Als u ook geweld hebt ondervonden en daarover wilt praten, dan wil ik daar graag naar luisteren[10].

Casus

De bedrijfsarts stelt voor om vast te beginnen met fysiotherapie en dan in de vakantie de kuur in Bosnië te volgen. Tevens start mevrouw Gavić op arbeidstherapeutische basis met werken. Mevrouw Gavić is heel tevreden over de bedrijfsarts. Ze vindt hem vriendelijk, daadkrachtig en geïnteresseerd.

> *Kennisvraag*
> - Kan de houding van deze arts empathisch genoemd worden?
> - Wat is empathie en wat betekent empathie voor het contact tussen arts en patiënt?

Empathie

Empathie is de mogelijkheid van de arts om zichzelf in iemand anders te verplaatsen en iets van iemands pijn, verdriet en boosheid te begrijpen zonder zelf deze gevoelens over te nemen. Empathie is meer dan sympathie, omdat het naast een emotionele component ook een cognitieve component heeft. Het betekent dat iemand zich kan verplaatsen, zich in verschillende werelden kan begeven. Ook de patiënt kan empathisch zijn. De patiënt kan net als de arts onderzoeken wat de eigen ideeën zijn en wat die betekenen voor de ander. Beiden kunnen hun vooronderstellingen en ideeën aan elkaar voorleggen, elkaar corrigeren en elkaars expertise aanvullen. Patiënten die een arts als empathisch ervaren, zijn over het algemeen tevredener en meer therapietrouw[11]. Sleutelwoorden zijn: informatie kunnen geven, een vertrouwensband met de patiënt kunnen aangaan, kunnen samenwerken, en communicatieve vaardigheden beheersen, zoals de patiënt uitnodigen zijn verhaal te doen, te luisteren en samen te vatten[12].

In situaties waarin arts en patiënt verschillende culturele achtergronden hebben, kan het moeilijk voor de arts zijn om zich te verplaatsen in de patiënt en empathie op te brengen. Wanneer de arts een grote afstand ervaart (door culturele verschillen, maar ook door sekse, leeftijd of sociaaleconomische positie), kan het voor de arts lastiger zijn zich in de patiënt te verplaatsen. Uit onderzoek blijkt dat artsen minder vaak empathie voelden bij patiënten van allochtone herkomst (zie kader *Communicatie tussen artsen en patiënten van allochtone herkomst* in casus 10).

15.2 Beschouwing

Ofschoon de arts een open houding heeft naar de patiënt, houdt hij de leiding in de begeleiding. Hij stimuleert de patiënt een bezoek te brengen aan een Bosnische arts en adviseert de kuur te combineren met fysiotherapie. Hij ondersteunt de patiënt in haar wens om naar Bosnië terug te gaan, gaat na wat dit bezoek voor haar heeft betekend en zoekt samen met haar naar oplossingen om weer aan het werk te gaan. Hierdoor krijgt hij *commitment*. De patiënt waardeert de daadkracht van de arts. Ze heeft het gevoel dat hij haar klachten serieus neemt en voelt zich begrepen. De communicatieve vaardigheden van de arts hebben zeker hiertoe bijgedragen. Door zich open te stellen voor het verhaal van de patiënt, maar door tegelijkertijd niet de leiding over de begeleiding te verliezen, krijgt de arts openheid en medewerking van de patiënt. Bovendien blijkt hij goed te kunnen luisteren en heeft goed ingeschat waar hulp nodig is. De combinatie van fysiotherapie met een binnen Nederland onbekende therapie blijkt een gouden greep. Enerzijds houdt de arts zijn voorkeur voor fysiotherapie staande, maar anderzijds voelt de patiënt zich serieus genomen in haar wens om een andere therapie uit te proberen.

De psychische klachten worden afgetast en de arts houdt afstand wanneer blijkt dat de patiënt een manier heeft gevonden hiermee om te gaan. De open houding van de arts behoedt hem voor snelle vooroordelen over de geschiedenis van de patiënt (vluchtelingen zijn getraumatiseerd en hebben hulp nodig). Los van zijn communicatieve vaardigheden hebben nog een paar dingen in het voordeel van de arts gewerkt. Zo sloot de diagnose van de Bosnische arts goed aan bij die van de Nederlandse arts en hoefde hierover geen meningsverschil te ontstaan.

Ook zijn de arts en de patiënt het eens over de ziekte en de behandeling: beiden willen dat de pijn vermindert, maar vinden het ook belangrijk dat het werk zo veel mogelijk hervat wordt. Veel lastiger is het uiteraard wanneer de bedrijfsarts vindt dat de patiënt (gedeeltelijk) aan de slag kan, terwijl de patiënt van mening is dat de klachten te erg zijn om te werken.

15.3 Verder lezen

— Essen J van, Bala J. Als glas in lood. Integratieve behandeling van vluchtelingenkinderen en -gezinnen. Utrecht: Pharos, 2007.
— Rohlof H, Groenenberg M, Blom C (red). Vluchtelingen in de GGZ. Handboek voor de hulpverlening. Utrecht: Pharos, 2001.

Literatuur

1. Tienhoven H. Emotionele betrokkenheid. In: Rohlof H, Groenenberg M, Blom C (red). Vluchtelingen in de GGZ. Handboek voor de hulpverlening. Utrecht: Pharos, 2001, 65-72.
2. Haans T. Het labyrinth van Ares. Werkbelasting door hulpverlening aan geweldsoverlevenden. Utrecht: Pharos, 2002.
3. Lindert H van, Droomers M, Westert GP. Een kwestie van verschil. Verschillen in zelfgerapporteerde leefstijl, gezondheid en zorggebruik. Utrecht/Bilthoven: Nivel/RIVM, 2004.
4. Druss BG, Rosenbeck RA. Association between use of unconventional therapies and convential medical services. JAMA 1999; 287; 7: 651-656.
5. Dijkman P, Haan M de. Cultureel bepaalde ziektebeleving en geneeswijzen. Een exploratief onderzoek onder allochtone patiënten in negen Amsterdamse huisartspraktijken. Huisarts en Wetenschap 1999; 42: 205-210.
6. Brach C, Fraser I. Can cultural competence reduce racial and ethnic disparities? A review and conceptual model. Med Care Res Rev 2000; 57; Sup.1: 181-217.
7. Vries S de. Psychosociale hulpverlening en vluchtelingen. Utrecht: Pharos, 2000.
8. Kramer S. Hoe geven asielzoekers betekenis aan hun ervaringen? Onderzoek naar de hulpverlening aan asielzoekers in een opvangcentrum. Cultuur Migratie en Gezondheid 2004; 1: 34-43.
9. Rohlof H, Bala J, Waning A van. Aspecten van coping. In: Rohlof H, Groenenberg M, Blom C (red). Vluchtelingen

in de GGZ. Handboek voor de hulpverlening. Utrecht: Pharos, 2001, 40-47.
10. Begemann FA. Vluchtelingen in de huisartspraktijk. Klachten en achtergronden. Utrecht: Pharos, 1994.
11. Kim SS, Kaplowitz S, Johnston MV. The effects of physician empathy on patient satisfaction and compliance. Eval Health Prof 2004; 27; 3: 237-251.
12. Boyle D, Dwinnell B, Platt F. Invite, Listen, and Summarize: A Patient-Centered Communication Technique. Acad med 2005; 80: 29-32.

Een vermoeden van meisjesbesnijdenis

16.1 Medische gevolgen van de ingreep – 161

16.2 Redenen voor meisjesbesnijdenis – 161

16.3 Dialoog met de patiënt – 162

16.4 Juridische aspecten bij meisjesbesnijdenis in Nederland – 162

16.5 Beschouwing – 163

16.6 Verder lezen – 164

Literatuur – 164

Casus

De Somalische meneer Abdi is van middelbare leeftijd en komt met enige regelmaat op het spreekuur van de huisarts in verband met hoge bloeddruk. De huisarts en meneer Abdi kennen elkaar al enige jaren en de huisarts kent in grote lijnen het wel en wee van de familie. Meneer Abdi is drie jaar geleden in een echtscheidingsprocedure terechtgekomen. Zijn ex-vrouw woont nu met hun twee dochters in Engeland en is ingetrokken bij familieleden. Vandaag komt meneer Abdi machteloos en ongerust over. Hij vertelt de arts dat hij via via heeft vernomen dat de familie van zijn ex-vrouw voorbereidingen treft om hun twee dochters van zeven en elf jaar oud te laten besnijden.

> *Kennisvraag*
> - Wat is meisjesbesnijdenis?
> - Welke medische gevolgen kan de ingreep hebben?

Meisjesbesnijdenis

De overheid spreekt, net als de Wereldgezondheidsorganisatie (WHO), in haar beleidsbrieven niet over meisjesbesnijdenis of vrouwenbesnijdenis, maar over vrouwelijke genitale verminking. Het Nederlands kenniscentrum over meisjesbesnijdenis van Pharos gebruikt vooral de term meisjesbesnijdenis (zie ► www.meisjesbesnijdenis.nl), deze term gebruiken wij hier ook. Er bestaan verschillende vormen van meisjesbesnijdenis, door de WHO als volgt gedefinieerd[1]:
- *Type I*: excisie van het preputium clitoridis, met of zonder gedeeltelijke of gehele excisie van de clitoris (clitoridectomie).
- *Type II*: excisie van de clitoris, met gedeeltelijke of volledige excisie van de labia minora.
- *Type III*: excisie van de externe genitalia en hechten/vernauwen van de introitus vaginae. Er blijft een kleine opening over voor urine en menstruatiebloed. Deze vorm wordt ook wel de faraonische besnijdenis genoemd of infibulatie.
- *Type IV*: prikken, piercen of incisie van clitoris en/of labia, cauterisatie door het aanbrengen van brandwonden, inbrengen van corrosieve stoffen of kruiden in de vagina.

Naast deze vormen van besnijdenis is er ook de defibulatie (het na een besnijdenis weer vergroten van de opening, vaak voor het huwelijk of een bevalling) en de herinfibulatie (resterende delen van de schaamlippen worden opnieuw gehecht, vaak na een bevalling).

De WHO schat dat wereldwijd tussen de 100-140 miljoen vrouwen en meisjes op de een of andere manier besneden zijn. Jaarlijks lopen twee miljoen meisjes het risico op een besnijdenis[2]. Van de vrouwen uit Somalië is 98% besneden, 80% is geïnfibuleerd (type III)[3]. Meisjesbesnijdenis komt vooral voor in Afrika, maar ook in Egypte en in Azië. In veel landen gaat het overigens niet om een infibulatie (type III), maar om een minder ingrijpende besnijdenis. De leeftijd waarop meisjes/jonge vrouwen besneden worden varieert. In Somalië, Egypte en Noord-Soedan worden meisjes voor de eerste menstruatie besneden en kan de leeftijd variëren van vijf tot elf jaar. In een aantal landen, waaronder Ethiopië, Eritrea en Nigeria, worden meisjes ook op babyleeftijd besneden.

Uit cijfers van het Centraal Bureau voor de Statistiek (CBS) blijkt dat er op 1 januari 2009 ongeveer 56.000 vrouwen in Nederland woonden die afkomstig zijn uit landen waar vrouwelijke genitale verminking van oudsher voorkomt. Het gaat hierbij vooral om vrouwen uit Somalië, Ghana en Egypte. Onder hen bevinden zich circa 25.000 meisjes jonger dan negentien jaar. In Nederland is geen prevalentieonderzoek uitgevoerd. De Raad voor de Volksgezondheid schatte aan de hand van onderzoek in Amsterdam en Tilburg (waar relatief veel Somaliërs wonen) dat er jaarlijks in Nederland minstens vijftig meisjes besneden worden. TNO concludeert in haar onderzoek naar het voorkomen van meisjesbesnijdenis in verloskundigenpraktijken dat vier van de tien zwangere vrouwen uit risicolanden die bevallen in Nederland, besneden zijn. Uit het onderzoek in Amsterdam en Tilburg blijkt dat een meerderheid van de gynaecologen weleens met meisjesbesnijdenis te maken heeft gehad. Ongeveer 20% van de geïnterviewde artsen zag op het spreekuur ook complicaties van de besnijdenis[4].

16.1 Medische gevolgen van de ingreep

Tijdens de ingreep, die zonder of onder plaatselijke verdoving plaatsvindt, kan het meisje door extreme angst, pijn of bloedverlies in shock raken. Directe complicaties van de besnijdenis kunnen zijn: anemie, urineretentie, infecties, verstoorde wondgenezing, beschadigingen of verwondingen aan omliggende organen, maar ook sterfte kan het gevolg zijn. De gevolgen kunnen zich ook op een later tijdstip manifesteren. Infibulatie geeft de meest uitgesproken gevolgen, zoals littekenweefsel van de externe genitalia (met gevolgen voor een bevalling), opstijgende infecties (met mogelijke onvruchtbaarheid), langdurig plassen en niet goed uit kunnen plassen, menstruatieklachten en achterblijven van bloedresten, chronische onderbuikklachten, pijn bij vrijen en neurinomen (= 'fantoompijn') na clitoridectomie. Ook minder ingrijpende vormen van besnijden kunnen complicaties met zich meebrengen. De beleving van seksualiteit hoeft bij besneden vrouwen niet minder te zijn, deze is naast fysiologische factoren afhankelijk van psychische en emotionele factoren. Overigens brengen vrouwen ervaren klachten niet altijd in verband met de besnijdenis, maar als bij het leven horend of van voorbijgaande aard.

> **Casus**
>
> De eerste vrouw van meneer Abdi is in Somalië in het kraambed overleden. Meneer Abdi denkt dat haar dood te maken had met complicaties van de besnijdenis. Meneer Abdi komt uit een modern denkende familie. Ook is hij door het wonen in het westen veranderd in een tegenstander van besnijdenis. Nog niet zo lang geleden is hij naar een Somalische bijeenkomst geweest waar informatie over meisjesbesnijdenis werd gegeven. Wat hij toen heeft begrepen, is dat de Koran niets zegt over besnijdenis als religieuze plicht, en dat het besnijden voor vrouwen erg gevaarlijk kan zijn en veel klachten kan veroorzaken. Meneer Abdi kent het standpunt van zijn vrouw, hoewel ze er nooit echt lang over hebben doorgepraat. Zij was altijd weifelend: enerzijds wel, anderzijds niet. Zij weet dat meneer Abdi tegen besnijdenis is. Meneer Abdi vermoedt dat zijn ex-vrouw niet tegen de druk van haar familie in Engeland op kan en dat zij uiteindelijk is gezwicht voor de argumenten dat het bij de traditie hoort en een religieuze plicht is.

▸ *Kennisvraag*
- Welke redenen worden gegeven voor meisjesbesnijdenis?
- Welke aandachtspunten zijn er voor het bespreken van meisjesbesnijdenis met de patiënt?

▸ *Attitudevraag*
Wat vindt u van meisjesbesnijdenis?

16.2 Redenen voor meisjesbesnijdenis

Besnijdenis wordt in praktiserende landen als een religieuze plicht gezien en als een islamitisch voorschrift voor reinheid. In de Koran staat overigens niets over het besnijden van vrouwen. Ook zou besnijdenis de gezondheid en de aantrekkelijkheid van vrouwen bevorderen. Onbesneden (Somalische) vrouwen kunnen zich dan ook onrein en beschaamd voelen. Soms denkt men dat met de besnijdenis de harde mannelijke delen verwijderd worden, waardoor het meisje zacht en vrouwelijk wordt[5]. Verder wordt besnijdenis gezien als een ritueel dat het onderscheid markeert tussen dier en mens, tussen man en vrouw, tussen kind en vrouw en tussen wel of niet tot de groep horen[6]. Onbesneden vrouwen lopen in het land van herkomst het gevaar genegeerd te worden. De pijn, schok en angst die meisjes ervaren, kunnen omgezet worden in trots dat zij de besnijdenis hebben doorstaan. De besnijdenis geeft het meisje status, en vormt een deel van haar identiteit.

16.3 Dialoog met de patiënt

Somalische mannen vinden het vaak vreemd als Nederlandse artsen zich nauwelijks uitspreken over meisjesbesnijdenis, terwijl artsen door hun universitaire studie en hoge medische status patiënten juist kunnen bijstaan bij de problemen of de dilemma's. Wanneer u het gesprek over meisjesbesnijdenis aangaat met een Somalische man[7]:
- nodig uzelf uit als gesprekspartner met medische kennis;
- stel u lerend en vragend op, val niet met de deur in huis;
- maak gebruik van reguliere contactmomenten waarin de ander zich veilig voelt;
- toon geduld en respect voor het dilemma waarin de vrouwen verkeren.

In het contact met Somalische vrouwen kunnen artsen voorlichting geven over de gevolgen van een besnijdenis voor hun dochters. Voorlichtingsbrochures in zowel het Somalisch als het Nederlands zijn beschikbaar[8]. Voor de vrouwen kan het moeilijk zijn hierover in gesprek te gaan. Zij hebben vaak van hun moeders niet geleerd over (de gevolgen van) de besnijdenis te spreken. Vrouwen kunnen opgelucht zijn wanneer de arts uit zichzelf over besnijdenis begint. Andere vrouwen zijn afwachtender, maar waarderen het over het algemeen dat hun arts kennis van zaken heeft. Voor zowel gynaecologen als huisartsen geldt overigens dat handelingen als vaginaal toucheren, een uitstrijkje of katheteriseren onmogelijk of bemoeilijkt kunnen zijn. Hulpvragen aan de huisarts hebben overigens vaak geen betrekking op de besnijdenis[9].

> **Casus**
>
> Meneer Abdi vertelt tijdens het consult dat hij zijn ex-vrouw heeft gebeld. Zij ontkent de plannen. Maar hij vertrouwt haar niet, omdat hij merkt dat zij hem geen duidelijke antwoorden geeft en omdat hij weet dat haar familie in Engeland grote invloed heeft. Meneer Abdi vertelt dit aan de huisarts en vraagt de huisarts hem te helpen de besnijdenis te voorkomen.

> *Kennisvraag*
> Wat kan en mag de arts doen bij een vermoeden van meisjesbesnijdenis?

> *Attitudevraag*
> Vindt u het uw taak als arts om u in te zetten voor het bestrijden van meisjesbesnijdenis?

16.4 Juridische aspecten bij meisjesbesnijdenis in Nederland

In Nederland bestaat geen speciale wet die meisjesbesnijdenis verbiedt. Het valt in het wetboek van strafrecht onder opzettelijke mishandelingsdelicten en onder onbevoegd uitoefenen van de geneeskunst. Medici die mee zouden werken aan een besnijdenis vallen onder het tuchtrecht, onbevoegden vallen onder het strafrecht. In Somalië is besnijdenis vooralsnog niet verboden. Echter, sinds 1 februari 2006 kan een verdachte in Nederland worden vervolgd voor een in het buitenland uitgevoerde meisjesbesnijdenis, indien de verdachte de Nederlandse nationaliteit heeft of in Nederland een vaste woon- of verblijfplaats heeft. Jeugdartsen binnen de jeugdgezondheidszorg kunnen in principe door lichamelijk onderzoek een besnijdenis vaststellen. Artsen zijn (vanuit de WGBO) echter niet bevoegd om zonder medische noodzaak en ongevraagd een uitgebreid genitaal onderzoek te verrichten. Wanneer een dergelijk onderzoek standaard alleen bij risicogroepen wordt uitgevoerd, is het bovendien de vraag of dit niet stigmatiserend werkt[9]. Artsen hebben het recht om een meisjesbesnijdenis of een vermoeden van besnijdenis te melden bij het Advies en Meldpunt Kindermishandeling (AMK)[10]. Artsen die meewerken aan meisjesbesnijdenis (ook bij herinfibulatie na een bevalling) kunnen door het Medisch Tuchtcollege ter verantwoording geroepen worden. U kunt ook advies vragen bij het AMK en samen met het AMK overleggen over de ernst van de situatie en wat de signalen zijn.

Casus

Meneer Abdi vraagt de arts dringend om een brief naar zijn ex-vrouw te schrijven. Hij wil alle middelen aangrijpen om te voorkomen dat zijn dochters worden besneden en kent, behalve de huisarts, weinig mensen met een hoge sociale positie die zijn vrouw zouden kunnen overtuigen. De huisarts kent de vrouw nog van haar verblijf in Nederland. Hij had redelijk goed contact met haar. Hij herinnert zich een zelfbewuste vrouw die goed onderlegd was, maar zich in Nederland niet thuis voelde. Hij kan ook niet goed begrijpen dat zij haar dochters wil laten besnijden. De huisarts voelt zich overvallen. Hij had dit verzoek allerminst verwacht.

> *Attitudevraag*
> Zou u als arts een dergelijke brief schrijven?

> *Kennisvraag*
> — Welke argumenten zou u als arts in een brief aan de ex-vrouw van meneer Abdi gebruiken?
> — Wat zou u nog meer kunnen doen?

Argumenten tegen meisjesbesnijdenis in dialoog met Somaliërs
Artsen kunnen erop wijzen dat gezond weefsel bij een meisje wordt weggesneden en dat de fysieke gevolgen voor de meisjes en vrouwen groot zijn. Ook kunnen zij de mythe ontzenuwen dat een clitoris bij een vrouw zal uitgroeien tot penis en dat onbesneden meisjes zich seksueel gaan misdragen. Artsen kunnen het schoonheidsideaal van mooi en glad respecteren. Tegelijkertijd kunnen ze erop wijzen dat dit ideaal ook voor het gezicht of het lichaam kan gelden en niet alleen voor de genitaliën. De argumenten van de arts kunnen vrouwen helpen om onder sociale, religieuze en familiedruk tegenargumenten te geven. Wat werkt is een respectvolle houding. Wat niet werkt is afkeuring en stigmatisering, bijvoorbeeld door te stellen dat het barbaars is of een achterlijk gebruik. Ook kan de steun van religieuze leiders ingezet worden. Nederlandse imams hebben een verklaring ondertekend om actief mee te werken aan de bestrijding van meisjesbesnijdenis in Nederland. Deze fatwabrief is in het Arabisch, met een Nederlandse, Duitse, Engelse of Franse vertaling[11]. In Nederland is de Somalische gemeenschap bijzonder actief. Er worden voorlichtingsbijeenkomsten gegeven en voorlichters in eigen taal en cultuur (VETC'ers) en sleutelpersonen opgeleid. Steeds meer moeders en voorvechters besluiten hun dochters niet meer te besnijden, hoewel ze daar niet altijd even openlijk voor uitkomen. Dat het daarmee moeilijker wordt voor hun kinderen om een partner te vinden, nemen ze als risico. Om te voorkomen dat een meisje besneden wordt of om signalen vroegtijdig te ontvangen, heeft Pharos specifieke instrumenten ontwikkeld[12].

16.5 Beschouwing

Meisjesbesnijdenis kan op verschillende momenten in het leven van de vrouw een rol spelen: bij jonge meisjes of baby's, bij jonge vrouwen die gaan trouwen, vrouwen die gaan bevallen of bij vrouwen die met klachten komen die voor henzelf niet altijd naar de besnijdenis verwijzen. Op al deze momenten kunt u als arts met meisjesbesnijdenis te maken krijgen. De arts dient altijd alert te zijn en soms kan het actief aankaarten net de stimulans zijn om iemand te laten praten over een probleem. De besnijdenis kan veel tegenstrijdige gevoelens bij artsen oproepen en het kan aanvankelijk moeilijk zijn om daar een gesprek over aan te gaan. Meisjesbesnijdenis kan afschuw, weerzin en irritatie opwekken, en gezien worden als een uiting van een barbaarse en achtergebleven cultuur. Superioriteitsgevoelens kunnen een rol spelen, waarbij de ander als minderwaardig en onbeschaafd wordt gezien. Een dergelijke houding helpt vaak niet bij het in contact treden met de patiënt. Besef dat ook de westerse cultuur schoonheidsidealen voorschrijft en vrouwen en meisjes vrijwillig soms pijnlijke en radicale ingrepen ondergaan, zoals cosmetische chirurgie of piercings. Tot het begin van de twintigste eeuw kwam ook in het westen besnijdenis bij vrouwen en meisjes voor.

Probeer als arts open en respectvol te zijn. Respect omvat meer dan alleen een vriendelijke en open houding[13]. Het houdt ook in dat de hulpverlener kennis van en respect heeft voor de cultuur van de ander. Respect en begrip zijn overigens niet hetzelfde als begripvol (alles moet kunnen). Het (met tact) bespreekbaar maken van meisjesbesnijdenis is een belangrijke stap in de preventie[9]. Dit geldt voor gynaecologen, die het vaakst met meisjesbesnijdenis te maken hebben, maar het geldt ook voor huisartsen. Uit onderzoek blijkt dat huisartsen zichzelf meestal niet als de aangewezen hulpverleners zien, terwijl de rol van de huisarts bij uitstek de mogelijkheid biedt om vanuit een vertrouwensrelatie het onderwerp bespreekbaar te maken, eventuele signalen te kunnen opvangen[4] en te zoeken naar oplossingen, zoals het schrijven van een brief.

Deze casus is geschreven in samenwerking met Gerda Nienhuis (Pharos).

16.6 Verder lezen

- El Saadawi N. De gesluierde Eva. Vrouwen in de Arabische wereld. Amsterdam: Rainbow Pocket, 1989.
- www.meisjesbesnijdenis.nl

Literatuur

1. NVOG. Standpunt 12. Meisjesbesnijdenis, maart 2003, Utrecht: NVOG, 2003.
2. World Health Organization. Factsheet 241. Female genital mutilation. Geneva: WHO, 2000. Te downloaden via www.who.int.
3. Kwaak A van der, Keizer C (red). Van verzwegen pijn naar stil verdriet. Visies op meisjesbesnijdenis en verandering. Amsterdam: VU Wetenschapswinkel, 2004.
4. Kramer M, Dijkema P, Joris I, Tichelman P, Verhoeff A. Vrouwelijke genitale verminking nader bekeken. Een onderzoek naar de aard, omvang en attitude onder professionals en risicogroep in Amsterdam en Tilburg. Zoetermeer: RVZ, 2005.
5. Kwaak A van der. Female circumcision and gender identity: a questionable alliance. Soc Sci Med 1992; 35; 6: 777-787.
6. Bartels E. Vrouwenbesnijdenis als markeringsritueel. Antropologische Verkenningen 1993; 12; 1: 1-19.
7. Nienhuis G. Knagen aan een oude traditie. Medisch Contact 2004; 59; 6: 209-211.
8. Naleie ZS. Bespaar uw dochter de pijn van de besnijdenis. Ka badbaadi gabadhaada Xanuunka iyo taaha Gudniinka. Amsterdam: FSAN, 1997.
9. Kwaak A van der, Bartels E, Vries F de, Meuwese S. Strategieën ter voorkoming van besnijdenis bij meisjes. Inventarisatie en aanbevelingen. Amsterdam: VU Medisch Centrum, 2003.
10. Eerenberg E. De rol van de Nederlandse gynaecoloog in de aanpak van vrouwenbesnijdenis. In: Kwaak A van der, Keizer C (red). Van verzwegen pijn naar stil verdriet. Visies op meisjesbesnijdenis en verandering. Amsterdam: VU Wetenschapswinkel, 2004, 119-134.
11. http://www.meisjesbesnijdenis.nl/beroepsgroepen/overigeinstrumenten#a02.
12. http://www.meisjesbesnijdenis.nl/uploads/_site_1/Pdf/Documenten/Beschrijving_interventies.pdf.
13. Bosveld A. De hulpverlener en de universele mensenrechten in een multiculturele samenleving. Sp 2001; februari: 7-14.

Een onverzekerd Armeens echtpaar

17.1 Medische zorg aan onverzekerden – 166

17.2 Gezondheid van ongedocumenteerde migranten – 168

17.3 Een geneeskundige verklaring afgeven in verband met een asielverzoek – 169

17.4 Zelfdoding – 170

17.5 Beschouwing – 170

17.6 Verder lezen – 171

Literatuur – 171

Casus

Vijftien jaar geleden zijn meneer en mevrouw Anakian, een echtpaar van middelbare leeftijd, gevlucht uit Armenië. Meneer Anakian, afkomstig uit een etnische minderheidsgroep in Armenië, werd gemarteld door de politie. Hun enige zoon was al eerder in een krijgsgevangenschap in Azerbeidzjan gestorven. In Nederland dient het echtpaar een asielverzoek in. Na een jarenlange procedure wordt het verzoek afgewezen: volgens de Armeense regering zijn etnische minderheden in het land veilig. Het echtpaar besluit een tweede aanvraag in te dienen. Ze mogen de uitslag hiervan in Nederland afwachten, maar hebben geen recht op opvang meer en zijn onverzekerd tegen ziektekosten. In deze tijd gaat de gezondheid van meneer Anakian erg achteruit. Via een vrijwilligersorganisatie die zorgt voor opvang van uitgeprocedeerde asielzoekers komt hij in contact met een huisarts.

> *Kennisvraag*
> Mag een arts een onverzekerde patiënt behandelen? Op grond waarvan wel/niet?

Wie is onverzekerd tegen ziektekosten?
Sinds de invoering van de Koppelingswet in 1998 is het recht op sociale voorzieningen gekoppeld aan het recht om in Nederland te verblijven. Sindsdien zijn er twee groepen 'vreemdelingen' (mensen zonder Nederlandse nationaliteit) die zich niet tegen ziektekosten mogen verzekeren. Ten eerste zijn dat de illegale vreemdelingen: vreemdelingen die zonder legale verblijfstitel op Nederlands grondgebied verblijven. Het begrip 'illegaal' wordt geassocieerd met criminele activiteiten, en daarom worden vaak termen gebruikt als 'ongedocumenteerden' of 'mensen zonder geldige verblijfsvergunning'. In 2009 is het aantal illegalen geschat op 97.000 mensen (met een 95% betrouwbaarheidsinterval lopend van 61.000 tot 134.000)1. Het gaat vooral om arbeidsmigranten en in mindere mate om uitgeprocedeerde asielzoekers. De tweede groep onverzekerbare vreemdelingen zijn de afgewezen asielzoekers die een tweede of volgend verzoek hebben ingediend. Zij mogen in Nederland de uitslag van een volgende asielprocedure afwachten, ze zijn dus niet illegaal, maar hebben geen toegang meer tot de voorzieningen van het asielzoekerscentrum. Dit betekent dat ze geen onderdak meer hebben en ook niet meer verzekerd zijn tegen ziektekosten (asielzoekers die nog wel in opvang zijn, hebben een eigen ziektekostenverzekering, die hun in principe dezelfde toegang tot de gezondheidszorg geeft als andere ingezetenen in Nederland). Daarnaast zijn er de laatste jaren meer mensen uit lidstaten van de Europese Unie (vooral uit Polen, Bulgarije en Roemenië) in Nederland werkzaam die onverzekerd zijn tegen ziektekosten. Zij kunnen zich wel verzekeren, via hun werkgever of via de verzekering in hun eigen land. Overigens waren ook 136.000 legale inwoners van Nederland in 2010 niet tegen ziektekosten verzekerd2, ondanks het feit dat sinds 1 januari 2006 iedere Nederlander via de basisverzekering wettelijk verplicht verzekerd moet zijn tegen ziektekosten. Soms zijn mensen om principiële redenen onverzekerd, vaak ook om financiële redenen.

17.1 Medische zorg aan onverzekerden

Elk mens, dus ook een onverzekerde patiënt, heeft recht op alle medisch noodzakelijke zorg. Dit recht is verankerd in mensenrechtenverdragen, het wetboek van strafrecht en medisch-ethische gedragsregels. Bij de invoering van de Koppelingswet heeft de toenmalige minister van Volksgezondheid nadrukkelijk gesteld dat een onverzekerde patiënt ook recht heeft op medische zorg wanneer er geen direct levensgevaar is. De gedragsregels voor artsen, zoals vastgelegd door de Koninklijke Nederlandse Maatschappij voor Geneeskunde (KNMG), stellen ook dat een arts zonder aanzien des persoons noodzakelijke hulp en begeleiding moet bieden. Dit betekent dat een arts, om medisch-ethische redenen, een onverzekerde patiënt niet anders mag behandelen dan een verzekerde patiënt. Onverzekerde patienten moeten in principe zelf de kosten van hun behandeling betalen. Wanneer zij hiertoe niet in staat zijn en zij zich evenmin mogen verzekeren tegen ziektekosten, zoals ongedocumenteerden, kunnen zorgverleners een beroep doen op een financieel vangnet. Op 1 januari 2009 trad een nieuwe regeling *Financiering zorg aan illegalen* in werking, die ook betrekking heeft op afgewezen asielzoekers die een tweede of volgend verzoek hebben ingediend. Deze regeling kwam in de plaats van de tot dan toe bestaande Regeling Stichting Koppeling. In de regeling Financiering zorg aan illegalen wordt onderscheid gemaakt tussen *direct toegankelijke zorg* – dat is zorg waar geen verwijzing voor nodig is – en *niet-direct toegankelijke zorg*. Bij zorginstellingen heet dit vaak acute tegenover planbare zorg. Acute zorg kan door alle instellingen worden verleend, planbare zorg alleen door instellingen waarmee het College voor Zorgverzekeringen (CVZ) een contract heeft afgesloten (zie ▶ www.lampion.info voor een overzicht van gecontracteerde ziekenhuizen en apothekers). Alle verloskundigen kunnen ook hun niet-inbare kosten verhalen op deze CVZ-regeling. Tandartsenzorg tot 18 jaar, GGZ en AWBZ-zorg (uitgezonderd abortusklinieken) vallen ook onder de CVZ-regeling.

Direct toegankelijke zorg is zorg die zonder recept, verwijzing of indicatie gevraagd kan worden en die meestal ook direct moet worden verleend. In de praktijk wordt hiermee bedoeld de zorg van huisartsen en van de Spoedeisende Eerste Hulp van het ziekenhuis [3]. Deze zorg moet verleend worden door alle zorgverleners en zorginstellingen tot wie een illegale patiënt zich wendt. Deze zorgaanbieders kunnen 80% van de oninbare kosten van de zorg die zij aan de illegale patiënt verleend hebben, declareren bij het CVZ. Huisartsen mogen voor een consult het passantentarief hanteren. Kinderen van illegalen hebben gratis toegang tot de preventieve jeugdgezondheidszorg en ook tot vaccinaties vanuit het Rijksvaccinatieprogramma. Instellingen en zorgverleners die vaccinaties uitvoeren (GGD'en, thuiszorginstellingen, verloskundigen), kunnen als het om de vaccinatie van een illegaal kind gaat (een kind dat niet in de gemeentelijke basisadministratie voorkomt) in plaats van de meldingskaart met NAW-gegevens, een zogenaamde blanco kaart naar het regionaal contactpunt (RCP) van het RIVM sturen. Daarna betaalt het RCP uit[3].

Voor meer informatie kunnen artsen terecht bij de Johannes Wierstichting, een mensenrechtenorganisatie van en voor artsen, verpleegkundigen en paramedici (▶ www.johannes-wier.nl) of bij Lampion, Landelijk informatie- en adviespunt over de zorg aan illegalen op ▶ www.lampion.info en bij ▶ www.huisarts-migrant.nl.

> **Casus**
>
> De familie Anakian woont in een ander deel van de stad dan de huisarts. De huisarts belt met huisartsen in de buurt van de familie, maar geen van deze artsen wil de familie in de praktijk. Ze hebben slechte ervaringen met asielzoekers als patiënt, die kosten te veel tijd en er zijn te veel problemen, vinden ze. Uiteindelijk besluit de arts de familie zelf in de praktijk te nemen. Ondertussen is er een groot probleem ontstaan rond de huisvesting van de familie. Ze logeren bij een Armeens gezin in de woonkamer, maar moeten plotseling dit huis verlaten. Hun vraag is of de huisarts voor onderdak kan zorgen.

▶ *Attitudevraag*
 – Wat zou u als arts doen als u om onderdak gevraagd wordt?
 – Wat vindt u ervan dat de arts uiteindelijk zelf deze patiënten in de praktijk neemt?

> **Casus**
>
> In overleg met de vrijwilligersorganisatie zorgt de huisarts voor een opvangadres. Omdat meneer Anakian slecht ter been is, gaat de huisarts op huisbezoek. Meneer Anakian heeft verschillende lichamelijke klachten. In het verleden is hij in Nederland al aan een ernstige vaatafsluiting geopereerd, waarbij hij een

zogenaamde aortabroekprothese heeft gekregen (vaatprothese voor de arteriële bloedvoorziening van buik en benen). Na deze operatie kan hij weer een beetje lopen, maar hij houdt hevige pijnen in zijn benen en rug. Door de neuroloog is een polyneuropathie geconstateerd, maar het blijft onduidelijk waar de pijn precies vandaan komt. Psychische factoren spelen hierbij mogelijk ook een rol. Verder is meneer Anakian in Nederland behandeld voor cysten in de pancreas, longontstekingen en heeft hij een galoperatie ondergaan. Er is een blijvend open wond aan zijn anus die veel ongemak veroorzaakt. Tijdens een gesprek met de huisarts maakt meneer Anakian een sombere en gedeprimeerde indruk.

> *Kennisvraag*
> — Welke klachten kunnen te maken hebben met de voorgeschiedenis (migratie, vluchteling zijn, illegaliteit) van de patiënt?
> — Wat betekent dit voor de behandeling?

17.2 Gezondheid van ongedocumenteerde migranten

Over de gezondheid van ongedocumenteerde migranten is minder bekend dan over die van andere groepen, omdat zij ontbreken in de gezondheidsstatistieken en onderzoeken. Maar het is wel duidelijk dat illegaal verblijf een zeer negatieve invloed heeft op de gezondheid. Ondanks het *healthy migrant effect*[4]: de theorie dat vooral gezonde mensen kiezen voor een bestaan in de illegaliteit, vinden ongedocumenteerden hun eigen gezondheid veel slechter dan andere migranten hun eigen gezondheid vinden en hebben zij veel onbehandelde gezondheidsproblemen[5,6]. Ongedocumenteerden maken minder en later gebruik van de gezondheidszorg door onbekendheid met de mogelijkheden, angst voor de politie en schaamte over hun beperkte financiële middelen[6]. Een buitenlands onderzoek van ziekenhuisopnamen liet zien dat de meest voorkomende diagnoses onder ongedocumenteerde migranten waren: (1) gastro-enterologische aandoeningen (m.n. indigestie); (2) infectieziekten en parasitaire aandoeningen (m.n. soa's); (3) urogenitale aandoeningen; (4) metabolische aandoeningen[4]. Een Nederlands onderzoek naar de seksuele en reproductieve gezondheid van illegale vrouwen in Nederland liet zien dat zwangere vrouwen pas in een laat stadium in de zwangerschap gebruikmaakten van prenatale zorg, dat uitstelden of er helemaal nooit gebruik van maakten[7][8]. Ook gebruikten vrouwen weinig voorbehoedsmiddelen en ondergingen zij veel vaker een abortus in vergelijking met Nederlandse zwangeren of zwangere asielzoekers[8]. Van ongedocumenteerden is bekend dat hoe langer iemand illegaal in Nederland is, hoe meer last de persoon heeft van stress en depressiviteit[9]. Deze klachten zijn vaak een normale reactie op een abnormale situatie (een leven in illegaliteit, zonder recht op voorzieningen). Bij asielzoekers kunnen martelingen de oorzaak zijn van zowel lichamelijke als psychische klachten. In het geval van meneer Anakian is de wond aan de anus ontstaan door marteling. Wees u ervan bewust dat patiënten hierover zeer terughoudend kunnen zijn. In eerste instantie kan de arts zich richten op de somatische zorg, waarbij de arts ook alert blijft op psychische klachten[10].

Uit interviews blijkt dat zwangere vrouwen die zonder geldige verblijfsvergunning in Nederland zijn, mindere kwaliteit van zorg ontvangen dan verzekerde vrouwen vermoedelijk ontvangen[11][12]. Bij een monitor onder Nederlandse artsen zegt meer dan de helft dat onverzekerdheid van de patiënt een negatieve invloed heeft op de aard en omvang van de verleende zorg[9]. Ook buitenlands onderzoek laat zien dat artsen het moeilijk vinden om standaardzorg aan de groep ongedocumenteerden te leveren: complexiteit van (multipele) problemen, taalbarrières en extra werklast zijn voorbeelden van barrières[13].

Vaak is er bij onverzekerde asielzoekers en illegale patiënten sprake van een veelheid aan problemen: klachten van zowel psychische als somatische aard, geldgebrek, slechte huisvesting en de zorg om een verblijfsvergunning. Probeer bij de anamnese zicht te krijgen op factoren als: hoe is de huisvesting? Is er sprake van illegaal verrichte arbeid? Wat betekent dat voor de patiënt als hij ziek thuis moet blijven? Hoeveel geld is er voor het aanschaffen van medicijnen?[10] In geval van complexe problematiek kunt u als arts het beste kleine doelen stellen, de nodige recepten en doorverwijzingsbrieven schrijven en een luisterend oor bieden. Wees ervan bewust dat u niet alles kunt oplossen. Het beste kunt u zich houden aan de kaders van uw expertise. Houd de taakverdeling zo duidelijk mogelijk: geef geneeskundige hulp en laat maatschappelijke en juridische vragen over aan instanties die zich rond de zorg aan illegalen en onverzekerden hebben georganiseerd[14]. U kunt een sociale kaart aanleggen, zodat u weet welke netwerken en groepen er bij u in de buurt zijn voor de belangenbehartiging en ondersteuning van illegalen.

> **Casus**
>
> Mevrouw Anakian heeft last van hartritmestoornissen. Hoewel ze vaak huilt en zich veel zorgen maakt, is ze minder somber dan haar echtgenoot en put ze hoop uit haar christelijke geloof. De huisbezoeken van de huisarts betekenen veel voor het echtpaar. Het is soms het enige contact met de buitenwereld. Om deze reden, maar ook om de conditie van meneer Anakian in de gaten te houden, komt de huisarts eens in de twee à drie weken op huisbezoek. Ze wordt dan altijd onthaald op thee, koekjes en speciale Armeense gerechten.

> ▶ *Attitudevraag*
> - Wat doet de eenzaamheid en het sociaal isolement van patiënten met u?
> - Vindt u dat hier een taak van de huisarts ligt?

> **Casus**
>
> Tijdens een van de huisbezoeken vraagt de familie de arts een geneeskundige verklaring op te stellen over de gezondheid van meneer Anakian. De verklaring zal worden gebruikt om aan te tonen dat het voor meneer Anakian, vanwege zijn medische conditie, niet verantwoord is om te reizen. Als dit erkend wordt, mag hij niet uitgezet worden en heeft hij zelfs weer recht om opnieuw in het asielzoekerscentrum opgevangen te worden.

▶ *Kennisvraag*
Mag de arts in dit geval een geneeskundige verklaring opstellen?

17.3 Een geneeskundige verklaring afgeven in verband met een asielverzoek

Een geneeskundige verklaring wordt volgens de richtlijnen van de KNMG niet afgegeven door een arts met wie de patiënt een behandelrelatie heeft. Ten eerste mag van een behandelend arts die een vertrouwensrelatie met een patiënt heeft niet gevraagd worden dat hij objectief oordeelt over een kwestie waarin de patiënt een direct belang heeft. Ten tweede kan de vertrouwensrelatie met de patiënt geschaad worden wanneer het oordeel van de arts in de geneeskundige verklaring ongunstig uitvalt voor de patiënt. Beter kan een onafhankelijke arts een geneeskundige verklaring opstellen. Indien uw patiënt met een verzoek om een geneeskundige verklaring komt, kunt u de patiënt hiervoor het beste naar een andere arts doorsturen. Deze arts kan u dan benaderen met de vraag om gegevens van uw patiënt. U mag deze gegevens alleen verstrekken wanneer de patiënt daarvoor gerichte, schriftelijke toestemming heeft gegeven. Het staat u te allen tijde vrij om op verzoek van de patiënt informatie over zijn medische toestand te verstrekken aan bijvoorbeeld zijn advocaat. Wanneer u als arts vermoedt dat de gezondheidstoestand of behandeling van uw patiënt aanleiding zou kunnen zijn voor een (tijdelijke) verblijfsvergunning, kunt u uw patiënt adviseren dit aan zijn advocaat voor te leggen. Wanneer een geneeskundige verklaring gevraagd wordt in verband met een asielverzoek, zal een arts van het Bureau Medische Advisering (BMA) van de Immigratie- en Naturalisatiedienst (IND) de geneeskundige verklaring opstellen.

> **Uitzettingsverbod op medische gronden**
> Nederland is volgens geen enkel verdrag verplicht vreemdelingen toe te laten op medische gronden[15]. Wel kan het terugsturen van een zieke vreemdeling naar het land van

herkomst een schending betekenen van artikel 3 van het Europees Verdrag voor de Rechten van de Mens. Een zieke vreemdeling kan niet teruggestuurd worden wanneer in het land van herkomst geen medische behandeling mogelijk is, of wanneer een behandeling moet worden afgebroken en er geen sociale opvang is in het land van herkomst. De zieke vreemdeling zou dan in een onmenselijke situatie terechtkomen. Een voorbeeld is een patiënt met eindstadium nierinsufficiëntie met indicatie voor een nierfunctievervangende behandeling. Dit komt relatief vaak voor en in veel landen is er geen mogelijkheid voor behandeling. Ook kan het reizen zelf vanwege de medische omstandigheden van de vreemdeling als wreed of onmenselijk beschouwd worden. Uitgeprocedeerde asielzoekers en andere niet-rechtmatig in Nederland verblijvende vreemdelingen kunnen een beroep doen op de Vreemdelingenwet als het gezien hun gezondheidstoestand niet verantwoord is om te reizen of teruggestuurd te worden. Hiertoe is een geneeskundige verklaring nodig. Het aantal vreemdelingen dat op medische gronden toelating in Nederland of uitstel van vertrek vraagt en krijgt, is zeer klein in vergelijking met het totaal aantal migranten[15].

Casus

De huisarts heeft aan de oordelend arts van het Bureau Medische Advisering van de IND de nodig medische informatie gegeven. Op basis hiervan heeft de IND uiteindelijk besloten dat de familie in Nederland mag blijven. De gezondheidstoestand van meneer Anakian is te slecht om te reizen, en mevrouw Anakian mag blijven omdat haar man van haar afhankelijk is voor de dagelijkse zorg. Een voorwaarde is echter dat mevrouw Anakian een paspoort kan tonen, maar dat is haar afgenomen tijdens de vlucht naar Nederland. Zonder paspoort is er geen verblijfsvergunning. Hun advocaat gaat in hoger beroep. Zelf zijn ze heel erg wanhopig en boos. Wanneer de arts ze spreekt, dreigen ze met zelfmoord.

> **Kennisvraag**
> Hoe kunnen artsen omgaan met een patiënt die dreigt met zelfmoord?

17.4 Zelfdoding

Zelfdoding komt onder mannelijke asielzoekers ruim twee keer vaker voor dan onder de algemene Nederlandse bevolking, voor vrouwelijke asielzoekers is er geen verschil[16]. Dit betreft asielzoekers die nog in de asielzoekerscentra zitten. Over illegale, reeds uitgeprocedeerde asielzoekers of over asielzoekers die hun tweede of derde verzoek afwachten, zijn geen cijfers bekend. Voor mensen die geen andere oplossing meer zien om uit een ernstig conflict of een ernstige situatie te komen, kan (het dreigen met) zelfdoding het enige machtsmiddel zijn. Zelfdoding of het dreigen met zelfdoding kan dus een pressiemiddel zijn. Het signaal dient u echter altijd serieus te nemen, ook al komt het manipulatief op u over. Probeer de gedachten aan zelfdoding bespreekbaar te maken, samen met de pijn en de problemen die erachter zitten[17]. In sommige landen is zelfdoding niet toegestaan en is het opgenomen in het strafrecht. Het taboe om over zelfdoding te spreken kan hierdoor vergroot zijn. In sommige (Afrikaanse) culturen geldt de 'woorddaad': als je erover praat, moet je het doen. Mensen zullen dan vaak geen antwoord willen geven op de vraag of zij zelfdoding overwegen. Binnen verschillende religies (zoals het orthodoxe christendom, de islam, het hindoeïsme) is zelfdoding niet aanvaardbaar. Desondanks kan een gelovige toch voor zelfdoding kiezen. Wanneer een poging tot zelfdoding geslaagd is, krijgen hulpverleners onvermijdelijk te maken met schuldgevoelens, het gevoel tekort te hebben geschoten, onmacht, rouw, en vragen als: had ik het kunnen voorkomen?

17.5 Beschouwing

Uit onderzoek blijkt dat illegale patiënten vaak 'clusteren' bij een specifieke arts. Wanneer bekend is dat een arts goed en betrouwbaar is, zal dat de ronde doen en zal de arts meer illegale patiënten en andere onverzekerde patiënten aantrekken[4]. Bovendien zijn er relatief meer ongedocumenteerde patiënten in de achterstandswijken van de grote steden[4]. Sommige artsen hebben dan ook regelmatig onverzekerde patiënten in behandeling, terwijl anderen er nooit mee te maken krijgen. Desondanks is het voor alle artsen belangrijk te weten dat onverzekerde patiënten recht op gezondheidszorg hebben. Een probleem is dat zorgverleners en zorginstellingen vaak niet goed op de hoogte zijn van rechten, plichten en mogelijkheden betreffende gezondheidszorg voor illegalen, en soms onterecht zorg weigeren[4]. Bij patiënten zoals de familie Anakian wordt de arts bijna automatisch gedwongen na te denken over de grenzen aan de reikwijdte van de behandeling[14]. Belangrijk blijft het om de eigen verantwoordelijkheid en de mogelijkheden van de patiënt voor ogen te houden. Dilemma's doen zich vaker en scherper voor dan bij de verzekerde patiëntengroep. Vragen die men steeds in overweging moet nemen, zijn: welke hulp is nodig? Welke hulp is haalbaar en welke is betaalbaar? U zult over kosten van de behandeling gaan nadenken, waar u dat bij een verzekerde patiënt minder doet.

Het contact met deze patiëntengroep roept vaak gevoelens van onmacht op. Artsen kunnen meestal maar weinig veranderen aan de problemen van deze patiënten. Dit kan leiden tot wat men tegenoverdrachtsgevoelens noemt[14]. De sterke gevoelens van de patiënt worden overgenomen of roepen een sterke tegenreactie op. Zo kunnen de hulpeloosheid, de eenzaamheid van de patiënt en zijn uitzichtloze situatie sterke gevoelens van medeleven oproepen. In dit geval kunt u de neiging krijgen alles voor de patiënt te willen doen, wellicht omdat de patiënt zich ook aan u vastklampt als laatste hoop. Ook kan de patiënt gevoelens van irritatie of van machteloosheid oproepen. In dat geval kunt u het gevoel krijgen dat uw eigen hulpverleningsinstrumenten niet toereikend zijn en kunt u de machteloosheid van de patiënt overnemen (zie ook kader *Cultuurverschil en onzekerheid* in casus 6).

Aan de ene kant ligt dus de neiging overbetrokken te raken, aan de andere kant ligt machteloosheid of onverschilligheid. De rol van met name de huisarts biedt mogelijkheden om hierin positie te kiezen. De meeste patiënten verwachten niet dat de arts al hun problemen oplost, wel dat de arts ingaat op de hulpvraag, de klachten onderzoekt en de achtergrond ervan probeert te begrijpen. Een luisterend oor bieden en begrip tonen zijn belangrijke onderdelen van het contact. Het opbouwen van een vertrouwensrelatie is bij elke patiënt belangrijk. Voor de meeste illegale patiënten geldt dat u deze elke keer weer opnieuw moet bevestigen. Door hun voorgeschiedenis en illegaliteit kunnen zij extreem wantrouwig zijn. De vertrouwensrelatie zit in de kleine dingen, zoals medicijnen voorschrijven, andere medicijnen zoeken als de oude niet werken, doorverwijzen, vragen of er problemen zijn en een praatje maken. Belangrijk is dat u kunt waarmaken wat u belooft.

Het beleid rond asielzoekers is voortdurend aan verandering onderhevig. Op dit moment ligt de nadruk van de overheid op uitzetting en op aanscherping van regels. Regelgeving en beleid kunnen echter snel weer veranderen. De arts moet zich van deze veranderingen rekenschap geven.

17.6 Verder lezen

— Commissie Medische zorg voor (dreigend) uitgeprocedeerde asielzoekers en illegale vreemdelingen. Arts en vreemdeling. Rapport van de commissie Medische zorg voor (dreigend) uitgeprocedeerde asielzoekers en illegale vreemdelingen. Utrecht: Pharos, 2007.
— Veenema T, Wiegers T, Devillé W. Toegankelijkheid van gezondheidszorg voor illegalen in Nederland: een update. Utrecht: NIVEL, 2009.
— ▶ http://www.huisarts-migrant.nl/index.php/mensen-die-illegaal-ongedocumenteerd-nederland-zijn

Literatuur

1. Heijden P van der, Cruijff M, van Gils G. Schattingen illegaal in Nederland verblijvende vreemdelingen 2009. Utrecht: Universiteit Utrecht, 2011.
2. Centraal Bureau voor de Statistiek. Persbericht PB11-023, 29 maart 2011. Tien procent minder onverzekerden tegen ziektekosten in 2010. Den Haag: CBS, 2011. Download via: http://www.cbs.nl/NR/rdonlyres/F94F23D3-955F-417E-AF79-E17B2DD1265D/0/pb11n023.pdf.

3. http://www.lampion.info/informatie/financiering/76/899 (access februari 2012).
4. Affronti M, Affronti A, Pagano S, Soresi M, Giannitrapani L, Valenti M, La Spada E, Montalto G. The health of irregular and illegal immigrants: analysis of day-hospital admissions in a department of migration medicine. Intern Emerg Med 2011 Jun 7 [Epub ahead of print].
5. Schoevers, MA, Muijsenbergh METC van den, Lagro-Janssen ALM. Self-reported health problems of female undocumented immigrants. Top of the iceberg. Self-rated health and health problems of undocumented immigrant women in the Netherlands, a descriptive study. J Pub Health Policy 2009;.30,4: 409-422.
6. Schoevers MA, Loeffen MJ, Muijsenbergh METC, van den, Lagro-Janssen AL. Health care utilisation and problems in accessing health care of female undocumented immigrants in the Netherlands. Int J Public Health 2010; May 26, 421-428.
7. Vreeswijk M, Goed Bevallen?! Zwangere vrouwen zonder verblijfsvergunning en de toegang tot de reproductieve gezondheidszorg. Cultuur Migratie en Gezondheid 2008; 4: 194-206.
8. Schoevers MA, Muijsenbergh METC van den, Lagro-Janssen AL. Illegal female immigrants in the Netherlands have unmet needs in sexual and reproductive health. J Psychosom Obstet Gynaecol 2010; 31; 4: 256-264.
9. Burgers J, Engbersen G. Illegale vreemdelingen in Rotterdam. Amsterdam: Boom, 1999.
10. Fogelberg EK. Illegalen op het spreekuur van de huisarts. In: Es A van, Fogelberg EK, Muijsenbergh METC van den (red). Illegale vreemdelingen op uw spreekuur. Gezondheidszorg voor illegaal in Nederland verblijvende vreemdelingen. Amersfoort: Johannes Wierstichting, 1999, 10-14.
11. Jonge A de, Rijnders M, Agyemang C, Stouwe R van, Otter J den, Muijsenbergh METC van den, Buitendijk S. Limited midwifery care for undocumented women in the Netherlands. J Psychosom Obstetr Gyn 2011; August 19.
12. Wijlick EHJ van. Onverzekerden krijgen andere zorg. Medisch Contact 2006; 61; 39: 1535.
13. Caulford P, Vali Y. Providing health care to medically uninsured immigrants and refugees. Canadian Medical Association Journal 2006; 174; 9: 1253-1254.
14. Tienhoven H van. Illegalen. In: Rohlof H, Groenenberg M, Blom C (red). Vluchtelingen in de GGZ. Handboek voor de hulpverlening. Utrecht: Pharos, 2001, 65-72.
15. Landelijke Commissie Medische Aspecten van het Vreemdelingenbeleid. Medische aspecten van het vreemdelingenbeleid. Den Haag: Ministerie van Justitie/Ministerie van VWS, 2004.
16. Goosen S, Kunst AE, Stronks K, Oostrum IE van, Uitenbroek DG, Kerkhof AJ. Suicide death and hospital-treated suicidal behaviour in asylum seekers in the Netherlands: a national registry-based study. BMC Public Health 2011; 21; 11: 484.
17. Marrewijk L van, Plasmeijer M. Even niet meer leven. Ama's en zelfdoding. Phaxx 2003; 1: 7-8.

Een Turkse vrouw met pijn en tintelingen in de polsen

18.1 Cultuur en pijn – 175

18.2 Verbetering van de arbozorg aan allochtone werknemers – 176

18.3 Beschouwing – 177

18.4 Verder lezen – 177

Literatuur – 178

Casus

Mevrouw Demir is 41 jaar oud en van Turkse afkomst. Ze heeft al enige tijd contact met de bedrijfsarts. Ze werkt in een fabriek, waar ze zakken chips in dozen verpakt. Ze heeft de bedrijfsarts verteld al langere tijd last te hebben van pijn en tintelingen in haar polsen. Op een gegeven moment is zij met deze klachten ook naar de huisarts gegaan. Deze zegt dat mevrouw Demir het rustig aan moet doen, dan gaan de klachten vanzelf wel over. Wanneer de pijn echter op een gegeven moment ondraaglijk wordt, gaat ze terug naar de huisarts en wordt ze doorgestuurd naar de neuroloog. De neuroloog constateert in beide polsen carpaletunnelsyndroom en stelt een operatie voor. Mevrouw Demir weigert dit echter. De bedrijfsarts vermoedt dat dit is omdat ze denkt dat de klachten vanzelf wel zullen overgaan, maar zeker weet hij dat niet. Mevrouw Demir spreekt niet heel goed Nederlands en de gesprekken verlopen af en toe moeizaam. De bedrijfsarts spreekt met mevrouw Demir af dat zij, op arbeidstherapeutische basis, voorlopig 'polssparend' zal gaan werken. Ze krijgt injecties met corticosteroïden in beide polsen om de pijnklachten te verminderen en ze gaat lichter werk doen met meer rustpauzes. Mevrouw Demir probeert dit een tijdje, maar de klachten blijven aanhouden.

▸ Kennisvraag
Allochtone werknemers hebben een groter risico om arbeidsongeschikt te worden. Wat kunnen hiervan de redenen zijn?

Allochtone werknemers en arbeidsongeschiktheid

De WIA (Wet werk en inkomen naar arbeidsvermogen) verzekert werknemers tegen de inkomensgevolgen van arbeidsongeschiktheid. Werknemers die na twee jaar ziekte meer dan 35% arbeidsongeschikt zijn, kunnen in aanmerking komen voor een WIA-uitkering. Deze wet vervangt de oude WAO (Wet op de arbeidsongeschiktheidsverzekering). Het aandeel personen met een arbeidsongeschiktheidsuitkering (WAO, WIA en Wajong (Wet arbeidsongeschiktheidsvoorziening jong gehandicapten)) ligt het hoogste bij de Turkse Nederlanders (11%), gevolgd door de Marokkaanse (9%), Surinaamse (8%) en de Antilliaanse Nederlanders (5%). Deze laatste groep doet minder vaak beroep op een arbeidsongeschiktheidsuitkering dan autochtone Nederlanders (7%). Dit geldt ook voor de groep overige niet-westerse migranten. Hun lage aandeel (3%) is voornamelijk toe te schrijven aan het ontbreken van een relevant arbeidsverleden, een belangrijke voorwaarde voor toegang tot deze voorziening[1]. Niet-westerse allochtonen doen hiernaast vaker dan autochtonen een beroep op de bijstand. Eind 2010 ontving 12% van de niet-westerse allochtonen een bijstandsuitkering, ruim zes keer zo veel als bij de autochtonen[1].

De relatieve oververtegenwoordiging van allochtone werknemers in de WIA hangt samen met een lage sociaaleconomische positie. Lageropgeleiden (en mensen van allochtone herkomst zijn vaker laagopgeleid) zijn vaker arbeidsongeschikt dan hogeropgeleiden. De volgende factoren spelen een rol:

- Allochtone werknemers werken vaker in bedrijfssectoren met een hoog arbeidsongeschiktheidsrisico: bij uitzendbureaus of loonbedrijven, in de schoonmaakbranche of in de sector van gesubsidieerde werkgelegenheid. Vaak gaat het om fysiek zwaar en/of eentonig werk (meer dan de helft van de Turkse en Marokkaanse werknemers en 38% van de Surinamers, Antillianen en Arubanen doet fysiek zwaar werk[2]), is het werktempo hoog en is er weinig binding tussen werkgever en werknemers. Ook kan het gaan om werk met hogere risico's voor de gezondheid (fysieke belasting, hoge werkdruk, werk met gevaarlijke stoffen, lawaai of veel hogere/lagere temperatuur dan normaal).
- Allochtone werknemers zeggen regelmatig last te hebben van pesterijen, discrimi-

natie en uitsluiting op de werkvloer, door collega's en/of leidinggevenden[2].
- Naast de situatie op de werkvloer kan het migrantenbestaan een rol spelen: problemen binnen de familie, een slechte baan en een slechte beheersing van de Nederlandse taal kunnen resulteren in een opeenstapeling van relationele problemen, problemen binnen het gezin of familie, financiële problemen en isolement of eenzaamheid[3].
- Allochtone werknemers zouden relatief meer niet-objectiveerbare lichamelijke klachten presenteren, meestal diverse pijnklachten en vermoeidheid. Ook signaleren bedrijfsartsen soms een ander verzuimgedrag bij allochtone werknemers. Mensen van allochtone herkomst voelen zich volgens sommige bedrijfsartsen of helemaal ziek of helemaal gezond, en gaan pas aan het werk als zij zich volledig beter voelen. Het advies om gedeeltelijk aan het werk te gaan stuit dan op onbegrip[4].
- Het contact met de bedrijfsarts of verzekeringsarts is niet altijd optimaal bij allochtone werknemers. De drempel om naar de bedrijfsarts te gaan blijkt voor laagopgeleide allochtone werknemers hoog. Ook kunnen communicatieproblemen met de bedrijfsarts of verzekeringsarts goede sociaal-medische begeleiding in de weg staan. Zo blijkt dat bijvoorbeeld een complexe regeling als de WAO moeilijk uit te leggen was aan werknemers die slecht Nederlands spreken en laagopgeleid zijn. Ook wordt wel gedacht dat de bedrijfsarts de medische behandeling doet. Laagopgeleide allochtone werknemers voelen zich vaak door de bedrijfsarts niet met respect behandeld. Er is volgens hen te weinig tijd en aandacht, klachten worden niet serieus genomen en er is weinig belangstelling voor een eigen inbreng. Hoogopgeleide allochtone werknemers hebben deze klachten niet of minder[2].

Casus

De bedrijfsarts vindt mevrouw Demir een beetje fatalistisch: ze legt zich gemakkelijk neer bij haar pijn en wil er niet zo veel tegen doen. Mogelijk speelt haar culturele achtergrond hierbij een rol, zo denkt de bedrijfsarts.

> *Kennisvraag*
> Kan de culturele achtergrond van de patiënt een rol spelen bij het beleven en uiten van pijn?

18.1 Cultuur en pijn

Er zijn geen aanwijzingen dat er etnische verschillen zijn in het neurofysiologische systeem van pijnperceptie en pijntolerantie[5]. Wel krijgt pijn binnen verschillende culturen een andere betekenis en kunnen mensen op verschillende manieren pijn ervaren en uiting geven aan pijn[5 6 7]. Het ervaren van pijn hangt samen met de betekenis die aan de pijn wordt gegeven, de context waarin de pijn wordt gevoeld en de emoties die ermee samenhangen[8]. Ook het uiten van pijn kan samenhangen met de culturele achtergrond van de patiënt (zie kader *Klachtpresentatie* in casus 5). De culturele achtergrond van een patiënt verklaart echter niet altijd de specifieke beleving van pijn. Hoe pijn wordt beschreven, hangt ook samen met taalbeheersing, bekendheid met medische termen, eerdere individuele ervaringen met pijn en lekenopvattingen over de functie van pijn (bijvoorbeeld pijn als een alarmsignaal dat er iets mis is, of pijn als een natuurlijk onderdeel van het menselijke bestaan)[9]. Ook de culturele achtergrond van de zorgverlener kan een rol spelen bij de interpretatie van pijn van de patiënt. Verschillende onderzoeken laten zien dat zorgverleners niet altijd neutraal staan tegenover pijnuitingen van patiënten met een andere culturele achtergrond dan zijzelf, maar bijvoorbeeld de neiging hebben de pijn van de patiënt niet serieus te nemen en als culturele uiting te zien[10 11].

> **Casus**
>
> De bedrijfsarts acht de kans groot dat wanneer mevrouw Demir niets doet aan haar klachten, zij (gedeeltelijk) arbeidsongeschikt verklaard zal worden. Hij vermoedt dat zij mogelijk niet helemaal begrepen heeft wat de operatie inhoudt, omdat zij niet heel goed Nederlands spreekt. Hij stelt mevrouw Demir voor om terug te gaan naar haar huisarts, zodat die de operatie nog eens kan uitleggen. Ook mevrouw Demir heeft het idee dat de taal haar hier parten speelt. Ze neemt op eigen initiatief een kennis mee die tolkt tijdens het gesprek met de huisarts. Tijdens het gesprek stemt mevrouw Demir in met de operatie. De operatie is lang niet zo gevaarlijk als ze dacht. Bovendien bleek mevrouw Demir in de veronderstelling te verkeren dat de injecties haar beter zouden maken en dat daarom een operatie niet nodig was. De huisarts heeft dit misverstand rechtgezet. Tot slot is de ernst van de aandoening haar nu duidelijk. Ze ziet dat de aandoening chronisch is en niet van tijdelijke aard. De allereerste diagnose van de huisarts, dat haar klachten vanzelf over zouden gaan, had mevrouw Demir goed onthouden en niet meer naast zich neergelegd. Ook dit heeft de huisarts rechtgezet.

> ▶ *Attitudevraag*
> **Zou u op basis van deze gegevens de houding van mevrouw Demir als fatalistisch beschrijven?**

> **Casus**
>
> De bedrijfsarts van mevrouw Demir ziet regelmatig werknemers die op dezelfde afdeling werken als mevrouw Demir. Er werken veel mensen van allochtone herkomst met dezelfde klachten aan rug, schouders en nek. Alhoewel hij een goed contact heeft met de werknemers, constateert hij ook wel problemen. Zo is de communicatie soms lastig, vooral wanneer de werknemer slecht Nederlands spreekt. De bedrijfsarts heeft het idee dat de arbozorg beter op allochtone werknemers afgestemd kan worden en zoekt naar mogelijkheden.

> ▶ *Kennisvraag*
> **Welke mogelijkheden zijn er om de arbozorg aan allochtone werknemers te verbeteren?**

18.2 Verbetering van de arbozorg aan allochtone werknemers

Uit onderzoek blijkt dat allochtone werknemers een arbozorg willen die uniforme kwaliteit levert, neutraal, klantvriendelijk, actief en preventief is. Er worden suggesties gedaan om de arbozorg te verbeteren[2]:

- Bij werknemers die slecht Nederlands spreken, is er behoefte aan een tolk om klachten beter aan de bedrijfsarts over te kunnen brengen.
- Interculturalisatie van de arbodienst wordt erg op prijs gesteld: op alle niveaus allochtone werknemers in dienst nemen en bedrijfsartsen scholen in de ziekte- en gezondheidsbeleving binnen verschillende culturen, zijn enkele voorbeelden.
- Laagopgeleide werknemers zien de bedrijfsarts vaak niet als een arts met een eigen verantwoordelijkheid, maar als verlengde van de werkgever. Zeker wanneer het gaat om de sociale of psychische kant van de klachten, is de werknemer terughoudend uit angst dat dit door de bedrijfsarts aan de werkgever wordt doorgegeven. Om dit wantrouwen weg te nemen, zou de arbodienst of werkgever meer voorlichting kunnen geven over de functie van de bedrijfsarts. Ook willen werknemers de bedrijfsarts regelmatig op de werkvloer zien. Hierdoor zou de arts een beter beeld van de werkomstandigheden kunnen krijgen en neemt het vertrouwen van de werknemer in de arts toe[2].
- Er zou meer informatie gegeven moeten worden over de plaats, functie en taken van de arbozorg, over de relatie met de reguliere

gezondheidszorg en over aspecten van sociale zekerheid (zoals de Wet verbetering poortwachter) en de verantwoordelijkheid die de werknemer daarin heeft. Bij deze voorlichting kan gebruikgemaakt worden van verschillende middelen, zoals folders in de eigen taal, video en groepsvoorlichting.

- De opvallendste factoren die re-integratie van Marokkaanse en Turkse werknemers met aanhoudende gezondheidsklachten en participatieproblemen belemmeren, zijn: miscommunicatie op de werkvloer, gebrek aan loopbaanperspectief, denkpatronen en vooroordelen van de professional, relatief late ziekmelding en moeite van werknemers met het aangeven van grenzen. Factoren die bevorderend kunnen werken, zijn: begrip en waardering door de werkgever, goede (interculturele) communicatie op de werkvloer, voorlichting aan werknemers rondom arbeid en gezondheid en alertheid van professionals op overbelasting en stressgerelateerde klachten bij deze groep werknemers[12].

18.3 Beschouwing

In deze casus zien we dat door taalproblemen er misverstanden ontstaan over de te volgen behandeling. De patiënt weigert aanvankelijk de aangeraden operatie en deze weigering wordt door de bedrijfsarts gerespecteerd. Pas wanneer de huisarts de operatie via een meegebrachte tolk nog eens uitlegt, wordt de taalbarrière geslecht en stemt de patiënt ook meteen in.

Alhoewel de bedrijfsarts wel communicatieproblemen signaleert, meent hij dat uiteindelijk de patiënt het allemaal wel begrijpt. De communicatieproblemen lijken dan ook vooral op twee andere manieren een rol te spelen. Ten eerste hebben de patiënt en de arts een ander idee over wat er aan behandeling gaande is. De patiënt lijkt de injecties als een behandeling te zien die haar beter zal maken, een operatie is dan (voorlopig) nog niet nodig in haar ogen. De bedrijfsarts duidt dit als fatalistisch en afwachtend, en dringt verder niet direct aan op een operatie. Uit onderzoek blijkt dat bedrijfsartsen bij allochtone cliënten dergelijke knelpunten direct aan de etnische achtergrond van de werknemer koppelen, terwijl zij bij autochtonen de verklaring voor knelpunten veel breder zoeken in specifieke persoonskenmerken of context[13] (zie ook kader *Vooroordelen bij de diagnose* in casus 11). Een valkuil voor artsen kan zijn dat ze de Marokkaanse of Turkse patiënt alleen zien als Marokkaan/Turk/moslim, terwijl ze een protestantse Nederlandse patiënt nooit enkel als Nederlander of als christen zien.

Ten tweede zijn eerdere ervaringen met de Nederlandse gezondheidszorg weinig gunstig geweest. Mevrouw Demirs klachten zijn in eerste instantie weggewuifd en door een eerdere huisarts geïnterpreteerd als iets wat vanzelf wel over gaat. Ze neemt deze diagnose in eerste instantie exact over, wat wellicht ook haar 'fatalistische houding' kan verklaren, en had daardoor haar twijfels bij een operatie. Het is duidelijk in deze casus dat zowel de diagnose als de behandeling vertraagd zijn door bovengenoemde communicatieproblemen. Bij deze communicatieproblemen gaat het niet simpelweg om elkaar niet begrijpen, maar ook speelt dat er te snel ingevuld wordt wat er aan de hand zou kunnen zijn. Gelukkig legde deze bedrijfsarts zich uiteindelijk niet direct neer bij de vermeende wens van de patiënt en liet hij haar nog eens met de huisarts praten.

18.4 Verder lezen

- Kamphuis P, Poppel J van, Hijmans van den Bergh A, m.m.v. Bladel F van. Arbozorg voor allochtone werknemers. Onderzoek naar de toerusting van de Nederlandse arboinfrastructuur voor de multi-etnische samenleving. Eindrapport. Tilburg/Utrecht: IVA, 2003.
- Meershoek A, Krumeich A, Desain L. Arbeidsongeschiktheid, reïntegratie en etniciteit. Maastricht: Universiteit Maastricht, 2004.
- Snel E. In de fuik. Turken en Marokkanen in de WAO. Utrecht: Trimbos, 2003.

Literatuur

1. Gijsberts M, Huijnk W, Dagevos J (red). Jaarrapportage Integratie 2011. Sociaal Cultureel Planbureau. Den Haag/Heerlen: SCP, 2012.
2. Kamphuis P, Poppel J van, Hijmans van den Bergh A, m.m.v. Bladel F. van. Arbozorg voor allochtone werknemers. Onderzoek naar de toerusting van de Nederlandse arboinfrastructuur voor de multi-etnische samenleving. Eindrapport. Tilburg/Utrecht: IVA, juni 2003.
3. Snel E. In de fuik. Turken en Marokkanen in de WAO. Utrecht: Trimbos, 2003.
4. Hijmans van de Bergh A, Sociaal-medische begeleiding van allochtonen. Een verkennend onderzoek. Utrecht: Forum, 2002.
5. Bates MS. Ethnicity and pain: a bio-cultural model. Soc Sci Med 1987; 24; 1: 47-50.
6. David M, Braun T, Borde T. Schmerz und Ethnizität – Ergebnisse einer Befragung an drei internistische / gynäkologischen Rettungsstellen in Berlin. Zentralblatt für Gynakologie 2004; 126; 2: 81-86.
7. Davidhizar R, Giger JN. A review of the literature on care of clients in pain who are culturally diverse. Int Nurs Rev 2004; 51; 1: 47-55.
8. Helman C. Culture, Health and Illness. An introduction for health professionals. Bristol: Wright, 1986.
9. Aldrich S, Eccleston C. Making sense of everyday pain. Soc Sci Med 2000; 50: 1631-1641.
10. Burgess DJ, Ryn M van, Crowley-Matoka M, Malat J. Understanding the provider contributions to race/ethnicity disparities in pain treatment: insights from dual process models of stereotyping. Pain Medicine 2006; 7; 2: 119-134.
11. Suurmond J, Uiters E, Bruijne MC de, Stronks K, Essink-Bot ML. Explaining ethnic differences in patient safety: a qualitative analysis. Am J Public Health 2010; Apr 1; 100 Suppl 1: S113-7.
12. Meide H van der, Frings-Dresen MHW, Sluiter JK. Over re-integratie: ervaringen van professionals en Marokkaanse en Turkse werknemers. Tijdschrift v Bedrijfs- en Verzekeringsgeneeskunde 2011; 19; 3: 104-110.
13. Meershoek A, Krumeich A, Desain L. Arbeidsongeschiktheid, reïntegratie en etniciteit. Maastricht: Universiteit Maastricht, 2004.

Een Afghaanse vrouw met longkanker

19.1 Bespreekbaarheid van ziekte en dood – 182

19.2 De wens om informatie te ontvangen – 183

19.3 Euthanasie, zorgvuldigheidseisen, rechten, plichten – 184

19.4 Aandachtspunten euthanasie en allochtone patiënten – 185

19.5 Beschouwing – 186

19.6 Verder lezen – 187

Literatuur – 187

Casus

In het dorp waar de huisarts praktijk houdt, wonen weinig mensen van allochtone herkomst. Sinds een paar jaar is de Afghaanse mevrouw Hashem van begin zestig zijn patiënte. Haar familie is de enige Afghaanse familie in zijn praktijk. Zoals gebruikelijk komt mevrouw Hashem samen met haar zoon op het spreekuur. Zelf spreekt ze nauwelijks Nederlands, maar haar zoon beheerst de Nederlandse taal goed. Daar maakt de huisarts dankbaar gebruik van. Hij heeft eigenlijk geen idee hoe hij een professionele tolk moet inschakelen in zijn dorp.

▶ Kennisvraag
- Welke mogelijkheden heeft de huisarts om met mevrouw Hashem te kunnen praten?
- Welke voor- en nadelen hebben de verschillende mogelijkheden?

Omgaan met een taalbarrière

Wanneer arts en patiënt niet dezelfde taal spreken, kan gebruikgemaakt worden van formele of informele tolken. De Wet op de geneeskundige behandelingsovereenkomst (WGBO) uit 1995 bepaalt dat een zorgverlener moet communiceren in voor de cliënt begrijpelijke taal. In 2005 publiceerde de Inspectie voor de Gezondheidszorg de Veldnormen voor de inzet van tolken in de gezondheidszorg[1]. Via het TVCN, het Tolk- en Vertaalcentrum Nederland, kan een arts een formele tolk inschakelen (▶ www.tvcn.nl). TVCN beschikt over tolken in meer dan 115 talen. De zorgverlener kan kiezen tussen een telefonische tolk via de tolkentelefoon of de persoonlijke aanwezigheid van een tolk tijdens een consult. Een internationale review laat zien dat de inzet van professionele tolken de klinische zorg meer ten goede komt dan gebruik van informele tolken, en ook dat bij goed gebruik van professionele tolken de kwaliteit van zorg tot ongeveer hetzelfde niveau verbetert als bij patiënten zonder taalbarrières[2]. Zorgverleners kiezen echter toch vaak voor informele tolken, zoals familieleden, vrienden of allochtoon personeel in het ziekenhuis, ook al weten ze dat hieraan nadelen kleven[3].

Een formele tolk is onafhankelijk, neutraal, heeft een geheimhoudingsplicht en is opgeleid om technisch goed te vertalen. Dat betekent onder andere dat hij zo veel mogelijk letterlijk vertaalt wat patiënt en arts zeggen en zich niet als gesprekspartner opstelt. De meeste tolken van het TVCN zijn op de hoogte van het medische jargon. Een formele tolk is een onbekende van de patiënt. Het voordeel hiervan is dat de patiënt zijn of haar verhaal kan doen zonder de aanwezigheid van een bekende[4]. Sommige mensen hebben echter een vertrouwensband met een tolk nodig voordat zij vrijuit durven praten[5]. Uit een onderzoek naar de bereikbaarheid van het TVCN blijkt dat het inschakelen van een gereserveerde telefonische tolk ongeveer anderhalve minuut duurt, het inschakelen van een niet-gereserveerde tolk duurt ruim twee minuten[6].

Allochtone patiënten gaan er vaak ten onrechte van uit dat het hun eigen verantwoordelijkheid is om een tolk te regelen[7]. Als patiënten zelf een tolk regelen, kan dit als voordeel hebben dat ze deze persoon vertrouwen. Een nadeel is dat informele tolken meestal geen formele training in tolkvaardigheden hebben, waardoor de vertaling onvolledig of verkeerd kan zijn. Bijvoorbeeld omdat de tolk de arts niet begrijpt of uit schaamte iets niet aan een patiënt durft te vragen. Het kan ook zijn dat de patiënt zich niet wil of durft te uiten in aanwezigheid van een bekende. Bovendien kan een patiënt zich bezwaard voelen steeds een beroep op iemands tijd te moeten doen. Voor een informele tolk kan het belastend zijn, ook emotioneel, om steeds ingeschakeld te worden. Aangeraden wordt terughoudend te zijn met het inschakelen van informele tolken. Het inschakelen van jonge kinderen (< 16 jaar) die voor hun ouders vertalen wordt als 'foute zorg' beschouwd[1 4].

Formele tolkendiensten voor de gezondheidszorg worden sinds 1 januari 2012 niet meer vergoed door de overheid. De zorgaanbieder is verantwoordelijk voor de kosten, tenzij met de patiënt afgesproken wordt dat deze zelf de kosten betaalt. Verschillende zorgorganisaties nemen de kosten voor formele tolken ook daadwerkelijk voor hun rekening.

Andere opties voor het effectief slechten van een taalbarrière kunnen zijn: een intern netwerk opzetten van eigen, meertalige zorgverleners en andere medewerkers die kunnen tolken, zoals het VUmc in Amsterdam en het Erasmus MC in Rotterdam hebben gedaan. Belangrijk is dat bij dergelijke tolken uit het eigen personeel wordt vastgesteld dat zij de vreemde taal voldoende beheersen (bijvoorbeeld omdat niet-westerse allochtonen van de tweede generatie de taal van het land van herkomst van hun ouders vaak niet meer actief beheersen) en dat zij een training in tolkenvaardigheden krijgen. In feite zijn het dan semiprofessionele tolken. Sommige ziekenhuizen zetten zorgconsulenten of VETC-ers (Voorlichter in Eigen Taal en Cultuur) in. Een zorgconsulent helpt taalbarrières plus cultuurverschillen tussen patiënt en hulpverlener te overbruggen en doet dus meer dan alleen vertalen. De zorgconsulent heeft vaak een paramedische opleiding en fungeert ook als culturele tolk en zorgt zo voor een betere communicatie en meer begrip.

Tot slot is er de *health communicator*, een computerprogramma voor de anamnese van huisartsen en specialisten dat vertaalde vragen en antwoorden tussen patiënt en arts mogelijk maakt in de talen Nederlands, Engels, Turks, Perzisch en Tamazight. Zie verder ook een publicatie van Mikado waarin oplossingen aangedragen worden voor het overwinnen van een taalbarrière in de zorg en waarin veel tips en adviezen voor zorgverleners staan[8].

Inschakelen van een formele tolk, enkele aandachtspunten:
- Vraag of de patiënt akkoord gaat met het inschakelen van een formele tolk.
- Vraag of de patiënt een voorkeur heeft voor een mannelijke of een vrouwelijke tolk.

Een telefonische tolk:
- Maak gebruik van een telefonische tolk als u direct een tolk nodig hebt.
- Zorg voor een rustige ruimte.
- Zorg voor een telefoon met luidspreker.
- Gebruik korte zinnen, zodat de tolk de tijd krijgt te vertalen.
- Richt u tijdens het gesprek tot de patiënt (zowel in de verwoording van uw vragen als door oogcontact), niet tot de telefoon en de tolk.

Een persoonlijk aanwezige tolk:
- Maak gebruik van een persoonlijk aanwezige tolk bij een ingrijpend of complex gesprek.
- Vraag vooraf een tolk aan.
- Richt u tijdens het gesprek tot de patiënt en niet tot de tolk[4,9].

Besef dat een tolk altijd als persoon aanwezig is en daarmee bijdraagt aan de sfeer van het gesprek. Bepaalde kenmerken van een tolk, zoals geslacht of land van herkomst, kunnen de inhoud van een gesprek beïnvloeden[10].

Casus

Onlangs is bij mevrouw Hashem een uitgebreid gemetastaseerd longcarcinoom gediagnosticeerd zonder therapeutische mogelijkheden. De longarts heeft de huisarts hiervan op de hoogte gesteld. Tevens vertelde deze arts dat hij met de familie heeft afgesproken de diagnose voor mevrouw Hashem geheim te houden. Nu is mevrouw Hashem met haar zoon bij de huisarts om het vervolgtraject te bespreken. Tijdens het consult legt de zoon aan de huisarts uit waarom de familie de diagnose niet aan hun moeder wil vertellen. Hij zegt: 'Wij vinden het heel slecht voor mensen als je zegt dat ze zo'n vreselijke ziekte hebben, dat ze daaraan overlijden. Als we het niet zeggen, zal dat beter zijn. Dan zetten we onze moeder minder onder druk en stellen we haar niet teleur. Als we het wel zeggen, versnelt dat misschien het proces van de ziekte en zal onze moeder sneller doodgaan.' Als hun moeder naar haar ziekte vraagt, vertellen ze haar dat ze lijdt aan een longontsteking en last heeft van ouderdomskwalen. Het geheimhouden van de diagnose en prognose druist geheel in tegen

> de waarden van openheid en eerlijkheid van de huisarts. Toch besluit hij zich hierin te voegen uit respect voor wat hij beschouwt als de cultuur van de familie Hashem, en omdat de longarts hier eerder ook mee heeft ingestemd. De familie waardeert dit erg.

▶ *Attitudevraag*
- Wat zou u als huisarts doen met een dergelijk verzoek van de familie? Waarom?
- Wat vindt u van het besluit van de huisarts?

▶ *Kennisvraag*
- In de casus wil de familie niet aan mevrouw Hashem vertellen wat de diagnose/prognose van haar ziekte is omdat dat beter zou zijn voor haar gezondheid. Welke andere achtergronden kan een verzoek om dit niet aan patiënt te vertellen hebben?
- Mag een arts, gezien de rechten van een patiënt, aan een dergelijk verzoek voldoen?

19.1 Bespreekbaarheid van ziekte en dood

Het is niet voor iedereen vanzelfsprekend om zaken als ziekte en sterven open te bespreken. In westerse culturen wordt de 'waarheid' vertellen als eerlijk en principieel beschouwd. Mensen uit andere (niet-westerse) culturen kunnen dit veel vaker als bedreigend en onverantwoord ervaren. Zo kan men over de dood praten zien als het noodlot tarten. Soms beschouwt men het bepalen van een levensverwachting als iets dat aan God is voorbehouden en niet aan de arts. Ook wordt ontkenning als een (geaccepteerd) beschermingsmechanisme gebruikt om hoopvol te blijven. Wanneer een arts rechtstreeks tegen een patiënt zegt dat hij binnenkort zal sterven, ontneemt hij daarmee de patiënt en zijn familie hoop, vindt men. Wat biomedisch gezien wordt als valse hoop op genezing, kan in een andere context ervaren worden als hoop en vertrouwen dat er betere dagen of momenten volgen voor de patiënt. Bijvoorbeeld de religieuze hoop op een beter leven in het hiernamaals (zoals in het christendom en de islam)[11]. Overigens kunnen Nederlandse patiënten ook behoefte hebben aan bescherming tegen voor hun ondraaglijke feiten en gevoelens[12]. Een zekere mate van ontkenning bij deze patiënten kan in deze behoefte voorzien.

> **Wettelijke informatieplicht**
> In West-Europa wordt veel nadruk gelegd op de autonomie en het recht op informatie van de patiënt. De naaste familie ondersteunt de patiënt, maar er wordt niet verwacht dat de familie beslissingen neemt voor de patiënt[11]. In Nederland hebben artsen wettelijk een informatieplicht, die is vastgelegd in de WGBO. De grondgedachte achter deze wet is dat de patiënt goede en volledige informatie van de arts krijgt om een verantwoorde beslissing te kunnen nemen ten aanzien van zijn gezondheid. De wet geeft aan dat de arts minimaal informatie dient te geven over:
> a. de aard en het doel van het onderzoek of de behandeling die hij noodzakelijk acht en van de uit te voeren verrichtingen;
> b. de te verwachten gevolgen en risico's daarvan voor de gezondheid van de patiënt;
> c. alternatieve methoden van onderzoek of behandeling die in aanmerking komen;
> d. de staat van en de vooruitzichten met betrekking tot de gezondheid van de patiënt voor wat het terrein van het onderzoek of de behandeling betreft[13].
>
> De informatie die aan de patiënt wordt gegeven, moet enerzijds juist en toereikend zijn, anderzijds moet ze op een voor de patiënt duidelijke en begrijpelijke wijze worden gegeven. De omvang van de informatie wordt bepaald door de vraag wat de patiënt redelijkerwijs dient te weten[13]. Patiënten hebben echter het recht op niet-weten: 'Indien de patiënt te kennen heeft gegeven geen inlichtingen te willen ontvangen, blijft het verstrekken daarvan achterwege, behoudens voor zover het belang dat de patiënt daarbij heeft niet opweegt tegen het nadeel dat daaruit voor hem-/haarzelf of voor anderen kan voortvloeien' (art. 7:449

Burgerlijk Wetboek). Artsen dienen de wens van een patiënt om geen informatie te ontvangen, welke achtergrond dit verzoek ook heeft, in beginsel te respecteren. Als het niet-informeren onevenredig nadelig is voor de patiënt zelf of voor anderen, mag de hulpverlener de informatie wel geven[13].

In deze casus komt het verzoek geen informatie te verstrekken van de familie van de patiënt. Het is echter niet duidelijk in hoeverre de patiënt zelf wil worden ingelicht. Zolang dit niet duidelijk is, heeft zij recht op informatie over de complete diagnose en prognose. Als arts dient u zich ervan te vergewissen of het daadwerkelijk conform de wens van de patiënt is als u geen informatie verstrekt.

> **Casus**
>
> Mevrouw Hashem is vaak benauwd, heeft gewichtsverlies en ze heeft problemen met lopen, veroorzaakt door botmetastasen. De huisarts gaat vaak bij haar op huisbezoek. Na twee maanden, als mevrouw Hashem zuurstof toegediend krijgt, heeft hij het idee dat zij best in de gaten heeft hoe ernstig ziek zij is. Daarmee wordt het voor hem onacceptabel om informatie voor de patiënt achter te houden. Hij bespreekt met de familie dat hij zo niet kan werken en zij hebben daar begrip voor. Vanaf dat moment gaat de huisarts ervan uit dat mevrouw Hashem precies weet wat er met haar aan de hand is. De familie vertelt inderdaad bijna alles aan mevrouw Hashem, behalve dat zij kanker heeft.

> ❯ *Kennisvraag*
> - Hoe kan de arts met de familie bespreken dat zijn grenzen wat het achterhouden van informatie betreft, zijn bereikt? Wat kan hij benadrukken?
> - Hoe kan de huisarts vervolgens te werk gaan om mevrouw Hashem te informeren over haar situatie?

❯ *Attitudevraag*
De huisarts geeft aan dat hij op een gegeven moment zijn grenzen heeft bereikt. Zou u dezelfde afweging hebben gemaakt?

19.2 De wens om informatie te ontvangen

Voor artsen in Nederland is het vanzelfsprekend de patiënt duidelijk te informeren over de medische situatie. Maar deze vanzelfsprekendheid hoeft, zoals deze casus toont, voor allochtone patiënten niet op te gaan. Daarom is het raadzaam in het begin van een zorgtraject een allochtone patiënt (en zijn familie) in te lichten over de regels in de Nederlandse gezondheidszorg voor het verstrekken van informatie. Geef aan dat een patiënt in principe geïnformeerd wordt, tenzij hij aangeeft dat niet te willen[11]. Wanneer u het vermoeden heeft dat de patiënt door zijn familie wordt afgeschermd, is het belangrijk na te vragen wat de reden is om informatie niet aan de patiënt te vertellen. Hierbij kunt u ingaan op wat de consequenties voor het welbevinden van de patiënt kunnen zijn als deze niets weet, zoals gevoelens van onzekerheid of bedreiging. Wanneer er sprake is van een taalbarrière, zijn non-verbale signalen belangrijk om de wens van de patiënt te achterhalen: sluit de patiënt zich af van informatie, of komt hij steeds met vragen of lichamelijke klachten? Als duidelijk is dat een patiënt geen informatie wenst te ontvangen, is het belangrijk dit te respecteren[11][14].

Als u, zoals deze huisarts, besluit de patiënt uiteindelijk toch in te lichten over zijn situatie, sta dan stil bij de manier waarop u de boodschap brengt. Het directe taalgebruik dat in de Nederlandse gezondheidszorg gebruikelijk is, kan kwetsend of shockerend zijn voor mensen uit niet-westerse landen. Genuanceerd en indirect taalgebruik kan wenselijk zijn[11].

U kunt ook besluiten onderscheid te maken tussen het vertellen van de diagnose en de prognose. In veel gevallen zal het niet noodzakelijk zijn dat de patiënt de diagnose tot in de details weet. Maar de prognose, het verloop in de toekomst, is belangrijk voor een patiënt (en zijn familie) om de situatie te kunnen verwerken en gelegenheid te hebben om afscheid te nemen. Een vorm van gewenning en neerleggen bij de situatie kan het lijden van patiënten verzachten. Ontneem een patiënt en zijn familie echter nooit alle hoop. In de casus blijkt dat de familie Hashem uiteindelijk op deze manier haar moeder heeft ingelicht: zij weet dat ze ongeneeslijk ziek is, maar ze weet niet precies dat zij een longtumor heeft.

> **Casus**
>
> Mevrouw Hashem gaat steeds verder achteruit. Ze wordt vaak benauwd en heeft veel pijn. In de praktijk van de huisarts heerst een open en bespreekbaar euthanasiebeleid en hij wil deze optie ook graag met mevrouw Hashem bespreken. Haar zoon geeft echter aan dat dit op religieuze gronden (de familie is moslim) onbespreekbaar is voor zijn moeder.

▶ Attitudevraag
Wat vindt u ervan dat de arts in deze situatie het onderwerp euthanasie wil bespreken?

▶ Kennisvraag
- Welke rechten heeft de patiënt als het gaat om euthanasie?
- Hoe kijkt men in de islam tegen euthanasie aan?

19.3 Euthanasie, zorgvuldigheidseisen, rechten, plichten

Euthanasie is omschreven als het handelen dat het leven van een ander op zijn uitdrukkelijke verzoek beëindigt. Er is sprake van euthanasie als een arts levensbeëindigende medicatie toedient. Het staken of het niet instellen van een medische behandeling op verzoek van een patiënt is geen euthanasie, evenmin als het afzien van een medisch zinloze behandeling[15]. Euthanasie en hulp bij zelfdoding zijn opgenomen in het wetboek van strafrecht. Een arts is echter niet strafbaar als hij zich houdt aan de in de wet omschreven zorgvuldigheidseisen en als hij zijn handelen meldt aan zowel de gemeentelijke lijkschouwer als de toetsingscommissie. Deze zorgvuldigheidseisen houden in dat de arts:
- de overtuiging heeft gekregen dat er sprake is van een vrijwillig en weloverwogen verzoek van de patiënt;
- de overtuiging heeft gekregen dat er sprake is van uitzichtloos en ondraaglijk lijden door de patiënt;
- de patiënt heeft voorgelicht over de situatie waarin hij zich bevindt en over zijn vooruitzichten;
- met de patiënt tot de overtuiging is gekomen dat er voor de situatie waarin deze zich bevindt geen redelijke andere oplossing is;
- ten minste één andere, onafhankelijke arts raadpleegt, die de patiënt ziet en een schriftelijk oordeel geeft over bovengenoemde zorgvuldigheidseisen;
- de levensbeëindiging of hulp bij zelfdoding medisch zorgvuldig uitvoert[15].

Nederland en België zijn de enige landen waar euthanasie, mits gehouden aan bovenstaande zorgvuldigheidseisen, niet juridisch vervolgd wordt. Een argument dat vaak wordt aangedragen tegen euthanasie is dat euthanasie in tegenspraak is met de plicht van een arts om het leven te behouden. Euthanasie is dan ook geen plicht voor een arts. Het is evenmin een recht van een patiënt. Het besluit tot het verrichten van euthanasie moet gezien worden als een proces waarin arts en patiënt ruimte krijgen om hun visie te ontwikkelen en verwoorden[16].

> **Euthanasie en islam**
>
> Binnen de islam is respect voor het leven een centrale waarde. God heeft alles geschapen en aan alles in de wereld tijd en bestemming gegeven. De ontwikkeling van het individuele leven heeft zijn bestemming, begin en einde. De mens mag zijn bestemming en het vastgestelde tijdstip van de dood niet wijzigen of ontlopen. Daarnaast heeft de dood een beperkte waarde, omdat doodgaan beschouwd kan worden als overgaan naar het hiernamaals. Sterven en lijden krijgen door het uitzicht op een nieuw leven een hoopvolle betekenis.

Vanuit deze visie is euthanasie, hetgeen vergeleken wordt met suïcide, verboden. Dit is vrij onomstreden in verschillende stromingen van de islam. Dit geldt overigens ook voor een aantal christelijke en joodse stromingen[17].

19.4 Aandachtspunten euthanasie en allochtone patiënten

Een belangrijke zorgvuldigheidseis bij euthanasie is dat de patiënt zelf het verzoek tot euthanasie moet uiten. Maar als een patiënt er niet uit zichzelf over begint, mag een arts het onderwerp dan aan de orde brengen? Uit onderzoek blijkt dat in 21% van de gevallen het initiatief om dit onderwerp ter sprake te brengen bij de arts ligt, in ongeveer de helft van de gevallen ligt het initiatief bij de patiënt[18]. Of het ethisch aanvaardbaar is dat een arts als eerste over euthanasie begint, is omstreden. Voorstanders geven aan dat het voor sommige patiënten een moeilijk onderwerp is om over te beginnen en dat het daarom goed zou zijn als een arts het onderwerp ter sprake brengt. Voor anderen speelt het tijdsaspect een belangrijke rol: euthanasie moet aan de orde komen voordat de patiënt zich in een situatie bevindt waarin hij de eigen keuzes hierover niet meer aan de omgeving kenbaar kan maken. Het belangrijkste tegenargument is de invloed en druk die een arts uitoefent op een patiënt als de arts euthanasie zelf ter sprake brengt. De vrijwilligheid van het verzoek kan daarmee ondermijnd worden. Ook kan het de vertrouwensrelatie tussen arts en patiënt schaden. Een patiënt kan het idee krijgen dat een arts niet meer alles in het werk stelt om hem te genezen[19].

Bij verschillende deskundige instanties op het gebied van euthanasie zijn geen euthanasieverzoeken van moslims bekend. Dit wordt in verband gebracht met de religie[20]. Behalve met religie moet u als arts rekening houden met cultuurverschillen. Euthanasie komt voort uit het belang dat in de westerse cultuur wordt gehecht aan zelfbeschikking. Voor veel moslims, maar ook voor mensen uit andere niet-westerse culturen, speelt de gemeenschap een belangrijke rol bij het nemen van beslissingen.

Bij het sterven zal het dan ook moeilijk zijn om ineens zelf een beslissing te nemen over beëindiging van het eigen leven. Verder kunnen taalbarrière en informatieachterstand een rol spelen. Om op basis van zelfbeschikking tot een goede beslissing te kunnen komen, is informatie noodzakelijk. Informatie is echter niet voor iedereen toegankelijk. Onjuiste informatie en verhalen die de ronde doen, kunnen een patiënt angst inboezemen. De patiënt kan bang zijn dat er dingen te gebeuren staan waar hij zelf niet achter staat. Een moeizame communicatie door een taalbarrière kan deze angst versterken[20]. Als u merkt dat het onderwerp uw patiënt bezighoudt, hetzij uit angst, hetzij als verzoek, kunt u daar voorzichtig naar informeren.

Casus

Tijdens de visites geeft de huisarts mogelijkheden aan om de pijn te verzachten en de patiente te laten slapen. Op een gegeven moment zegt mevrouw Hashem: 'Ik mag nu wel dood gaan', maar ze vraagt niet aan de huisarts of hij haar daarbij kan helpen. Door het lijden van mevrouw Hashem ziet de huisarts zich genoodzaakt de morfine vrij vlot te verhogen. Vlak daarna sterft mevrouw Hashem.

> *Kennisvraag*
> – Is hier wettelijk gezien sprake van euthanasie?
> – Is hier volgens de islam sprake van euthanasie?

Islam en palliatieve zorg
Het verlichten van de pijn en het lijden van een patiënt met steeds zwaardere middelen die als neveneffect hebben dat ze het leven bekorten, wordt in de Nederlandse wet niet als euthanasie beschouwd[15]. Hoewel binnen de islam het redden van leven wordt aangemoedigd, wordt lijdensverlichting door analgetica geaccepteerd. Ook als dit het stervensproces bespoedigt. De verantwoordelijkheid hiervoor ligt in de handen van de arts. De patiënt mag geen invloed hebben op het tijdstip van overlijden[17]. Op grond van het in de islam centraal

staande 'compassiebeginsel' is er ruimte voor een discussie over het beëindigen van zinloos medisch handelen[21]. Moslimgeleerden, ethici, artsen en leken zijn het echter voorlopig nog niet eens over wat onder 'zinloos medisch handelen' moet worden verstaan. Palliatieve zorg kan anders verlopen bij migrantenouderen. Belangrijke waarden voor allochtone ouderen kunnen zijn: tot het einde toe curatieve zorg willen ook al is er geen genezing meer mogelijk, of de wens om na de dood met een heldere geest voor Allah te verschijnen. Niet altijd worden sterke opiaten zoals morfine geaccepteerd. Veel culturen hechten een hoge waarde aan het lengen van het leven totdat letterlijk alle mogelijkheden zijn uitgeput[22]. Deze waarden kunnen botsen met waarden van zorgverleners, bijvoorbeeld de waarde om zinloos lijden te vermijden.

19.5 Beschouwing

De onderwerpen die in deze casus aan de orde komen, kunnen veel discussie met zich meebrengen. Ze raken aan een in de westerse geneeskunde centraal staande waarde, namelijk autonomie van patiënten. In Nederland hebben we deze waarde vastgelegd in een recht van de patiënt op volledige informatie, om een verantwoorde beslissing te kunnen nemen over de eigen gezondheid. En de mogelijkheid van de patiënt de arts te verzoeken een einde te maken aan zijn ondraaglijke lijden. In andere culturen kan deze waarde van autonomie een andere plaats innemen. Als een arts hiermee geconfronteerd wordt, kunnen dilemma's en problemen ontstaan, zoals deze casus illustreert.

Een opvallend aspect van deze casus is de onzichtbaarheid van de patiënte, mevrouw Hashem. Deze onzichtbaarheid ontstaat doordat de arts ervoor kiest via de familie met de patiënte te communiceren. Dit brengt de arts in een lastig parket. Allereerst wanneer hij instemt met het voorstel van de familie om mevrouw Hashem niet te informeren over haar situatie. Positief is dat de arts hiermee toont dat hij niet strak vasthoudt aan zijn eigen normen en waarden en dat hij openstaat voor die van zijn patiënten. Een patiënt heeft het recht om geen informatie te ontvangen, maar het moet duidelijk zijn dat dit de wens van de patiënt zelf is en niet die van de familie. Deze arts tast echter niet af wat de wens van de patiënte is en daarmee handelt hij in eerste instantie niet volgens de regels van de WGBO.

Van een arts worden inlevingsvermogen en respect verwacht, maar ook het vermogen om eigen opvattingen overeind te houden. De eigen grenzen van toelaatbaarheid moeten niet overschreden worden omdat een patiënt dat vraagt. Na verloop van tijd komt deze arts in gewetensnood: hij heeft het gevoel dat hij iets voor de patiënte achterhoudt terwijl zij eigenlijk wel weet dat haar einde nadert. Hij heeft zijn grenzen bereikt. Uw eigen normen en waarden, zowel die van u als arts als die van u persoonlijk, bepalen mede uw houding tegenover de patiënt. Door hierbij stil te staan, leert u uw eigen grenzen kennen. U komt erachter wat voor u normaal en aanvaardbaar is en waar de grens ligt voor het onacceptabele. Dit kan helpen voorkomen dat u tijdens het verloop van een casus in gewetensnood raakt. De casus laat zien dat grenzen bespreekbaar zijn: er ontstaat geen conflict als de arts aan de familie uitlegt dat zijn grenzen zijn bereikt. Uiteindelijk weet mevrouw Hashem wat haar prognose is. Zij weet alleen niet dat zij aan kanker lijdt. Daar ligt waarschijnlijk de grens van de familie.

Het nadeel van indirecte communicatie wordt in deze casus nogmaals pijnlijk duidelijk als de patiente in een terminaal stadium komt. De arts is niet op de hoogte van de wensen van de patiënte ten aanzien van pijnbestrijding en eventuele euthanasie. Dit plaatst de arts wederom voor een dilemma: zijn eigen normen en waarden geven hem het gevoel dat mevrouw Hashem niet zo hoeft te lijden aan het einde van haar leven. Hij wil haar dat lijden besparen en mogelijkheden aan haar voorleggen, zodat zij daar zelf een beslissing over kan nemen. Gezien de religie van mevrouw Hashem was het onwaarschijnlijk geweest dat zij euthanasie had gewild. Vanuit de islam bezien had zij geen enkele beslissing 'mogen' nemen die het einde van haar leven zou kunnen beïnvloeden. Dat geldt ook voor de gevolgen van pijnbestrijding. Maar in de casus is onduidelijk gebleven wat mevrouw Hashems eigen (religieuze) ideeën en wensen ten aanzien van haar naderende einde waren.

Het handelen van deze huisarts kan op verschillende manieren beoordeeld worden. Enerzijds heeft de arts zijn plicht om de patiënte te informeren verzuimd. Anderzijds toont hij zich respectvol naar de familie en hun cultuur, waar een andere waarde wordt gehecht aan autonomie. Omstreden blijft dat de arts het uiterst gevoelige onderwerp euthanasie uit zichzelf heeft ingebracht. Daarmee heeft hij het zichzelf onnodig moeilijk gemaakt. Want wanneer hij zich louter op palliatieve zorg had gericht, had hij medisch juist gehandeld en dit gevoelige onderwerp in deze ingewikkelde context kunnen omzeilen. Samenvattend kunnen we opmerken dat de arts mevrouw Hashems persoonlijke visie op haar ziekte en haar wensen niet heeft achterhaald. Dit bracht hem in een moeilijke positie. De inzet van een tolk had de huisarts meer inzicht kunnen geven in de persoonlijkheid van mevrouw Hashem. Ook toont de casus hoe belangrijk het is om stil te staan bij de eigen normen en waarden en de grens waar het acceptabele overgaat in het onacceptabele. Hier van tevoren bij stilstaan zorgt ervoor dat u een duidelijke houding kunt innemen in het contact met patiënten en dat u kunt voorkomen dat u als arts in gewetensnood raakt.

19.6 Verder lezen

- Bot H. Gespreksvoering met behulp van een tolk. De Psycholoog 2007; juni: 362-367.
- Graaff F de, Francke AL, Muijsenbergh METC van den, Geest S van de. Communicatie en besluitvorming in de palliatieve zorg voor Turkse en Marokkaanse patiënten met kanker. Amsterdam: Spinhuis, 2010.
- Koppenol-van Hooijdonk M, Boxtel R van, Delawi I, Teunissen S. De bespreekbaarheid van ziekte en een naderende dood bij niet-westerse patiënten. Ned Tijdschr v Pal Zorg 2002; 3; 3: 65-69.
- Meeuwesen L, Harmsen H, Sbiti A (red). Als je niet begrijpt wat ik bedoel. Tolken in de gezondheidszorg. Rotterdam: Mikado, 2011.
- Mistiaen P, Francke AL, Graaff FM de, Muijsenbergh METC van den. Palliatieve zorg voor mensen met een niet-westerse achtergrond: een handreiking met adviezen. Utrecht, NIVEL: 2012. Download: ▶ http://www.nivel.nl/pdf/Rapport-Handreiking-Palliatieve-Zorg-Allochtonen.pdf.

Literatuur

1. Pharos. Waneer laten tolken? Veldnormen voor de inzet van tolken in de gezondheidszorg. http://ww.pharos.nl/home/pharos_nes/1/532/
2. Karliner LS, Jacobs EA, Chen AH, Mutha S. Do professional interpreters improve clinical care for patients with limited English proficiency? Review A systematic review of the literature. Health Serv Res 2007; 42; 2: 727-754.
3. Diamond LC, Schenker Y, Curry L, Bradley EH, Fernandez A. Getting By: Underuse of interpreters by resident physicians. J Gen Intern Med 2008; 24; 2: 256-262.
4. Graaff F de. Zorg aan buitenl'anders'? deel van mijn vak. Communicatie als voordeur naar goede zorg. Utrecht: Bureau Voorlichting Gezondheidszorg Buitenlanders, 1995, 85-101.
5. Kwaak A van der, Wolffers I. Communicatie in de gezondheidszorg. In: Wolffers I, Kwaak A van der (red). Gezondheidszorg en cultuur. Amsterdam: VU Uitgeverij, 2004, 65-80.
6. Inspectie voor de Gezondheidszorg. Kortschrift. Tolken in de gezondheidszorg. Den Haag: IGZ, 2003.
7. Suurmond J, Uiters E, Bruijne MC de, Stronks K, Essink-Bot ML. Negative health care experiences of immigrants: a qualitative study. BMC Health Serv Res 2011; Jan 14; 11: 10.
8. Meeuwesen I, Harmsen H, Sbiti A. Als je niet begrijpt wat ik bedoel (boek + dvd). Tolken in de gezondheidszorg. Rotterdam: Mikado, 2011.
9. Kerkhof G. Professioneel tolken bij zorgverlening. In: Neef JE de, Tenwolde J, Mouthaan KAA (red). Handboek interculturele zorg. Maarssen: Elsevier Gezondheidszorg, 1998, deel II, 1.5, 1-9.
10. Bot H. Werken met tolken. In: Rohlof H, Groenenberg M, Blom C (red). Vluchtelingen in de GGZ. Handboek voor de hulpverlening. Utrecht: Stichting Pharos, 2001, 3e dr., 57-64.
11. Koppenol-van Hooijdonk M, Boxtel R van, Delawi I, Teunissen S. De bespreekbaarheid van ziekte en een naderende dood bij niet-westerse patiënten. Ned Tijds v Pal Zorg 2002; 3; 3: 65-69.
12. Vos MS. Denial and Quality of Life in Lung Cancer Patients. Amsterdam: Amsterdam University Press, 2009.
13. Arends LAP, Duynstee-Bijvoet W. Patiëntenrechten. In: Dute JCJ, Hermans HEGM (red). Regulering van de gezondheidszorg. Leerboek voor universitair en hoger

beroepsonderwijs en managementopleidingen. Maarssen: Elsevier, 2000, 119-138.
14. Koppenol-van Hooijdonk M, Boxtel R van, Karagul A. De zorg voor terminale moslimpatiënten. Tijdschrift voor Verpleegkundigen 2002; 5: 52-58.
15. Ministerie van Volksgezondheid, Welzijn en Sport & Ministerie van Justitie. Euthanasie. De nieuwe regels in Nederland. Den Haag: Ministerie van VWS & Ministerie van Justitie, 2002. www.minvws.nl.
16. Ministerie van Volksgezondheid, Welzijn en Sport & Ministerie van Justitie. Euthanasie. Zorgvuldig van begin tot einde. De wet levensbeëindiging op verzoek en hulp bij zelfdoding in de praktijk. Den Haag: Ministerie VWS & Ministerie van Justitie, 2002. www.minvws.nl.
17. Leeuwen E van, Baarsen B van. Vragen van leven en dood. In: Wolffers I, Kwaak A van der (red). Gezondheidszorg en cultuur. Amsterdam: VU Uitgeverij, 2004, 93-104.
18. Maas PJ van der, Wal G van der. A letter to the editor. N Engl J Med 1997; 336; 19: 1386.
19. Cogen-Almagor Raphael. Should doctors suggest euthanasia to their patients? Reflections on Dutch perspectives. Theor Med Bioeth 2002; 23: 287-303.
20. Cornelisse M. Reactie. In: Ramsaran R, Spaans B (red). Wankele Waarden. Levenskwesties van moslims belicht voor professionals. Utrecht: Forum, 2003, 275-277.
21. Bommel A van. Koranuitleg over euthanasie. In: Ramsaran R, Spaans B (red). Wankele waarden. Levenskwesties van moslims belicht voor professionals. Utrecht: Forum, 2003, 278-281.
22. Graaff F de, Francke AL, Muijsenbergh METC van den, Geest S van de. Communicatie en besluitvorming in de palliatieve zorg voor Turkse en Marokkaanse patiënten met kanker. Amsterdam: Spinhuis, 2010.

Een Surinaamse man met schizofrenie

20.1	Schizofrenie en migratie – 190	
20.1.1	Verklaringen – 190	
20.2	Allochtone patiënten en onvrijwillige opname – 191	
20.3	Aandachtspunten bij gedwongen opname – 192	
20.4	Diagnose en cultuur – 193	
20.5	Verslaving en mensen van allochtone herkomst – 194	
20.6	Familiebanden – 195	
20.7	Beschouwing – 196	
20.8	Verder lezen – 197	
	Literatuur – 197	

> **Casus**
>
> De crisisdienst van een grote stad komt in contact met meneer Pinas. Hij is Creools-Surinaams en 46 jaar oud. Buurtgenoten hebben de indruk dat hij hulpbehoevend is. Een sociaalpsychiatrisch verpleegkundige legt contact met meneer Pinas. Meneer Pinas is een vriendelijke, maar verwaarloosde en vermagerde man. Hij maakt de indruk te hallucineren ('er zijn stemmen'), hij stelt zich achterdochtig op en hij gebruikt veel harddrugs, waaronder crack. Meneer Pinas blijkt eerder behandeld te zijn voor schizofrenie.

> *Kennisvraag*
> Schizofrenie lijkt in het algemeen vaker voor te komen onder migrantenpopulaties. Welke verklaringen kunnen daarvoor zijn?

20.1 Schizofrenie en migratie

20.1.1 Verklaringen

De kans dat iemand van Surinaamse herkomst schizofrenie krijgt, is driemaal groter dan iemand van autochtone herkomst[1] (zie verder kader *Prevalentie van psychische aandoeningen bij allochtonen* in casus 13). Bij het ontstaan van schizofrenie spelen verschillende factoren tegelijkertijd een rol. Het gaat daarbij om psychologische factoren zoals persoonlijkheid en omgaan met stress, biologische factoren zoals hersenontwikkeling, en omgevingsfactoren. Het ontstaan van schizofrenie is bovendien voor een deel erfelijk bepaald[2]. Hoewel verschillende verklaringen voor het verhoogde risico van bepaalde migrantengroepen op het ontstaan van schizofrenie zijn aangedragen en onderzocht, is hier nog geen uitsluitsel over. Zo zouden genetische factoren het verhoogde risico kunnen verklaren. Voor één van de allochtone groepen in Nederland met een verhoogd risico, te weten Surinamers, is deze hypothese onderzocht. Het bleek echter dat het risico voor Surinamers in Suriname vergelijkbaar is met het risico van de autochtone populatie in Nederland[3]. Een andere mogelijkheid is dat juist mensen met een aanleg voor schizofrenie migreren (selectieve migratie). Maar dit is niet aannemelijk voor bijvoorbeeld de Surinaamse populatie, gezien het grote aandeel van de Surinaamse bevolking dat naar Nederland is gemigreerd (een derde deel van de totale bevolking). Bovendien verklaart dit niet het verhoogde risico voor de tweede generatie[4]. Onderzoek laat bovendien zien dat de leeftijd waarop men gemigreerd is, een rol speelt: kinderen die op vroege leeftijd naar Nederland emigreerden, hebben meer kans op een psychotische aandoening dan mensen die op latere leeftijd migreerden[5]. Een verschil in algemene risicofactoren voor schizofrenie tussen etnische bevolkingsgroepen zou een rol kunnen spelen. Zo is er een relatie aangetoond met complicaties rond de geboorte en schizofrenie en het gebruik van genotsmiddelen als cannabis. Deze factoren komen echter niet significant vaker voor bij schizofreniepatiënten van allochtone herkomst dan bij patiënten van autochtone herkomst[4] [6]. Tegenwoordig wordt de verklaring gezocht in sociale omgevingsfactoren die te maken hebben met het migrant-zijn. Daarbij wordt gedacht aan de negatieve effecten van de migratie zelf, zoals het achterlaten van familie en het leven in het thuisland. Er wordt vermoed dat dit voor sommige kinderen die op jonge leeftijd migreren een traumatische ervaring kan zijn. Bekend is dat zeer negatieve ervaringen in de kindertijd het risico op psychoses op latere leeftijd kunnen vergroten[5]. Verder wordt er gedacht aan negatieve effecten van het wonen in een nieuw land. Daarbij kan gedacht worden aan discriminatie, sociale achterstand, of het deel uitmaken van een minderheidsgroep. Er wordt vermoed dat het opgroeien in sociale omstandigheden van uitsluiting en gevoelens van mislukking het risico op schizofrenie kunnen vergroten. Groepen waarin het vaakst psychoses voorkomen, voelen zich het meest gediscrimineerd[1]. Ook kwamen psychoses vaker voor bij mensen van allochtone herkomst die in een buurt woonden waarin hun eigen etnische groep ondervertegenwoordigd was[7]. Onderzoek laat verder zien dat negatieve identificatie met de eigen etnische groep een risicofactor kan zijn om schizofrenie te ontwikkelen. Het kan voor mensen van allochtone herkomst moeilijker zijn om een positieve identiteit op te bouwen[7]. Een probleem echter met verklaringen in deze richting is dat ze niet verklaren waarom het risico in de ene migrantengroep wel verhoogd is (bijvoorbeeld Marokkanen), en in een andere groep (bijvoorbeeld Turken) niet[8]. Maar omgevingsfactoren als verklaring voor de relatie tussen schizofrenie en etniciteit is nu wel de richting waarin men zoekt. Uit kwalitatief onderzoek onder Nederlandse, Hindoestaans-Surinaamse en Turkse patiënten met chronische psychoses blijkt bijvoorbeeld dat zij hun complexe leefomstandigheden (slechte relatie met familie, slechte huisvesting, armoede, drugsgebruik) als veel problematischer ervaren dan de psychotische symptomen[9]. Tot slot zoekt men de verklaring in vitamine D-deficiëntie: er lijkt een verband te bestaan tussen vitamine D-deficiëntie bij jonge kinderen en een verhoogd risico op schizofrenie, maar er is meer onderzoek nodig om hier meer zekerheid over te krijgen[5].

> *Attitudevraag*
> **Hier worden verklaringen voor het risico tussen migratie en schizofrenie beschreven vanuit risicofactoren die aan de (allochtone) patiënt gebonden zijn. Kunt u het verhoogde risico ook verklaren vanuit factoren in het zorgaanbod?**

Casus

Anderhalf jaar lang wordt geprobeerd meneer Pinas vrijwillig te behandelen, maar dit lukt niet. In de tussentijd raakt meneer Pinas steeds meer verwaarloosd. Zo ziet de verpleegkundige hem weleens op straat terwijl hij bedelt en uit prullenbakken eet. Er wordt een contactpersoon gevonden in meneer Pinas' familie en in overleg met de familie wordt besloten een rechterlijke machtiging (RM) aan te vragen. De rechter stemt in met het verzoek en meneer Pinas wordt opgenomen. Hoewel de opname tegen zijn wil is, gaat dat zonder problemen.

> *Kennisvraag*
> **Allochtone patiënten worden vaker met een juridische maatregel opgenomen dan autochtone patiënten. Welke verklaringen zijn hiervoor te geven?**

> *Attitudevraag*
> **Waarom kan het moeilijker zijn een juiste psychiatrische diagnose te stellen bij allochtone patiënten dan bij autochtone patiënten?**

20.2 Allochtone patiënten en onvrijwillige opname

Rechterlijke machtigingen (RM) zijn juridische procedures voor onvrijwillige opname. Deze procedures zijn geregeld in de Wet bijzondere opnemingen in psychiatrische ziekenhuizen (Wet BOPZ). Er moet aan verschillende voorwaarden voldaan zijn voordat tot onvrijwillige opname kan worden overgegaan: de betrokken persoon heeft een geestesstoornis; de stoornis veroorzaakt gevaar voor de persoon zelf, voor anderen of voor de algemene veiligheid van personen en goederen; het gevaar kan niet buiten het psychiatrische ziekenhuis worden afgewend; de betrokkene geeft geen blijk van de nodige bereidheid om zich te laten behandelen[10].

De procedures voor een RM verlopen via de rechter. Een behandelaar of iemand anders uit de omgeving van de patiënt (partner, familie, voogd) kan het initiatief nemen voor een verzoek tot een machtiging. Bij het verzoek is een geneeskundige verklaring opgenomen van een onafhankelijke psychiater die de patiënt heeft beoordeeld. Op basis hiervan oordeelt de rechter of een RM geïndiceerd is. Naast een RM bestaat de procedure tot inbewaringstelling (IBS). Die is bedoeld voor spoedeisende gevallen waarbij het oordeel van een rechter niet kan worden afgewacht. Deze procedure verloopt via de burgemeester[10][11].

Allochtone patiënten worden vaker met een juridische maatregel opgenomen dan autochtone patiënten[12]. Surinaamse patiënten en patiënten uit Sub-Saharisch Afrika worden relatief het vaakst gedwongen opgenomen: respectievelijk 2,5 en 3 keer vaker dan Nederlandse patiënten. Voor Marokkaanse patiënten en patiënten uit andere niet-westerse landen is dit ruim anderhalf keer zo vaak[13]. Echter, na controle voor sociodemografische factoren, diagnose, en behandelgeschiedenis is er geen verschil tussen etnische groepen. Dit betekent dat het risico op opname met een juridische maatregel voor allochtone patiënten net zo hoog is als voor autochtone patiënten met dezelfde diagnose, leeftijd, sekse en sociaaleconomische status. Wel zetten sommigen vraagtekens bij de kwaliteit van deze studie. Vooroordelen bij de onderzoekers zouden voor bias in de resultaten hebben gezorgd, zodat er mogelijk niet onafhankelijk over de diagnose van de allochtone patiënten is geoordeeld[21].

20.3 Aandachtspunten bij gedwongen opname

Bij gedwongen opname van een patiënt van allochtone herkomst verdienen enkele punten extra aandacht. Gedwongen opname is op zichzelf al een ingrijpende gebeurtenis, zowel voor de patiënt zelf als voor zijn familie. Daarbij kunnen verschillen in culturele achtergrond en taalproblemen tot miscommunicatie en misverstanden over de opname leiden. Ook onbekendheid van patiënt of familie met de geestelijke gezondheidszorg, met psychische aandoeningen en met gedwongen opname kan leiden tot misverstanden of onbegrip. Daarnaast onderkennen hulpverleners niet altijd het grotere belang dat patiënten van allochtone herkomst kunnen hechten aan familie[14]. Dit kan betekenen dat een patiënt zijn familie meer bij beslissingen wil betrekken dan u op grond van ervaringen met autochtone patiënten gewend bent. Wanneer u te maken krijgt met een gedwongen opname van een allochtone patiënt, is het belangrijk extra stil te staan bij hoe u de situatie wilt uitleggen en hoe u voorlichting over de procedures en aandoening van de patiënt wilt geven[14]. Informatie is te vinden in de brochure *Als u gedwongen wordt opgenomen in een psychiatrisch ziekenhuis*, welke is te downloaden in het Nederlands-Engels, Nederlands-Arabisch en Nederlands-Turks op ▶ www.stichtingpandora.nl.

Casus

Meneer Pinas is op negentienjarige leeftijd zonder duidelijke aanleiding naar Nederland gekomen. Hij geeft aan dat hij sinds zijn verblijf in Nederland klachten ervaart. Het gaat om lichamelijke klachten die hij omschrijft als zich 'niet normaal' voelen en last hebben van angst, stress en spanningen. Volgens hem moet de oorzaak van zijn klachten worden gezocht in 'represailles van zijn omgeving'. Represailles als gevolg van vroegere conflicten die zijn ontstaan door zijn eigen gedrag. Het is onduidelijk wat voor gedrag hij precies bedoelt, maar de omgeving is eropuit hem het leven zuur te maken en te vernietigen. Om zijn klachten te verlichten is meneer Pinas harddrugs gaan gebruiken. Op de gesloten afdeling wordt de diagnose schizofrenie opnieuw gesteld, met name op grond van zijn paranoide beeld en het feit dat hij eerder voor schizofrenie behandeld is. Overigens geeft de familie aan dat, nu zij terugkijken, meneer Pinas in Suriname ook een keer psychotisch is geweest. Zij dachten toen dat hij bezeten was.

> **Kennisvraag**
> Welke invloed heeft cultuur op de ontwikkeling en de uiting van psychiatrische aandoeningen?

Universalisme en relativisme

In hoeverre cultuur van invloed is op de ontwikkeling en uiting van psychiatrische aandoeningen, is een veel bediscussieerde vraag. Binnen het vakgebied van de transculturele psychiatrie lopen de meningen hierover sterk uiteen. Aan de ene kant bestaat het universalisme. Binnen deze stroming gaat men ervan uit dat psychiatrische aandoeningen universeel voorkomen en dat bepaald gedrag onafhankelijk van de culturele context als abnormaal wordt beschouwd. Dat houdt in dat iedereen ter wereld aan een specifieke psychiatrische aandoening kan leiden. Hier tegenover staat de stroming van het relativisme, ook wel cultuurspecifieke benadering genoemd. Binnen deze stroming worden psychiatrische aandoeningen beschouwd als cultuurgebonden verschijnselen: elke cultuur heeft eigen opvattingen over normaal en abnormaal gedrag en daardoor kent elke cultuur haar eigen psychische stoornissen. Beide stromingen erkennen elkaars invloed inmiddels en zo ontstaat een opvatting waarin universalisme en relativisme worden gecombineerd. Deze opvatting houdt in dat psychiatrische aandoeningen universele kenmerken hebben, maar dat intensiteit, frequentie en verschijningsvorm van symptomen beïnvloed worden door culturele en sociale factoren[15][16]. In het meest gangbare perspectief van de westerse geneeskunde, het biomedisch perspectief, vertaalt dat zich als volgt. De oorzaak van mentale aandoeningen wordt gezien als een lichamelijke disfunctie. Wat de ziekte definieert, zijn interne symptomen. De kernsymptomen van een specifieke aandoening (zoals hallucinaties bij schizofrenie) en hun impact op het psychologische functioneren, zijn vergelijkbaar tussen culturen[17]. Cultuur kan echter de inhoud van specifieke symptomen kleuren (bijvoorbeeld de religieuze inhoud van hallucinaties), evenals de ziekteverklaring van een patiënt (zoals spirituele in plaats van biologische oorzaken)[17]. Naarmate de ernst van de aandoening groter is en biologische factoren een grotere rol spelen, is er minder sprake van een zogenaamd 'cultureel vernis'. Universele kenmerken zullen dan meer op de voorgrond treden en een aandoening wordt wereldwijd makkelijker herkend[16]. Zo wordt het voorbeeld beschreven van een schizofrene zwerver die rommel verzamelt. Dat beeld is even herkenbaar in het straatbeeld van een stad in India als in Amsterdam[16].

20.4 Diagnose en cultuur

Een verschil in etnische of culturele achtergrond tussen arts en patiënt kan een rol spelen in het diagnostische proces en de diagnostiek bemoeilijken. Bij het stellen van een (psychiatrische) diagnose zal een arts zich onder andere baseren op de beschrijving die een patiënt geeft over de aard, intensiteit en duur van de symptomen. Daarbij is de culturele achtergrond van een patiënt van invloed op zijn perceptie van de problemen. Hoe de klachten worden ervaren, speelt bijvoorbeeld een rol (is er volgens de patiënt überhaupt wel sprake van een probleem?), evenals de manier waarop de klachten zich manifesteren en door de patiënt en zijn omgeving worden verklaard[18]. Symptomen die patiënten ervaren, lijken voor bepaalde psychische aandoeningen te verschillen tussen culturen. Zo is overmatig schuldgevoel een symptoom van depressie in Europa en de Verenigde Staten. Echter in culturen daarbuiten zijn deze symptomen veel minder prominent aanwezig en worden ze anders geconceptualiseerd. In Japan bijvoorbeeld komt schuldgevoel eerder voort uit het niet nakomen van persoonlijke verplichtingen tegenover anderen, terwijl in westerse culturen het vaker een kwestie is van het niet nakomen van (persoonlijke) principes[19]. Bij het kenbaar maken van de klachten aan anderen maakt een patiënt een keuze in wat hij aan de arts vertelt en hoe (welke woorden worden gekozen en de betekenis van bepaalde concepten). Taalproblemen kunnen dit proces compliceren.

Naast de beschrijving die een patiënt geeft, zal een arts aanvullend onderzoek verrichten naar de psychische status van de patiënt. De bevindingen van een arts tijdens een onderzoek hangen sterk samen met de manier waarop dat onderzoek wordt uitgevoerd, zoals de vragen die een arts aan de patiënt stelt of de observaties die hij doet[18]. Dit kan betekenen dat indien een arts zich niet bewust is van de invloed van culturele verschillen in (ervaren) ziekte, hij deze verschillen niet vindt of niet herkent.

Verder zal de arts het gedrag van een patiënt observeren en interpreteren. Gedrag dat in de ene cultuur als abnormaal wordt beschouwd, is in een andere cultuur normaal. Cultuurspecifieke ervaringen als trance of bezetenheid kunnen soms als waanzinnig en bizar overkomen op een arts en worden (mis)gediagnosticeerd als psychotische stoornissen[18]. Ook stereotypering kan bij de interpretatie een rol spelen. Het blijkt dat hoe onbekender of onherkenbaarder we iemands achtergrond ervaren, hoe moeilijker het is empathie voor die persoon te ervaren. Dit kan leiden tot stereotypering[19], waardoor bepaalde ziekten of bepaalde symptomen worden geassocieerd met specifieke etnische of culturele groepen.

Ten slotte worden de bevindingen beoordeeld: de arts kijkt naar de mate waarin de beschrijving van de patiënt, de patronen van de symptomen en de beperkingen van het functioneren voldoen aan de criteria van een bepaalde diagnose. Hierbij wordt meestal gebruikgemaakt van een standaardclassificatie zoals beschreven in de *Diagnostic and Statistical Manual of mental disorders* (DSM)[20]. Deze is geënt op de westerse psychiatrie en beschrijft gedrag en symptomen die in het westen als abnormaal worden beschouwd. Andersom geldt dat gedrag dat men in het westen normaal vindt, maar daarbuiten niet, niet in de classificatie is opgenomen. In de DSM-IV-classificatie is echter een uitzondering gemaakt voor de zogenaamde 'cultuurgebonden syndromen'. Dit zijn clusters van symptomen die worden ervaren in bepaalde culturele groepen, maar niet wereldwijd[19]. Vaak wordt daarbij gedacht aan exotische syndromen zoals *koro*, de overtuiging dat genitaliën krimpen en zich in het lichaam terugtrekken, met daarbij de angst voor de fatale gevolgen daarvan (bijvoorbeeld in Indonesië en China). Maar er bestaan ook overwegend westerse cultuurgebonden syndromen. Het bekendste voorbeeld is anorexia nervosa.

Ook wordt gebruikgemaakt van diagnostische instrumenten. Het gebruik van westerse diagnostische instrumenten bij mensen met een niet-westerse achtergrond kan problematisch zijn[21]. Bijvoorbeeld het gebruik van een gestandaardiseerd diagnostisch instrument (de CASH) om schizofrenie in Marokko vast te stellen, kan leiden tot een overschatting van de ware prevalenties[22].

Ondanks een verschil in interpretatie van klachten (in Suriname dacht de familie dat meneer Pinas bezeten was, in Nederland worden zijn symptomen geïnterpreteerd als hallucinaties), lijkt de diagnosestelling in deze casus niet beïnvloed door een verschil in culturele of etnische achtergrond. Het is echter wel belangrijk dat artsen rekening houden met een mogelijke invloed van deze factoren. Dit kan betekenen dat voor het stellen van een diagnose naar andere aanwijzingen moet worden gezocht. Dit geldt overigens niet alleen voor de diagnosestelling bij psychiatrische aandoeningen. Ook in de somatiek kan etnische herkomst een rol spelen en andere aandachtspunten in de diagnosestelling vereisen. Denk bijvoorbeeld aan het verschil in huidskleur. In casus 3 *Een lusteloze baby uit Sierra Leone* wordt beschreven hoe men hiermee rekening houdt bij het vaststellen van anemie. Ook in de dermatologie, waar bijvoorbeeld gekeken wordt naar roodheid van de huid als teken van ontsteking, moet naar andere symptomen worden gezocht bij patiënten met een donkere huid.

> **Casus**
>
> Meneer Pinas krijgt medicatie en hij ontwent tijdens de opname. Na twee maanden wordt hij onder de volgende voorwaarden ontslagen:
> 1. Medicatie innemen volgens voorschrift van de arts.
> 2. Afspraken nakomen met ambulante behandelaar.
> 3. Gebruik van drugs is niet toegestaan indien dit leidt tot verergering van de psychotische klachten, waardoor patiënt een gevaar is voor zichzelf of voor anderen.
>
> Als hij deze voorwaarden niet nakomt, kan meneer Pinas onmiddellijk opnieuw worden opgenomen. Deze maatregel blijft zes maanden van kracht. Ondertussen is meneer Pinas onder parallelbehandeling bij de Jellinekkliniek om van zijn verslaving af te komen. Uit de urinecontroles blijkt dat meneer Pinas inderdaad geen harddrugs meer gebruikt. Hij houdt zich aan alle voorwaarden.

> *Kennisvraag*
> Is verslavingsproblematiek gelijkelijk verdeeld over de verschillende etnische groepen in Nederland?

20.5 Verslaving en mensen van allochtone herkomst

In 2010 waren ruim 76.000 cliënten bekend bij de verslavingszorg. Het grootste deel van deze cliënten is autochtoon (82%, zie ◘ tabel 20.1). Van de mensen van allochtone herkomst zijn de meeste cliënten van niet-westerse afkomst. De meest voorkomende problemen onder de niet-westerse allochtonen zijn

◘ Tabel 20.1 Behandelde personen naar (primaire) problematiek en herkomst in 2010 in procenten[23][24].

primaire problematiek	autochtoon	allochtoon	
		westers	niet-westers
	%	%	%
alcohol	89	1	10
opiaten	73	4	23
cocaïne	73	2	25
amfetamine	96	1	3
cannabis	81	2	17
gokken	73	1	10
overig	89	1	10
totaal	82	2	16

cocaïne-, opiaten- en cannabisverslaving. Amfetamine- en alcoholverslaving komen vooral voor onder de autochtone cliënten. De hier genoemde cijfers zijn afkomstig uit de registratie van de verslavingszorg. Het daadwerkelijke aantal verslaafden in Nederland, zowel allochtone als autochtone, zal hoger liggen omdat niet iedereen met een verslaving als zodanig bekend is in de zorg.

Casus

Meneer Pinas vindt het vreselijk dat ze een RM tegen hem uitgevaardigd hebben. De RM dwingt hem medicijnen te gebruiken voor een ziekte waarvan hij vindt dat hij die niet heeft. Hij is ervan overtuigd dat zijn klachten niet worden bestreden met antipsychotica. Omdat met medicatie de omgeving niet verandert, zullen zijn klachten ook niet kunnen verdwijnen, is zijn redenatie. Hij weet precies welke van zijn klachten geïnterpreteerd kunnen worden als schizofrenie. Hierover probeert hij zo min mogelijk te praten met zijn behandelaars, in de hoop dat zijn RM wordt opgeheven. Hoe het na de RM verder zou moeten, weet hij niet. Hij leeft elke dag in angst en hij kan niet van dingen van het leven genieten. Hij haalt nergens bevrediging uit en voelt zich een soort machine. 'Ik ervaar geen emoties. Alleen slechte, die worden versterkt. Eigenlijk is het erger dan dood zijn. Als je dood bent, ervaar je niets. Maar als je leeft en je toch niet kunt deelnemen aan het normale leven, dan heb je ook geen bevrediging, heb je ook alleen maar verdriet.' De verpleegkundige heeft het idee dat meneer Pinas een goed sociaal vangnet heeft in de vorm van zijn familie. Ze omschrijft dat als typisch Surinaams. Familieleden proberen meneer Pinas overal bij te betrekken, organiseren feestjes voor hem en letten op zijn woning. Ze bieden hem structuur. De familie is altijd heel betrokken bij de behandeling en er is een goed contact tussen de crisisdienst en de familie. Meneer Pinas zelf daarentegen heeft het idee dat de mensen in zijn omgeving moe van hem worden. Ze kennen de situatie en weten dat ze niet kunnen helpen. Hij heeft het idee dat mensen vinden dat hij zich aanstelt en dat hij niet moet zeuren. Hij moet zijn eigen lijden en verdriet ervaren en liever niet met slecht nieuws komen.

▶ Kennisvraag
Hoe kan het verschil tussen het perspectief van de verpleegkundige en van meneer Pinas op de rol van de familie verklaard worden?

20.6 Familiebanden

Voor psychiatrische patiënten speelt de familie vaak een belangrijke rol bij het verlenen van emotionele en sociale steun, financiële hulp of het behartigen van belangen[25]. Familie-interventies, zoals voorlichting geven, ingaan op familierelaties en advies geven over het opvangen van de patiënt, leiden tot beter wederzijds begrip en minder spanning tussen familie en patiënt[26]. Familie-interventies blijken eveneens tot een vermindering van de terugval en heropname van psychiatrische patiënten te leiden[25].

Families van allochtone herkomst kenmerken zich door hechte familiebanden en zorg voor elkaar. Dit in tegenstelling tot autochtone families. Althans, dat is het beeld dat veel autochtonen hebben. Dit beeld is gebaseerd op de ideologie van de *extended family*, te vertalen als 'uitgebreide gezinnen' of 'grootfamilie'. Deze gezinnen bestaan doorgaans uit een kerngezin plus andere familieleden, zoals grootouders, ooms en tantes. Het grootste deel van de wereldbevolking groeit op in dergelijke uitgebreide gezinnen[27] waarin het gebruikelijk is voor elkaar te zorgen en waarbinnen familieleden sterke verplichtingen voelen ten opzichte van elkaar.

Voor hulpverleners is het echter een valkuil om er zonder meer van uit te gaan dat een allochtone patiënt een goed sociaal vangnet heeft in de vorm van familie. Ten eerste omdat de zorg voor schizofrene familieleden vaak een last is (bijvoorbeeld door het antisociale gedrag van de patiënt) en psychiatrische aandoeningen nog altijd door een stigma worden omgeven. Maar daarnaast toont onderzoek naar de opvattingen over familiesolidariteit (bijvoorbeeld familieleden helpen met problemen of verplichtingen hebben ten opzichte van familie) aan dat de ideeën van Surinamers en Antillianen nauwelijks verschillen van ideeën van autochtonen over deze kwesties. Turken en Marokkanen onderschrijven deze opvattingen wel sterker dan autochtonen. Ook binnen etnische groepen verschilt men hierover van mening[28]. Overigens kunnen in de loop der tijd (cultuurbepaalde) ideeën over zorgen of verplichtingen ten aanzien van familieleden veranderen door het verblijf in en het contact met de Nederlandse samenleving.

In het perspectief van een patiënt kan de betrokkenheid van familieleden anders worden beleefd. Dit kan samenhangen met symptomen van de ziekte, bijvoorbeeld vervlakking van het gevoelsleven. Patiënten kunnen het idee hebben dat gevoelens en emoties zijn verdwenen of afgestompt en ervaren daardoor minder betrokkenheid. Daarnaast heeft een patiënt niet altijd baat bij betrokkenheid van familie. Zo lijken bepaalde negatieve familierelaties juist terugval te versterken. Het gaat daarbij om het uiten van kritiek, vijandigheid en emotionele overbetrokkenheid[29].

Het is daarom altijd belangrijk te onderzoeken hoe de feitelijke situatie van een specifieke patiënt is. Is er familie in Nederland? Welke relatie heeft de patiënt met zijn familieleden? Zijn zij bereid en zijn zij in staat (een deel van) de zorg op zich te nemen?

> **Casus**
>
> Na zes maanden wordt de RM heroverwogen. Er is geen sprake meer van een gevaarlijke situatie en meneer Pinas heeft zich aan alle voorwaarden gehouden. Toch beargumenteren de hulpverleners vanuit het 'bestwil-principe' dat een verlenging voor meneer Pinas noodzakelijk is. Als argument gebruiken ze dat meneer Pinas meer tijd nodig heeft om afstand te nemen van zijn oude leven en om ervoor te zorgen dat hij ook op de lange termijn zijn medicatie blijft gebruiken en geen drugs meer gebruikt. De RM wordt met zes maanden verlengd. Meneer Pinas vindt dit vreselijk.

20.7 Beschouwing

De psychiatrie is bij uitstek een vakgebied waarin cultuur en gezondheid sterk met elkaar verbonden zijn. Cultuur bepaalt in grote mate wat als normaal of als abnormaal gedrag wordt gedefinieerd. Cultuur speelt een rol aan de kant van de zorgvrager en beïnvloedt hoe patiënten hun klachten beleven, interpreteren en uiten. Die invloed kan groot en veel bepalend zijn, bijvoorbeeld wanneer er sprake is van cultuurgebonden syndromen. Bij andere aandoeningen is er meer sprake van een 'cultureel vernis'. Cultuur speelt aan de kant van het zorgaanbod eveneens een belangrijke rol. Enerzijds in de manier waarop hulpverleners klachten en symptomen interpreteren en beoordelen. Maar ook op een hoger niveau, bij de samenstelling van internationale classificaties en standaarden. Vrijwel altijd worden de westerse culturen van Europa en Noord-Amerika als uitgangspunt genomen en wereldwijd toegepast. Als westerse hulpverlener dient u zich hiervan uiteraard bewust te zijn. Daarnaast zult u op zoek moeten gaan naar een manier om de invloed van cultuur een gepaste plek te geven en mee te wegen bij het stellen van de juiste diagnose. Het is belangrijk om bij vreemd en abnormaal gedrag te proberen de rationale van de patiënt te achterhalen. Liggen er gezondheidsopvattingen of culturele overtuigingen ten grondslag aan het gedrag? Is het gedrag wel een uiting van een ziekte, of is het een cultureel bepaalde manier om onbehagen of spanningen te uiten? Dit kan een aanwijzing vormen bij het onderscheiden van gezond en ongezond gedrag.

Bewust zijn van de mogelijke rol van cultuur is belangrijk, maar betekent niet dat alle ziektebeelden, oorzaken of verklaringen van allochtone patiënten door cultuur bepaald worden. Wanneer we teruggrijpen naar de situatie in deze casus, zien we een groot verschil in ziekteverklaring tussen hulpverlener en patiënt. Dit verschil lijkt echter nauwelijks gerelateerd aan het feit dat meneer Pinas een Surinaamse en de hulpverlener een Nederlandse achtergrond heeft. De ziekte van meneer Pinas lijkt hier een veel grotere rol in te spelen. Desondanks is de casus een goed voorbeeld van de negatieve consequenties die het gevolg kunnen zijn van een verschil in perspectief en een gebrek aan consensus. Meneer Pinas krijgt een behandeling die in zijn ogen irrationeel is en niet aansluit bij de oorzaak van zijn klachten. Door de juridische maatregel wordt hij gedwongen mee te werken met zijn behandelaars en hij ervaart dit als een straf.

De manier waarop meneer Pinas de hem geboden hulp ervaart, zal niet direct aansluiten bij het ideaal dat de meeste artsen nastreven in de uitoefening van hun vak. De omgang is moeilijk met iemand die zijn ziekte totaal anders beleeft dan u op grond van uw medische kennis doet. De behandelaars in deze casus hebben goede bedoelingen en werken vanuit het 'bestwil–principe', met als gevolg dat de patiënt in dit geval zijn autonomie moet opgeven. Als behandelaar zult u in dit soort situaties weinig dankbaarheid van een patiënt kunnen verwachten. Bovendien kan het een gevoel van nutteloosheid of onzekerheid geven als een diep ongelukkige patiënt zoals meneer Pinas aangeboden hulp ervaart als een straf.

Deze situatie toont aan dat het niet altijd mogelijk is tot consensus te komen tussen arts en patiënt. Dat zal ook zeker gelden voor situaties waarin perspectiefverschillen niet ontstaan door een psychiatrisch beeld, maar door andere oorzaken, zoals cultuur of etnische achtergrond. Echter, bij het nastreven van een situatie die wederzijds als positief wordt ervaren, zal zo veel mogelijk in het werk gesteld moeten worden om een dergelijke consensus wel te bereiken. Het kan helpen om aan te sluiten bij andere hulpvragen waarbij het bereiken van consensus wel mogelijk is. In deze casus kan het drugsgebruik van meneer Pinas een aanknopingspunt zijn, of de angst die hij dagelijks ervaart en hoe hij hiermee kan omgaan. Zo kan het hulpverlenerscontact misschien niet de hoofdklachten oplossen, maar wel een enigszins bevredigende uitkomst voor beide partijen hebben.

20.8 Verder lezen

- Ingleby D. Schizofrenie, migratie en etniciteit. Nieuwe visies in onderzoek. Cultuur Migratie Gezondheid 2008; 5; 1: 10-23.
- Jong J de, Colijn S. (red). Handboek culturele psychiatrie en psychotherapie. Utrecht: De Tijdstroom, 2010.

Literatuur

1. Veling W, Hoek HW, Mackenbach JP. Perceived discrimination and the risk of schizophrenia in ethnic minorities: a case-control study. Soc Psychiatry Psychiatr Epidemiol 2008; 43; 12: 953-959.
2. Trimbos. Schizofrenie. www.trimbos.nl; home > psychische stoornissen: informatie voor professionals > schizofrenie. 15 juli 2005.
3. Selten JP, Zeyl C, Dwarkasing R, Lumsden V, Kahn RS, Harten PN van. First-contact incidence of schizophrenia in Surinam. Br J Psych 2005; 186: 74-75.
4. Cantor-Graae E, Selten JP. Schizophrenia and migration: a meta-analysis and review. Am J Psych 2005; 162; 1: 12-24.
5. Veling W. Hoek HW, Selten JP, Susser E. Age at migration and future risk of psychotic disorders among immigrants in the Netherlands: a 7-year incidence study. Am J Psychiatry 2011; 168; 12: 1278-1285.
6. Selten JP, Veen N, Feller W, Blom JD, Schols D, Camoenie W, Oolders J, Velden M van der, Hoek HW, Rivero VM, Graaf Y van der, Kahn R. Incidence of psychotic disorders in immigrant groups to The Netherlands. Br J Psych 2001; 178: 367-372.
7. Veling W. Hoek HW, Wiersma D, Mackenbach JP. Ethnic identity and the risk of schizophrenia in ethnic minorities: a case-control study. Schizophr Bull 2010; 36; 6: 1149-1156.

8. Sharpley M, Hutchinson G, McKenzie K, Murray RM. Understanding the excess of psychosis among the African-Caribbean population in England. Review of current hypotheses. Br J Psych 2001; 40: 60-68.
9. Oliemeulen L, Thung FH. Ongehoord: aansluitingsproblemen bij de behandeling van psychotische patiënten uit verschillende etnische groepen. Antwerpen/Apeldoorn: Garant, 2007.
10. Rigter H, Have M ten, Cuijpers P, Depla M, Gageldonk A van, Laan G van der, Peterse A, Ruiter C de, Smits CVW, Wolf J. Brancherapport GGZ-MZ 1998-2001. Bijlage 2 De Wet BOPZ. Den Haag: Sdu Uitgevers, 2002, 111-112.
11. Inspectie voor de Gezondheidszorg. Bulletin: Melden in het kader van de Wet BOPZ aan de Inspectie voor de Gezondheidszorg. Den Haag: Inspectie voor de Gezondheidszorg, 2002. www.igz.nl.
12. RVZ. Allochtone cliënten in de geestelijke gezondheidszorg 2000. http://www.rvz.net/data/download/publ99-22.pdf.
13. Post L van der, Visch I, Mulder C, Schoevers R, Dekker J, Beekman A. Factors associated with higher risks of emergency compulsory admission for immigrants: A report from the ASAP study. Int J Soc Psychiatry 2011; May 31 [Epub ahead of print].
14. Mikado. Interculturele knelpunten bij dwangopname. http://www.mikado-ggz.nl. Maart 2005.
15. Knipscheer J, Kleber R. Migranten, psychische (on)gezondheid en hulpverlening. De Psycholoog 1998; 33; 4: 151-157.
16. Jong J de. Migratie en geestelijke gezondheidszorg. In: Wolffers I, Kwaak A van der (red). Gezondheidszorg en cultuur. Amsterdam: VU Uitgeverij, 2004, 133-150.
17. Tsai JL, Butcher JN, Muñoz RF, Vitousek K. Culture, ethnicity, and psychopathology. In: Adams HE, Sutker PB, (eds). Comprehensive Handbook of Psychopathology. New York: Kluwer Academic Publishers, 2002, 105-127.
18. Surgeon General. Mental Health: Culture, Race, and Ethnicity. A Supplement to Mental Health: A Report of the Surgeon General. Rockville, MD: US Department of Health and Human Services. Introduction. US Public Health Services, 2001, 2-22.
19. Flaskerud JH. Ethnicity, culture, and neuropsychiatry. Issues Ment Health Nurs 2000; 21; 1: 5-29.
20. Draguns JG, Tanaka-Matsumi J. Assessment of psychopathology across and within cultures: issues and findings. Behav Res Ther 2003; 41; 7: 755-776.
21. Ingleby D. Schizofrenie, migratie en etniciteit. Nieuwe visies in onderzoek. Cultuur Migratie Gezondheid 2008; 5; 1: 10-23.
22. Zandi T, Havenaar JM, Limburg-Okken AG, Es H van, Sidali S, Kadri N, Brink W van den, Khan RS. The need for culture sensitive diagnostic procedures. A study among psychotic patients in Morocco. Social Psychiatry Psychiatric Epicem 2008; 43; 3: 244-250.
23. Ouwehand AW, Alem VCM van, Mol A, Boonzajer Flaes S. Kerncijfers verslavingszorg 2003. Landelijk alcohol en drugs informatiesysteem. Houten: Stichting Informatie Voorziening Zorg, 2004.
24. IVZ, Stichting Informatievoorziening Zorg. Tabellenboek. Kerncijfers verslavingszorg 2008. Landelijk Alcohol en Drugs Informatie Systeem. Houten: IVZ, 2010.
25. Dixon L, McFarlane WR, Lefley H, Lucksted A, Cohen M, Falloon I, Mueser K, Miklowitz D, Solomon P, Sondheimer D. Evidence-based practices for services to families of people with psychiatric disabilities. Psych Serv 2001; 52; 7: 903-910.
26. Trimbos. Psychologische methoden. www.trimbos.nl: home > psychische stoornissen: informatie voor professionals > schizofrenie: psychologische methoden. 15 juli 2005.
27. Hofstede G. Allemaal Andersdenkenden. Omgaan met cultuurverschillen. Ik, wij en zij. Amsterdam: Uitgeverij Contact, 1992, 2e dr., 68-104.
28. Liefbroer A, Mulder C. Op je familie kun je rekenen. Opvattingen over familiesolidariteit onder autochtonen en allochtonen. Demos 2004; 20; 10: 87-88.
29. Cheng AT. Expressed emotion: a cross-culturally valid concept? Br J Psych 2002; 181: 466-467.

Een Turks echtpaar met een kinderwens

21.1 Gezondheidsrisico's – 200

21.2 Consanguïniteit en gezondheidsuitkomsten – 200

21.3 Informatie geven aan (aanstaande) ouders – 201

21.4 Diagnostiek – 203

21.5 Etnische verschillen in gebruik van prenatale diagnostiek – 203

21.6 Zwangerschapsafbreking – 204

21.7 Beschouwing – 205

21.8 Verder lezen – 205

Literatuur – 206

> **Casus**
>
> Gul is in Nederland geboren en twee jaar geleden in Turkije getrouwd met haar neef Hassan. Nu wonen ze samen in Nederland. Ze zijn beiden begin twintig en ze willen graag kinderen.

> **Kennisvraag**
>
> Als Gul en Hassan u als huisarts zouden vragen naar de risico's van een neef-nichthuwelijk voor een eventuele zwangerschap, welke informatie over gezondheidsrisico's voor de toekomstige baby zou u dan geven?

21.1 Gezondheidsrisico's

Consanguïniteit komt van het Latijnse woord 'consanguineus', dat letterlijk 'van hetzelfde bloed' betekent. In de medische genetica wordt een paar als consanguïen gezien wanneer ze familie van elkaar zijn: achterneef of nicht (dus dezelfde overgrootouders) of dichterbij, bijvoorbeeld nicht en neef (dezelfde grootouders)[1]. Consanguïniteit (bloedverwantschap) tussen ouders is een risicofactor die de kans op aangeboren aandoeningen enkele procenten verhoogt. Andere risicofactoren op een kind met ernstige aangeboren afwijkingen zijn moederschap op oudere leeftijd en diabetes bij de moeder (zie ◘ tabel 21.1).

Van alle pasgeborenen heeft 2-3% een aangeboren afwijking die in het eerste jaar medische zorg behoeft. Bij een neef-nichthuwelijk komt daar een kans van 2-3% op een autosomaal recessieve aandoening bij. Is de verwantschap dichterbij, dan is het extra risico groter. Is de verwantschap verder weg, dan is het risico kleiner. Het extra risico voor een achterneef-achternichthuwelijk is 1%, voor een neef-nichthuwelijk 2%. Het totale risico van een individueel paar op erfelijke aandoeningen is de som van deze risico's. Voor elk individueel paar is het totale risico altijd anders.

Er zijn duizenden autosomaal recessieve aandoeningen, met een grote variatie aan beperkingen of ziekten (waaronder stofwisselings- en stapelingsziekten, gehoor- en visusproblemen, skeletafwijkingen, mentale retardatie en leerproblemen) en sterfte. Consanguïniteit draagt relatief veel bij aan het risico op heel zeldzame autosomaal recessieve aandoeningen[2]. Consanguïniteit kan de kans op bepaalde specifieke afwijkingen sterk verhogen, zoals in ◘ tabel 21.2 wordt aangegeven voor enkele frequenter voorkomende autosomaal recessieve aandoeningen, zoals fenylketonurie (PKU) en taaislijmziekte (cystic fibrose, CF). De absolute kans op de desbetreffende aandoeningen blijft echter laag. De groep autosomaal recessieve aandoeningen maakt een zeer klein (minder dan 1%) deel uit van het totaal aantal aangeboren aandoeningen[2].

21.2 Consanguïniteit en gezondheidsuitkomsten

Kinderen van consanguïene ouders hebben vooral een verhoogde kans op zeer zeldzame autosomaal recessieve aandoeningen, zoals hemoglobinopathieën, stofwisselings- en stapelingsziekten en gehoor- en visusproblemen[1]. Ook lijken kinderen van consanguïene ouders een verhoogde kans op mentale retardatie te hebben, ofschoon sociale omstandigheden hierbij ook een rol kunnen spelen[1]. Studies naar het effect van consanguïniteit op kindersterfte zijn niet eenduidig, onder andere doordat niet altijd goed gecontroleerd is voor andere factoren die kindersterfte verklaren, zoals jonge leeftijd van de moeders, korte intervallen tussen twee zwangerschappen, armoede, toegang tot zorg, ondervoeding en kinderziekten die bestreden kunnen worden met betere hygiëne en vaccinaties[1,3]. Het is niet bekend of consanguïniteit gevolgen heeft voor de vruchtbaarheid van het paar[3,4] of voor de kans op een miskraam[3,5,6]. Er wordt soms gedacht dat consanguïniteit een factor is die etnische verschillen in perinatale en zuigelingensterfte verklaart. Van de sterfte onder 0-2 jarigen in de vier grote steden in Nederland wordt ongeveer 2% verklaard door autosomaal recessieve aandoeningen[7]. Daarnaast spelen andere risicofactoren een rol[7,8]. Over de ziektelast door autosomaal recessieve aandoeningen in gevallen dat er geen sprake is van sterfte, zijn geen goede cijfers beschikbaar[8]. De betreffende aandoeningen hebben waarschijnlijk een grote im-

Tabel 21.1 Risicofactoren op een kind met ernstige aangeboren afwijkingen[2].

	kans op een kind met een zodanig ernstige aangeboren aandoening dat in het eerste levensjaar medische zorg nodig is
algemene populatie	2-3%
consanguïniteit	3-4%
diabetes mellitus type I	5-10%
leeftijd moeder	voorbeeld kans op kind met downsyndroom: 20 jaar 1: 1500 35 jaar 1: 300 40 jaar 1: 100 44 jaar 1: 30

Tabel 21.2 Kans op bepaalde autosomaal recessieve aandoeningen. Risicovergroting en absoluut risico door consanguïniteit[2].

ziekte	ziektefrequentie in Nederland	relatieve risicovergroting neef-nicht	relatieve risicovergroting achterneef-achternicht	absoluut risico neef-nicht	absoluut risico achterneef-achternicht
cystic fibrose (CF)	1 : 3.600	5 ×	1,9 ×	1 : 770	1 : 1.870
fenylketonurie (PKU)	1 : 16.000	9 ×	3 ×	1 : 2.000	1 : 6.000
ziekte van Pompe	1 : 35.000	13 ×	4 ×	1 : 2.800	1 : 9.000

pact op het leven van kinderen met een erfelijke aandoening en hun families.

21.3 Informatie geven aan (aanstaande) ouders

Als arts kunt u aanstaande verwante paren voor een eventuele zwangerschap informeren over de risico's en mogelijkheden voor preventie. Er zijn drie risico's voor hun toekomstige kinderen te onderscheiden:
1. Het risico op aandoeningen die zich al in de familie geopenbaard hebben.
2. Het extra risico als gevolg van een consanguïene relatie (het gaat hierbij om aandoeningen die zich nog niet in de familie geopenbaard hebben, maar waarop het risico verhoogd is bij consanguïene partners).
3. Het algemene risico op aangeboren en erfelijke aandoeningen en andere reproductieve risico's, zoals dat bij iedere relatie geldt.

Wanneer nog niet bekend is of er erfelijke aandoeningen in de familie zitten, is het van belang een familieanamnese af te nemen (3 à 4 generaties). Daarnaast is het belangrijk de etniciteit van een koppel in overweging te nemen, omdat sommige autosomaal recessieve aandoeningen vaker in bepaalde groepen voorkomen (zie ook casus 3 *Een lusteloze baby uit Sierra Leone*).

Als in een familie een aandoening voorkomt waarvan men het verantwoordelijke gen kent, dan is in principe dragerschapsonderzoek mogelijk. Daarvoor kan worden doorverwezen naar een klinisch genetisch centrum. Hier kan ook de kans op specifieke erfelijke aandoeningen die in de betreffende bevolkingsgroep veel voorkomen, worden bepaald. Consanguïniteit is niet zonder meer een indicatie voor verwijzing naar een klinisch genetisch centrum voor erfelijkheidsadvisering. Als arts kunt u altijd contact opnemen met zo'n centrum om passend advies te vragen over een casus.

> **Culturele en sociale achtergronden consanguïniteit**
> Naar schatting heeft 8,5% van de kinderen wereldwijd consanguïene ouders[9][10]. In Nederland wordt het percentage neef-nichthuwelijken bij Turkse en Marokkaanse ouders in het *Generation R*-onderzoek geschat op ongeveer 12%. In totaal is bijna een kwart van de Turken en Marokkanen in het *Generation R*-onderzoek getrouwd met een familielid[8]. Consanguïniteit komt traditioneel voor in landen en gemeenschappen in Noord-Afrika, het Midden-Oosten, West-Azië (Pakistan en Afghanistan) en Zuid-India. Consanguïene huwelijken maken in die gebieden 20 tot 50% van alle huwelijken uit[3]. Voor Turkije en Marokko wordt dit op respectievelijk ongeveer 9-10% en 15-25% geschat[11]. Consanguïniteit komt binnen alle religies voor: islam, jodendom, boeddhisme, hindoeïsme, confucianisme en christendom[3]. In veel westerse landen was tot na de negentiende eeuw het neef-nichthuwelijk niet ongebruikelijk, zowel Charles Darwin als Albert Einstein bijvoorbeeld, trouwden met hun nicht[1]. In Nederland is het neef-nichthuwelijk niet verboden, maar staat het ter discussie en zoekt de politiek naar restricties.
> In landen of gemeenschappen met een lange traditie van consanguïene huwelijken wordt positief gedacht over deze gewoonte en vormen dergelijke huwelijken een stevige grondslag voor de maatschappij. Voor een huwelijk binnen de familie worden verschillende motieven aangegeven[1]:
> - Hechtere, veilige familiebanden.
> - Voor mannen en vrouwen is het relatief gemakkelijk om een geschikte partner te vinden.
> - Er is steun voor de status van de vrouw en de relaties met haar schoonfamilie zijn beter.
> - Zorg voor oudere mensen.
>
> Daar waar familierelaties een grote rol spelen, zijn dit belangrijke motieven.
> Vanwege de culturele en sociale redenen voor een huwelijk tussen bloedverwanten vindt de Wereldgezondheidsorganisatie (WHO) ontmoediging van huwelijken tussen bloedverwanten ongewenst. De WHO beveelt genetische voorlichting aan bij groepen met een verhoogd risico[12] omdat blijkt dat het risico niet altijd reëel wordt ingeschat. Ervaringskennis lijkt een belangrijke rol te spelen bij de inschatting van het risico van consanguïniteit. Bijvoorbeeld: onderzoek laat zien dat Marokkaanse jongeren weinig feitelijke kennis hebben over erfelijkheid en genetische risico's. De risico's van consanguïniteit schatten zij te laag in omdat consanguïene ouders in familie of nabije omgeving gezonde kinderen hebben gekregen[13][14].

Casus

Een jaar geleden is ontdekt dat het kind van Guls broer ceroïdlipofuscinose heeft, een autosomaal recessieve stofwisselingsziekte. Hij is zwaar gehandicapt, zowel lichamelijk als geestelijk. In de tijd dat dit werd ontdekt, hebben Gul en Hassan zich laten testen op het betreffende gen. Ze zijn allebei drager. Hassan en Gul weten welk risico een zwangerschap met zich meebrengt. Desondanks besluiten ze dat ze kinderen willen en Gul wordt zwanger.

> *Attitudevraag*
> - Wat vindt u als arts van het besluit van Hassan en Gul?
> - Heeft uw mening gevolgen voor uw relatie met Hassan en Gul?
> - Heeft hun besluit invloed op verdere adviezen die u geeft over prenatale diagnostiek?

> *Kennisvraag*
> – Wat voor mogelijkheden voor prenatale en postnatale diagnostiek zijn er?
> – In hoeverre spelen taal- en cultuurverschillen hierbij een rol?

21.4 Diagnostiek

Ceroidlipofuscinose kan veroorzaakt worden door mutaties in verschillende genen[15]. Prenatale diagnostiek kan bij de meeste vormen van ceroïdlipofuscinose uitwijzen of het ongeboren kind een erfelijke aandoening heeft. Allereerst zal worden onderzocht of Gul en Hassan drager zijn van de mutaties die bij het neefje de aandoening hebben veroorzaakt. Mocht dit zo zijn, dan kan met DNA-onderzoek van cellen van het ongeboren kind worden onderzocht of ook dit kind de ziekte heeft. Met een vlokkentest of vruchtwaterpunctie worden cellen van het ongeboren kind verkregen. Na de geboorte van het kind kunnen verschillende onderzoeken plaatsvinden. Naast de standaard neonatale screening kunnen voor een kind van consanguïene ouders nog andere tests worden gedaan wanneer er sprake is van een positieve familieanamnese of verdenking op een stofwisselingsziekte. Na verwijzing kan een metabole kinderarts met bijvoorbeeld massaspectrometrie onderzoek naar bepaalde stofwisselingsziekten doen, waarvoor soms behandelmogelijkheden zijn.

21.5 Etnische verschillen in gebruik van prenatale diagnostiek

Uit onderzoek blijkt dat vooral Marokkaanse en Creools-Surinaamse vrouwen veel minder gebruikmaken van het eerste verloskundige consult vroeg in de zwangerschap dan autochtone vrouwen, Turkse vrouwen en Antilliaanse vrouwen[16]. Een laag opleidingsniveau en geen betaalde baan hebben lijken het verschil te verklaren. Omdat prenatale screening vooral plaatsvindt in het eerste trimester van de zwangerschap, missen vrouwen die zich laat melden bij de verloskundige zorg ook opties voor prenatale screening. (Voor prenatale screening op downsyndroom zouden vrouwen zich voor de elfde week, liefst bij acht weken zwangerschap, bij de verloskundige moeten melden.) Ander onderzoek laat zien dat allochtone vrouwen in vergelijking met Nederlandse vrouwen minder deelnemen aan prenatale screening op het downsyndroom[17]. Ook hier spelen een laag opleidingsniveau en een lage Nederlandse taalvaardigheid een rol.

Allochtone vrouwen hadden over het algemeen minder kennis over het downsyndroom en prenatale tests. In vergelijking met Nederlandse vrouwen geven Turkse en Surinaamse vrouwen vaker aan dat accepteren wat God geeft een afweging is om niet deel te nemen aan prenatale screening[17]. Allochtone vrouwen noemen ook redenen om wel deel te nemen aan prenatale screening, zoals gerustgesteld worden over de gezondheid van de baby, of je kunnen voorbereiden op de komst van een kind met downsyndroom.

Doordat allochtone vrouwen over het algemeen minder kennis hebben van prenatale tests en van het downsyndroom, vinden allochtone vrouwen het, in vergelijking met Nederlandse vrouwen, moeilijker om een geïnformeerd besluit te nemen om wel of niet deel te nemen aan prenatale screening.

Het Erfocentrum beheert meerdere sites met informatie over erfelijkheid (▶ www.erfelijkheid.nl), deze informatie is in diverse talen beschikbaar. Er is ook een website in het Turks en Nederlands met voorlichting over huwelijken tussen bloedverwanten en erfelijke bloedarmoede (▶ www.kalitim.nl). Op ▶ www.prenatalescreening.nl kan patiënteninformatie over het downsyndroom in het Turks en Arabisch gedownload worden

Casus

Een test uitvoeren op het ongeboren kind is geen optie voor Hassan en Gul, omdat abortus voor hen onbespreekbaar is. Beiden zijn moslim en hun overtuiging is dat God het leven van het kind gegeven heeft en het is niet aan hen om dat leven te beëindigen, ook dat is aan God. Ze stemmen wel toe in echo's om de groei van hun kindje te volgen, en in diagnostiek na de geboorte.

> *Kennisvraag*
> – Wat zijn gangbare opvattingen in de islam over prenatale diagnostiek en zwangerschapsafbreking?
> – Het lijkt of Gul en Hassan tegenstrijdig denken over prenatale diagnostiek (wel echo's, geen vruchtwaterpunctie). Kunt u hier een verklaring voor bedenken?

Islam, prenatale diagnostiek en zwangerschapsafbreking

Binnen de islam is geen eenduidige opvatting over zwangerschapsafbreking[18]. Ideeën over abortus zijn grotendeels gebaseerd op de religieuze visie op de ontwikkeling van een foetus. Gebaseerd op teksten uit de Koran wordt een foetus na ongeveer 120 dagen als bezield beschouwd, het kind heeft dan een ziel of levensadem ingeblazen gekregen. Dan begint het leven. Dit moment van bezieling wordt door veel geleerden als de scheidslijn gezien voor het wel of niet toestaan van zwangerschapsafbreking. Na 120 dagen is abortus uitgesloten, tenzij het leven van de moeder gevaar loopt. Over zwangerschapsafbreking vóór het moment van bezieling bestaat echter geen consensus. Door sommige geleerden wordt zwangerschapsafbreking helemaal verboden. Anderen staan het toe tot het einde van de vierde maand en weer anderen beperken deze periode tot 40 of 50 dagen[19]. Ook binnen andere godsdiensten zijn er geen eenduidige opvattingen. Wel is over het algemeen binnen het hindoeïsme en het orthodoxe christendom zwangerschapsafbreking onaanvaardbaar.

Over het wel of niet toestaan van prenataal onderzoek zijn de meningen verdeeld. Door sommige (traditionele) moslims wordt kennis die verkregen wordt door prenataal onderzoek (bijvoorbeeld over het geslacht of andere kenmerken van de ongeboren baby) gezien als kennis over 'onbekendheid van het laatste uur', ofwel kennis die alleen God toekomt. Of het vermoeden van een ernstige handicap bijvoorbeeld door erfelijkheid een legitieme reden is voor prenataal onderzoek en een zwangerschapsafbreking is dus niet eenduidig[19]. Ook kan men preconceptioneel testen afwijzen door het idee dat preconceptioneel testen in strijd is met de wil van God omdat alleen God weet hoe het ongeboren kind eruitziet[18]. Een interviewstudie onder Turkse en Marokkaanse islamdeskundigen in Nederland, moslimtheologen en imams, liet echter zien dat die overwegend positief stonden tegenover preconceptioneel testen van consanguïene paren, bijvoorbeeld omdat nakomelingen recht hebben op een gezond leven[18].

21.6 Zwangerschapsafbreking

In eerste instantie lijken de overwegingen van Gul en Hassan tegenstrijdig. Ze weigeren een test die kan vaststellen of hun baby de stofwisselingsziekte heeft, terwijl ze wel echo's laten maken. Voor dit echtpaar verschillen deze twee onderzoeken van elkaar. De echo's zullen laten zien of de baby goed groeit. Als hier problemen zijn, bestaat een mogelijkheid daar wat aan te doen. Aangezien voor de stofwisselingsziekte geen ander alternatief bestaat dan een geïnduceerde abortus, heeft het in hun ogen ook geen zin hierop te testen. Hun overwegingen worden teruggevonden in onderzoek onder zwangere Turkse vrouwen in Nederland. Deze vrouwen waren vooral op zoek naar veiligheid en ondersteuning, en zagen een echo als een goed instrument daarbij. Tegelijkertijd stonden ze wantrouwend tegenover andere vormen van prenataal onderzoek. Aangezien amniocentese (vruchtwaterpunctie) gepaard gaat met een risico op een miskraam, zou dat volgens sommige vrouwen vanuit islamitisch oogpunt vermeden moeten worden. Het is voor artsen belangrijk er niet op voorhand van uit te gaan dat zaken als prenataal onderzoek of zwangerschapsafbreking verboden zouden zijn binnen de islam. Bij elke patiënt dient u opnieuw af te tasten hoe uw patiënt er tegenover staat[19].

Zwangerschapsafbreking bij vrouwen van allochtone herkomst

Allochtone vrouwen kiezen relatief vaker voor zwangerschapsafbreking in vergelijking met Nederlandse vrouwen[20]. Echter, dit geldt niet voor alle allochtone groepen in Nederland: uit cijfers uit 2007 blijkt dat vrouwen uit de Nederlandse Antillen, Suriname, Afrikaanse landen (behalve Marokko) het vaakst voor zwangerschapsafbreking kiezen: 35 tot 41 op de 1000 vrouwen van dezelfde herkomst (tussen de 15-45 jaar). Voor vrouwen uit Marokko en uit Midden- en Zuid-Amerika (behalve de Nederlandse Antillen en Suriname) was dit respectievelijk 19 en 24 vrouwen op de 1000 vrouwen. Voor Turkse vrouwen, vrouwen uit Aziatische landen en westerse allochtonen was dit tussen de 5 en 11 per 1000 vrouwen. Bij asielzoeksters kozen ongeveer 15 per 1000 vrouwen voor een zwangerschapsafbreking[21]. Ter vergelijking: in 2007 kozen van elke 1000 Nederlandse zwangere vrouwen er ongeveer 5 voor een zwangerschapsafbreking. Voor de duidelijkheid: deze getallen betreffen alle zwangerschapsafbrekingen (dus hebben niet specifiek betrekking op consanguïene paren).

Casus

De zwangerschap verloopt voorspoedig en het gaat goed met Gul. Ze maakt zich wel af en toe zorgen over hun ongeboren kindje. Hassan en Gul hopen dat ze over drie maanden goed nieuws te horen krijgen.

21.7 Beschouwing

Veel mensen zullen bij huwelijken tussen bloedverwanten associaties hebben met iets primitiefs en onverstandigs. Wanneer zich dan bij u als arts een paar als Hassan en Gul aandient, dat besluit tot een risicovolle zwangerschap, kan dit gevoelens van weerstand oproepen. Een cultuurverschil kan uw relatie met deze patiënten beïnvloeden. Als u weet waarom in veel delen van de wereld consanguïene huwelijken worden aangegaan[10] en als u op de hoogte bent van de daadwerkelijke risico's, kunt u de patiënten beter bijstaan. Het extra risico door een consanguïen huwelijk is vaak maar enkele procenten. Wanneer er specifieke autosomaal recessieve aandoeningen in de familie of bevolkingsgroep voorkomen, kan dragerschapsonderzoek worden gedaan. Een klinisch genetisch centrum kan u over de actuele mogelijkheden informeren. Vanwege de snelle laboratoriumtechnische ontwikkelingen kunt u het beste telefoneren met een deskundige (zie bijvoorbeeld ▶ www.counsyl.nl en ▶ www.vumc.nl/cftest). Belangrijk is verder dat het betreffende paar met respect voor hun cultuur, waarden en keuzen benaderd wordt, ook al zijn consanguïene huwelijken niet gebruikelijk in de huidige Nederlandse samenleving. De Nederlandse cultuur heeft echter haar eigen gewoonten, zoals het uitstellen van het moederschap en geassisteerde conceptie, die de kans op aangeboren afwijkingen verhogen. Ondanks de medische risico's zijn deze gewoonten algemeen geaccepteerd in de Nederlandse samenleving.

Bloedverwantschap tussen ouders is één van de risicofactoren die de kans op aangeboren aandoeningen verhogen. Tijdige informatie over eventueel dragerschap geeft de aanstaande ouders mogelijkheden voor geïnformeerde keuzes en handelingsopties. Afhankelijk van de behoeften en wensen van de aanstaande ouders, kunt u andere handelingsopties voorleggen, bijvoorbeeld afzien van ouderschap, donatie van ei- of zaadcel van een geselecteerde donor, adoptie.

In vergelijking met Nederlandse vrouwen, ervaren allochtone vrouwen meer problemen bij het nemen van een beslissing om wel of niet deel te nemen aan prenatale screening. Het is raadzaam om vrouwen van niet-westerse herkomst niet te stereotyperen als ongeïnteresseerd in prenatale screening, maar om ze met veel aandacht te informeren over prenatale screening en aangeboren aandoeningen[17].

21.8 Verder lezen

- Bartels A, Loukili G (ism Stichting Platform Islamitische Organisaties Rijnmond). Islam en de legitimiteit van preconceptioneel testen (rapport). Amsterdam: Vrije Universiteit, 2010. Download via: ▶ http://www.spior.nl/index.php?option=com_content&view=article&id=249:islam-en-de-legitimiteit-van-preconceptioneel-testen&catid=61:actueel&Itemid=56

- Cornel MC. Consanguïniteit. In: Bonnet-Breusers AJM, Hira Sing RA, Hoppenbrouwers K, Rensen HBH, Wagenaar-Fischer MM (red). Praktijkboek Jeugdgezondheidszorg. Maarssen: Elsevier Gezondheidszorg, 2005: 1.23, 1-10.
- Modell B, Darr A. Genetic counselling and customary consanguineous marriage. Nature Reviews Genetics 2002; 3: 225-229.
- Waelput, AJM, Achterberg, PW. Kinderwens van consanguïene ouders: risico's en erfelijkheidsvoorlichting. RIVM Rapport 270032003/2007. Bilthoven: RIVM, 2007. Download via: ▸ http://www.rivm.nl/bibliotheek/rapporten/270032003.pdf

Literatuur

1. Saggar AK, Bittles AH. Consanguinity and child health. Paediatrics and Child Health 2008; 18; 5: 244-249.
2. Cornel MC. Consanguïniteit. In: Bonnet-Breusers AJM, Hira Sing RA, Hoppenbrouwers K, Rensen HBH, Wagenaar-Fischer MM (red). Praktijkboek Jeugdgezondheidszorg. Maarssen: Elsevier Gezondheidszorg, 2005: 1.23, 1-10.
3. Bittles AH, Black ML. The impact of consanguinity on neonatal and infant health. Early Human Development 2010; 86: 737-741.
4. Hamamy H, Antonarakis SE, Cavalli-Sforza LL, Temtamy S, Romeo G, et al. Consanguineous marriages, pearls and perils: Geneva International Consanguinity Workshop Report. Genet Med. 2011; Sep; 13; 9: 841-847.
5. Tadmouri GO, Nair P, Obeid T, Al Ali MT, Al Khaja N, Hamady HA. Consanguinity and reproductive health among Arabs. Reprod Health 2009; 8; 6: 17.
6. Gowri V, Udayakumar AM, Bsiso W, Al Farsi Y, Rao K. Recurrent early pregnancy loss and consanguinity in Omani couples. Acta Obstet Gynecol Scand 2011; 90; 10: 1167-1169.
7. Schulpen TWJ et al. Infant mortality, ethnicity, and genetically determined disorders in The Netherlands. European Journal of Public Health 2006; 16: 290-293.
8. Waelput, AJM, Achterberg, PW. Kinderwens van consanguïene ouders: risico's en erfelijkheidsvoorlichting. RIVM Rapport 270032003/2007. Bilthoven: RIVM. Download via: http://www.rivm.nl/bibliotheek/rapporten/270032003.pdf
9. Modell B, Darr A. Genetic counselling and customary consanguineous marriage. Nature Reviews Genetics 2002; 3: 225-229.
10. www.consang.net.
11. Bittles AH. The global prevalence of consanguinity, 2010. Download via: http:/ www.consang.net
12. World Health Organization. Medical genetic services in developing countries: the ethical, legal and social implications of genetic testing and screening. Geneve: WHO, 2006.
13. Hellmann PM, Knol NAC. Marokkaanse jongeren over erfelijkheid en gezondheid. Een kwalitatief onderzoek ter bevordering van de informatievoorziening aan jongeren met een Marokkaanse achtergrond. Soestdijk: Erfocentrum, 2004.
14. Hosli EJ, Çinibulak L, Pal-de Bruin KM van der. Meningen over en behoefte aan preconceptie advisering van allochtone vrouwen: een focusgroep onderzoek. Leiden: TNO, 2005.
15. www.ncbi.nlm.nih.gov/omim.
16. Choté A. Ethnic differences in antenatal care use, quality of care and pregnancy outcomes. The Generation R study. Rotterdam: Proefschrift Erasmus Universiteit, 2011.
17. Fransen M. Ethnic differences in prenatal screening for Down Syndrome. Information, decision-making and participation. Proefschrift. Rotterdam: Erasmus Universiteit Rotterdam, 2010.
18. Bartels A, Loukili G (ism Stichting Platform Islamitische Organisaties Rijnmond). Islam en de legitimiteit van preconceptioneel testen (rapport). Amsterdam: Vrije Universiteit, 2010. Download via: http://www.spior.nl/index.php?option=com_content&view=article&id=249:islam-en-de-legitimiteit-van-
19. Bommel A van. Koranuitleg over abortus. In: Wankele waarden. Levenskwesties van moslims belicht voor professionals. Forum, Utrecht: 2003, 231.
20. Kruier H, Lee L van, Wijsen C. Landelijke abortusregistratie 2008. Utrecht: Rutgers Nisso Groep, 2008. Download via: http://www.rutgersnissogroep.nl/productenendiensten/onderzoekspublicaties/rapport-lar-2008.pdf
21. Goosen S, Abortus onder asielzoekster in de centrale opvang. Registratie door de Medische Opvang Asielzoekers over de periode september 2004 – augustus 2005. Utrecht: GGD Nederland, 2006.

Een Poolse man met brandwonden

22.1	Uitleg van transplantatie, genezing van littekens en zelfzorg – 209
22.1.1	Lage gezondheidsvaardigheden – 209
22.1.2	Risicogroepen voor laaggeletterdheid – 210
22.1.3	Gevolgen voor gezondheid en gezondheidszorg – 210
22.2	Sociale context – 212
22.3	Beschouwing – 212
22.4	Verder lezen – 213
	Literatuur – 213

Casus

De heer Zuławski is van Poolse afkomst en werkt sinds korte tijd in Nederland. Hij is 29 jaar oud en werkt als lasser. Op een dag vat zijn broek per ongeluk vlam en raakt hij verbrand aan beide benen. Hij wordt door zijn collega's naar de Eerste Hulp van een ziekenhuis gebracht.

> *Kennisvraag*
> **Hebben mensen van allochtone herkomst een verhoogde kans op brandwonden?**

Etnische verschillen in incidentie van brandwonden

Migranten hebben een verhoogd risico op brandwonden, zo blijkt uit internationaal onderzoek[1]. Dat is waarschijnlijk gerelateerd aan hun sociaaleconomische status, waardoor de leefomstandigheden risicovoller zijn (bijvoorbeeld kleine of verwaarloosde woningen)[1] of inadequate eerste hulp[2]. Er bestaat geen Nederlands onderzoek naar brandwonden bij volwassen mensen van allochtone herkomst. Wel blijkt uit Nederlands onderzoek dat jonge, allochtone, mannelijke werknemers met weinig opleiding de grootste kans hebben om slachtoffer te worden van een arbeidsongeval[3] (zie ook kader *Allochtone werknemers en arbeidsongeschiktheid* in casus 18). Er is geen onderzoek naar Poolse werknemers in Nederland, maar het extra risico op arbeidsongevallen bij jonge mannelijke Polen houdt waarschijnlijk voor een deel verband met een lage sociaaleconomische positie. Het risico op een ongeval is het grootst voor werknemers met alleen basisonderwijs[3], bijvoorbeeld doordat zij laaggeschoold werk doen met meer blootstelling aan risicofactoren voor ernstige arbeidsongevallen. Beroepen waarin werknemers een hoog risico lopen, zijn schilder, metselaar, timmerman en andere bouwvakberoepen[3]. Poolse werknemers lopen ook op een andere manier een hoger risico. Veel ongevallen worden veroorzaakt doordat medewerkers hun werkplek onvoldoende beveiligen: onjuist materiaal en gereedschap gebruiken, werken zonder bevoegdheid, geen beschermingsmiddelen gebruiken of die buiten werking stellen. Afspraken maken over veilig werken kan bemoeilijkt worden door een taalbarrière op het werk en een andere 'arbeidsomstandighedencultuur' in het land van herkomst.

Casus

Op de Eerste Hulp blijken de brandwonden dermate ernstig dat de heer Zuławski overgebracht wordt naar een brandwondencentrum. In het brandwondencentrum wordt vastgesteld dat 20% van zijn lichaam verbrand is en dat hij tweede- en derdegraads verbrandingen heeft. Na een paar dagen blijkt dat voor de diepere brandwonden een operatieve behandeling met huidtransplantatie geïndiceerd is. Omdat de heer Zuławski geen Nederlands spreekt, probeert de arts via een tolk duidelijk te maken dat deze operatie nodig is. Het blijkt lastig om uit te leggen dat een operatie nodig is. Ook is het moeilijk uit te leggen hoeveel littekens zichtbaar zullen blijven en hoelang het helingsproces duurt.

Uiteindelijk denkt de arts dat de heer Zuławski goed geïnformeerd is over de transplantatie. De heer Zuławski stemt in met een operatie en lijkt te begrijpen waarom de transplantatie nodig is. Hij formuleert bijvoorbeeld via de tolk, in zijn eigen woorden, dat een operatie nodig is omdat 'anders de wond heel lang open blijft'. De transplantatie verloopt goed en de heer Zuławski krijgt in een later stadium, nadat de wonden dicht zijn, drukkleding aangemeten: dit is op maat gemaakte, elastische kleding die hij dag en nacht moet dragen om de littekengenezing optimaal te laten verlopen. Daarnaast krijgt hij een zalf mee om de littekens te hydrateren, die hij dagelijks op de littekens moet smeren. De heer Zuławski dacht dat hij het goed begrepen had, maar eenmaal thuis stuit hij op praktische problemen: hij heeft voor ieder been twee drukkousen, maar die worden snel vies op zijn werk. Hij heeft geen tijd om de drukkleding te wassen, dus doet hij af en toe de drukkleding niet aan. Hij denkt dat het niet zo erg is, want hij vermoedt dat het ook goed als er af en toe frisse lucht bij de littekens komt. Als de zalf op is, weet hij niet goed hoe hij aan nieuwe zalf moet komen. Hij besluit het een tijdje zonder te doen en het op een volgende afspraak met het brandwondencentrum ter sprake te brengen.

> *Kennisvraag*
> Welke factoren kunnen de uitleg van een transplantatie, de genezing van littekens en de zelfzorg bemoeilijken als de patiënt niet goed Nederlands spreekt?

> *Kennisvraag*
> - Wat zijn lage gezondheidsvaardigheden?
> - Hoe kunt u als arts omgaan met patiënten die lage gezondheidsvaardigheden hebben?

22.1 Uitleg van transplantatie, genezing van littekens en zelfzorg

Er spelen hier verschillende factoren een rol.

Ten eerste is het over het algemeen lastig voor artsen te voorspellen hoe littekens zich na het ongeval zullen ontwikkelen. Dit maakt dergelijke informatie complex: er moet de patiënt verteld worden dat de littekens zich bij mensen verschillend ontwikkelen en de arts moet met nuances aangeven dat waarschijnlijk niet duidelijk is hoe groot en ernstig de littekens bij de patiënt zullen worden.

Ten tweede bemoeilijkt een taalbarrière de uitleg van complexe informatie, ook al wordt een tolk ingeschakeld. Voor zorgverleners in de brandwondenzorg betekent dit dat het lastig is, ook via een tolk, om uit te leggen hoe littekens van brandwonden zich zullen ontwikkelen en hoe ze er uiteindelijk uit gaan zien. Ook kan het door de taalbarrière moeilijker zijn om tot een gezamenlijk besluit te komen over een eventuele transplantatie, bijvoorbeeld omdat het complex is om alle voor- en nadelen van een transplantatie samen met de patiënt (en de tolk) op een rijtje te zetten[4] (zie ook kader *Omgaan met een taalbarrière* in casus 19).

Ten derde hebben patiënten soms een eigen perspectief op de genezing van littekens, dat afwijkt van het medische perspectief. Zo vertelden Turkse en Marokkaanse ouders van kinderen met brandwonden in een onderzoek dat alleen God wist of de littekens zouden verdwijnen. Ze hielden hoop dat littekens zouden verdwijnen, hoewel zorgverleners hadden gezegd dat er littekens zouden blijven[5]. Ouders hadden hun eigen perspectief op het gebruik van drukkleding, die soms therapietrouw ondersteunde (bijvoorbeeld het idee dat God helpt de drukkleding te verdragen) en die soms therapietrouw ondermijnde (bijvoorbeeld het idee dat drukkleding niet goed was voor de (spier)ontwikkeling van het kind). Dergelijke niet-biomedische perspectieven op ziekte komen ook bij westerse migranten en bij autochtone Nederlanders voor[5].

Ten vierde kunnen lage gezondheidsvaardigheden bij de patiënt het voor de arts lastiger maken om complexe informatie uit te wisselen.

22.1.1 Lage gezondheidsvaardigheden

Gezondheidsvaardigheden zijn de vaardigheden van individuen om informatie over gezondheid te verkrijgen, te begrijpen, en te gebruiken bij het nemen van gezondheidsgerelateerde beslissingen[6]. Geschat wordt dat 11% van de beroepsbevolking zich op het laagste niveau (niveau 1) van geletterdheid bevindt. Dit betekent dat minstens anderhalf miljoen Nederlanders (10% van 15 miljoen) moeite hebben met het begrijpen en gebruiken van informatie uit teksten en dat zij problemen ervaren bij het uitvoeren van rekentaken. Er wordt geschat dat ongeveer een derde van deze mensen van allochtone herkomst is. Voor de beroepsbevolking in Polen wordt geschat dat ruim 40% van de beroepsbevolking zich op niveau 1 bevindt[7]. In de verschillende definities van gezondheidsvaardigheden staan de volgende elementen centraal[6]:

1. Het gaat om vaardigheden van individuen.
2. Het gaat niet alleen om toegang tot informatie, maar ook om het verkrijgen, begrijpen en gebruiken van informatie.

3. Het gaat niet alleen om schriftelijke informatie, maar ook om mondelinge en digitale informatie.
4. Het gaat om vaardigheden die nodig zijn om gezondheidsgerelateerde beslissingen te nemen. Hierbij wordt uitgegaan van het principe dat mensen een geïnformeerde, autonome keuze moeten kunnen maken.

22.1.2 Risicogroepen voor laaggeletterdheid

Laaggeletterden hebben over het algemeen een lager opleidingsniveau dan adequaat geletterden[6][8] (dit wil overigens niet zeggen dat mensen met een hoog opleidingsniveau nooit lage gezondheidsvaardigheden kunnen hebben). Andere risicogroepen zijn: ouderen en mensen die Nederlands niet als eerste taal spreken.

22.1.3 Gevolgen voor gezondheid en gezondheidszorg

Nederlands onderzoek naar laaggeletterdheid en gezondheid laat zien dat laaggeletterden vaker een matige of slechte gezondheid rapporteren dan hooggeletterden en dat zij vaker last hebben van ziekten en aandoeningen als astma, diabetes, kanker, hart- en vaatziekten en psychische problemen. Ook buitenlands onderzoek laat zien dat laaggeletterdheid en lage gezondheidsvaardigheden geassocieerd zijn met een slechtere gezondheid[9][10]. Bijvoorbeeld: goede bloedsuikerwaarden (een goede glykemische instelling) van kinderen met diabetes blijken gerelateerd te zijn aan goede lees- en rekenvaardigheden van hun ouders[11][12]. Kinderen van ouders met lage gezondheidsvaardigheden hadden een gemiddelde bloedsuikerwaarde van 10,4 mmol/l en kinderen van ouders met hoge gezondheidsvaardigheden hadden gemiddeld een waarde van 8,6 mmol/l (waarden hoger dan 10 mmol/l worden gezien als erg slecht)[11].

Lage gezondheidsvaardigheden beïnvloeden de gezondheid op de volgende manieren[6]:
1. De toegang tot en het gebruik van de gezondheidszorg. Mensen die laaggeletterd zijn en lage gezondheidsvaardigheden hebben, gaan bijvoorbeeld vaker naar de huisarts of medisch specialist dan nodig lijkt voor hun medische conditie, maar maken minder gebruik van preventieve programma's.
2. De interactie tussen de arts en een patiënt met lage gezondheidsvaardigheden verloopt vaak moeizaam. Het gebrek aan kennis bij de patiënt over de ziekte en behandeling, passieve communicatie en schaamte staan het vervullen van de actieve patiëntenrol in de weg. Ook zorgverleners zijn zich niet altijd bewust van de noodzaak om de communicatie aan te passen en gebruiken vaak medische termen of geven te veel informatie.
3. Lage gezondheidsvaardigheden zijn geassocieerd met weinig kennis over ziekte en inadequaat zelfmanagement. Onderzoek onder hiv-patiënten met lage gezondheidsvaardigheden toont bijvoorbeeld aan dat zij minder therapietrouw zijn, minder weten over hun behandeling en een lagere eigen effectiviteit voor het innemen van medicijnen rapporteren dan hiv-patiënten met adequate gezondheidsvaardigheden[13].

Laaggeletterdheid herkennen en gesprekstechnieken bij lage gezondheidsvaardigheden

De volgende signalen kunnen wijzen op een laaggeletterde patiënt[6]:
- Een patiënt vertoont tekenen van angst als hij iets moet opschrijven of iets moet lezen.
- Een patiënt vermijdt lees- en schrijfsituaties. Laaggeletterden geven zelf aan dat ze de volgende smoezen gebruiken:
    - Sorry, ik ben mijn bril vergeten.
    - Dat formulier vul ik thuis wel in.
    - Ik schrijf zo onleesbaar. Doe jij dat maar voor me.
    - Dat briefje krijg je straks van me.
    - Die bijsluiters zijn allemaal zo ingewikkeld (de patiënt heeft zijn medicijnen niet of niet juist genomen).
    - Ik dacht dat de afspraak morgen was (de patiënt komt (meerdere keren) niet

op de afspraak omdat hij de afspraken niet kan lezen).
- Ik kan niet lezen omdat ik woordblind ben.

Gesprekstechnieken
Vertel uw patiënt dat het niet raar is en dat er veel meer mensen zijn die niet of nauwelijks kunnen lezen en schrijven. De volgende gesprekstechnieken kunnen onder meer behulpzaam zijn[6][14]:

- Praat langzaam en neem de tijd voor het gesprek.
- Gebruik gewone taal en zo min mogelijk medische termen.
- Gebruik verschillende communicatiemiddelen (ondersteun het gesprek bijvoorbeeld met visuele middelen).
- Beperk de informatie en herhaal instructies.
- Geef niet te veel informatie in één keer.
- Leg de nadruk op kernboodschappen.
- Toets het begrip van de patiënt door terug te vragen wat zojuist uitgelegd is.
- Help de patiënt vragen te stellen.

Bij het NIGZ is een toolkit gezondheidsvaardigheden ontwikkeld met een overzicht van nationale en internationale hulpmiddelen, instrumenten en trainingen om mensen met lage gezondheidsvaardigheden te herkennen en de mondelinge, schriftelijke, digitale en interculturele communicatie in de zorg te verbeteren (► www.nigz.nl).

Casus

Na enkele maanden is de heer Zuławski weer volop aan het werk. Hij voelt zich weer gezond. Nadat hij kort na het ongeluk een tijdje met schuldgevoelens heeft geworsteld (had ik maar beter opgepast, dan was het ongeluk nooit gebeurd) voelt hij zich ook mentaal weer de oude.

> *Kennisvraag*
> - Hoe is de gezondheid van Poolse migranten in Nederland?
> - Is die vergelijkbaar met de gezondheid van Nederlanders?
> - Wat is de sociale context waarin Poolse migranten in Nederland leven?

> *Attitudevraag*
> Is voor u de zorg aan westerse migranten vergelijkbaar met de zorg aan niet-westerse migranten, of vindt u dat er verschillen zijn?

De gezondheid van Poolse migranten
In een onderzoek onder 500 Poolse migranten geeft de overgrote meerderheid (ca. 90%) aan een goede tot zeer goede gezondheid te hebben[15]. Opvallend is dat dit ook geldt voor Poolse migranten in de leeftijd tussen de 45 en 65 jaar. Het aandeel autochtone Nederlanders met een als goed ervaren gezondheid is in die leeftijdsgroep veel lager (74%). Waarschijnlijk komen vooral Polen met een goede gezondheid naar Nederland en/of keren Polen met een slechte gezondheid vaker terug naar het herkomstland. Voor Poolse jongeren die in Nederland wonen, geldt dit niet. De groep jongeren tot 25 jaar met een lage opleiding is een mogelijke probleemgroep. Zij zijn het minst vaak gelukkig en hebben de minst goede psychische gezondheid. Ook hebben ze relatief vaak overgewicht en doen minder dan autochtone Nederlanders aan lichaamsbeweging. Ze zijn vaak laag opgeleid en de werkloosheid binnen die groep is hoog. Ze gaan vooral om met andere Polen en voelen zich in Nederland niet thuis. Ze hebben een onduidelijk toekomstperspectief: een groot deel weet niet of ze in Nederland blijven wonen of terug zullen keren naar Polen.

In kwalitatief onderzoek wordt aangegeven dat overmatig alcoholgebruik onder Poolse immigranten in Nederland voor overlast zorgt, zowel in huiselijke sfeer als in het uitgaanscircuit[16][17]. Er bestaan echter geen cijfers over alcoholgebruik van Poolse migranten. Wel is de consumptie van alcohol voor mannen in Polen fors hoger dan voor mannen in Nederland[18].

Er lijkt geen verschil in gebruik van gezondheidszorg tussen Poolse migranten en autochtone Nederlanders, behalve wat het gebruik van de GGZ betreft. Dat lijkt relatief laag voor Poolse migranten. Vooral de taal lijkt een grote barrière. Naarmate men beter Nederlands spreekt, maakt men meer gebruik van GGZ-voorzieningen[15]. Mogelijk zijn er ook andere barrières, bijvoorbeeld een taboe om over psychische problemen te praten[17].

22.2 Sociale context

Sinds de toetreding van Polen tot de Europese Unie in 2004 is het aantal Poolse migranten gestegen. Het aantal geregistreerde Polen in Nederland is ongeveer 90.000, maar omdat niet alle in Nederland verblijvende Polen zich in de gemeentelijke basisadministratie inschrijven, is het aantal Polen dat in Nederland verblijft gebaseerd op schattingen. Er zijn verschillende schattingen, die steeds in de buurt van ongeveer 150.000 Polen uitkomen. Het aantal varieert waarschijnlijk over het jaar, met de meeste Polen in de maanden juli, augustus en september (oogstmaanden) en minder Polen in de winter[19]. Veel Polen spreken niet of nauwelijks Nederlands[20] [21] [22]. Poolse migranten zijn nu de grootste groep buitenlandse werknemers die in Nederland werken, maar inmiddels komen er ook meer Letten, Tsjechen en Slowaken. De meeste Polen komen naar Nederland om geld te verdienen. Er is een groep Polen die op en neer pendelt tussen Polen en Nederland en die een gedeelte van het jaar in Nederland verblijft om te werken, bijvoorbeeld tijdens het asperge- en aardbeienseizoen. Er is ook een groep Polen die het hele jaar in Nederland verblijft. In het onderzoek uit 2011 onder 500 Poolse migranten in Nederland heeft 69% van de Polen tussen de 15 en 65 jaar werk. Dit is vergelijkbaar met autochtone Nederlanders. 22% van de Polen uit het onderzoek heeft ten hoogste basisonderwijs gevolgd[22]. Bij de autochtonen is dit zeven procent. Van de Poolse migranten in Nederland heeft 34% een opleiding op mbo-, havo- of vwo-niveau en 20% op hbo-/wo-niveau. Zij zijn wel duidelijk hoger opgeleid dan bijvoorbeeld de Turkse en Marokkaanse groepen. Het opleidingsniveau van de Polen in Nederland lijkt nog het meest op dat van de Surinaamse groep. Wat de woonsituatie betreft, zijn de gegevens uit onderzoek niet eenduidig. In het ene onderzoek beschikken Polen relatief vaak over een zelfstandige woonaccommodatie en hebben ze relatief vaak een koopwoning. Andere studies komen tot andere uitkomsten: zelfstandige huisvesting en een koopwoning komen weinig voor, velen delen de woonaccommodatie met andere migranten (een kamer of vakantiewoning waarbij men sanitaire en kookvoorzieningen met anderen moet delen). Waarschijnlijk zijn in het ene onderzoek meer 'blijvers' onder de Poolse arbeidsmigranten geïnterviewd, die veel waarde hechten aan goede huisvesting, terwijl in andere studies veel arbeidsmigranten zijn geïnterviewd die daar minder waarde aan hechten[23].

22.3 Beschouwing

Deze casus draait om een patiënt uit een nieuwe migrantengroep (uit een zogeheten MOE- (Midden- en Oost-Europa) land). Door uitbreiding van de EU met nieuwe lidstaten is het voor migranten uit deze landen gemakkelijker om zich in Nederland te vestigen en er te werken. Er is wel een belangrijk verschil tussen Bulgaarse en Roemeense migranten en migranten uit andere MOE-landen. Voor Bulgarije en Roemenië geldt maximaal tot 2014 geen vrij verkeer van werknemers. Personen uit deze landen mogen in Nederland alleen arbeid verrichten als zij een tewerkstellingsvergunning hebben. Het is aannemelijk dat veel van deze migranten zich hier blijvend zullen vestigen[24]. Toch is er maar weinig bekend over de gezondheid en het zorggebruik van deze nieuwe migranten, met uitzondering van onderzoek naar Poolse migranten. Echter, ook dat onderzoek laat nog geen duidelijk beeld zien. Zo zou er sprake zijn van relatief ernstig alcoholmisbruik en relatief grote betrokkenheid bij verkeersongelukken, maar er zijn geen cijfers die dit onderbouwen. Onderzoek naar de gezondheid van andere migranten uit Oost-Europa, zoals Tsjechen, Slowaken, Letten (en in tweede instantie ook Roemenen en Bulgaren), staat nog in de kinderschoenen.

De migranten uit de MOE-landen zijn westerse migranten. Uit onderzoek blijkt dat artsen een grotere culturele afstand ervaren met niet-westerse allochtonen dan met westerse allochtonen[25]. Het delen van eenzelfde religie bijvoorbeeld kan de ervaren culturele afstand verkleinen. Toch kunnen ook bij westerse migranten problemen in de zorg ontstaan. Net als bij niet-westerse migranten kunnen taalproblemen en lage gezondheidsvaardigheden van de patiënt de zorgverlening bemoeilijken, bijvoorbeeld bij het geven van informatie of instructie.

Ook bij westerse migranten heeft de arts culturele competenties nodig: bijvoorbeeld specifieke kennis over de context waarin deze groep patiënten leeft, bewustzijn van eigen vooroordelen (bijvoorbeeld: 'Bij de Poolse patiënt zal er wel alcohol in het spel zijn geweest') en vaardigheden om informatie over te brengen op een voor de patiënt begrijpelijke wijze.

Een ander aspect van deze casus is de communicatie met de patiënt over complexe medische besluiten. Ook al wordt een tolk ingeschakeld, dan nog kan de informatie zo complex zijn, dat na één gesprek de patiënt nog niet goed heeft begrepen wat er gaat gebeuren. Ook kan de patiënt niet altijd optimaal meebesluiten over de behandeling, bijvoorbeeld omdat het niet altijd goed mogelijk is om de informatie over voor- en nadelen van een bepaalde behandeling in één gesprek te vertalen. De informatie-uitwisseling kan verbeterd worden wanneer de informatie verschillende keren herhaald kan worden, met tolk, op een rustiger moment van de dag. Ook kan bijvoorbeeld een verpleegkundige de patiënt er in de loop van de dag op aanspreken, met de vraag of alles begrepen is. Uit diverse onderzoeken blijkt dat zorgverleners het inschakelen van een formele tolk als een grote barrière zien en liever een familielid inschakelen[26] of iemand die toevallig voorhanden is (zoals een patiënt of werknemer die dezelfde taal spreekt als de patiënt). Voor het vertalen van complexe informatie heeft dit echter niet de voorkeur. Bij een formele tolk weet de zorgverlener zeker dat informatie goed wordt vertaald.

22.4 Verder lezen

- Al-Qattan MM, Al-Zahrani K. A review of burns related to traditions, social habits, religious activities, festivals and traditional medical practices. Burns 2009; 35: 476-481.
- Dagevos J (red). Poolse migranten. De positie van Polen die vanaf 2004 in Nederland zijn komen wonen. Den Haag: Sociaal en Cultureel Planbureau, 2011. download via: ▶ www.scp.nl/dsresource?objectid=28778&type=org.
- Dauphin S, Wieringen JCM van. De gezondheid en het zorggebruik van Midden- en Oost-Europeanen in Nederland. Een inventarisatie op beleidsniveau bij gemeenten, GGD-en andere instanties. Utrecht: Pharos, 2012.

Literatuur

1. Bishai D, Lee S. Heightened risk of fire deaths among older African Americans and Native Americans. Public Health Rep. 2010; 125; 3: 406-413.
2. Rawlins JM, Khan AA, Shenton AF, Sharpe DT. Burn patterns of Asian ethnic minorities living in West Yorkshire, UK. Burns 2006; 32; 1: 97-103.
3. Bakhuys Roozeboom M, Stam C, Klauw M van der, Nijman S, Ybema JF, Dijkstra M, Venema A. Monitor Arbeidsongevallen 2009. Hoofddorp: TNO, 2011. Download via: http://www.tno.nl/content.cfm?context=thema&content=inno_publicatie&laag1=891&laag2=904&laag3=1&item_id=849.
4. Suurmond J, Dokter J, Loey N van, Essink-Bot ML. Issues to address in burn care to ethnic minority children and their parents. Burns 2012; Jan 11 [Epub ahead of print].
5. Suurmond J. Eindrapportage Brandwondenstichting. Amsterdam: AMC-UvA, Sociale Geneeskunde, 2011.
6. Fransen MP, Stronks K, Essink-Bot ML. Gezondheidsvaardigheden: Stand van zaken. Rapport in opdracht van de Gezondheidsraad. Den Haag: Gezondheidsraad, 2011.
7. Organisation for Economic Co-operation and Development (OECD). Literacy in the information age. Final report of the International Adult Literacy Survey. Paris: OECD, 2000. www.oecd.org/dataoecd/48/4/41529765.pdf.
8. Pandit AU, Tang JW, Bailey SC, Davis TC, Bocchini MV, Persell SD, Federman AD, Wolf MS. Education, literacy and health: Mediating effects on hypertension knowledge and control. Patient Educ Couns 2009; 75; 3: 381-385.
9. DeWalt DA, Berkman ND, Sheridan S, Lohr KN, Pignone MP. Literacy and health outcomes: a systematic review of the literature. J Gen Intern Med 2004; 19: 1228-1239.

10. DeWalt DA, Hink A. Health literacy and child health outcomes: a systematic review of the literature. Pediatrics 2009; 124; Suppl 3: S265-S274.
11. Hassan K, Heptulla RA. Glycemic control in pediatric type 1 diabetes: role of care giver literacy. Pediatrics 2010; 125: e1104-e1108.
12. Janisse HC, Naar-King S, Ellis D. Brief report: Parent's health literacy among high-risk adolescents with insulin dependent diabetes. J Pediatr Psychol 2010; 35; 4: 436-440.
13. Wolf MS, Davis TC, Osborn CY, Skripkauskas S, Bennett CL, Makoul G. Literacy, self-efficacy, and hiv medication adherence. Patient Educ Couns 2007; 65: 253-260.
14. Twickler TB, Hoogstraaten E, Reuwer AQ, Singels L, Stronks K, Essink-Bot M-L. Laaggeletterdheid en beperkte gezondheidsvaardigheden vragen om een antwoord in de zorg. NTvG 2009; 153: A250.
15. Schellingerhout R. Ervaren gezondheid en zorggebruik. In: Dagevos J (red). Poolse migranten. De positie van Polen die vanaf 2004 in Nederland zijn komen wonen. Den Haag: Sociaal en Cultureel Planbureau, 2011. Download via: www.scp.nl/dsresource?objectid=28778&type=org.
16. Stichting Arka. Limburg. Inventarisatie welzijn Poolse migranten.Stichting Arka, 2011.
17. Graaff A. Nieuwe Polen, oude kwalen. Phaxx 2008; 7; 1: 14-16.
18. WHO. Grobal status report on alcohol and health. Geneva: WHO Press, 2011.
19. Dagevos J. Omvang en samenstelling van de bevolking. In: Dagevos J (red). Poolse migranten. De positie van Polen die vanaf 2004 in Nederland zijn komen wonen. Den Haag: Sociaal en Cultureel Planbureau, 2011. Download via: www.scp.nl/dsresource?objectid=28778&type=org.
20. Ilies M, Engbersen G, Snel E, Leerkes A. Diverse Migration Patterns. Contemporary Polish, Romanian and Bulgarian labour migrants in Dutch society. Rotterdam: Erasmus Universiteit Rotterdam (nog te verschijnen).
21. Weltevrede AM, Boom J de, Rezai S, Zuiderwijk L, Engbersen G. Arbeidsmigranten uit Midden- en Oost-Europa. Een profielschets van recente arbeidsmigranten uit de moe-landen. Rotterdam: Risbo, 2009.
22. Gijsberts M, Opleidingsniveau en taalbeheersing. In: Dagevos J (red). Poolse migranten. De positie van Polen die vanaf 2004 in Nederland zijn komen wonen. Den Haag: Sociaal en Cultureel Planbureau, 2011. Download via: www.scp.nl/dsresource?objectid=28778&type=org.
23. Snel E. Wonen en wijken. In: Dagevos J (red). Poolse migranten. De positie van Polen die vanaf 2004 in Nederland zijn komen wonen. Den Haag: Sociaal en Cultureel Planbureau, 2011. Download via: www.scp.nl/dsresource?objectid=28778&type=org.
24. Korte K. Binding met Polen en met Nederland. Blijven of terugkeren? In: Dagevos J (red). Poolse migranten. De positie van Polen die vanaf 2004 in Nederland zijn komen wonen. Den Haag: Sociaal en Cultureel Planbureau, 2011. Download via: www.scp.nl/dsresource?objectid=28778&type=org.
25. Duursen N van, Brummelhuis H ten, Reis R. Zorgverlening bij chronische buikklachten. Is er verschil in de behandeling van 'allochtone' en 'autochtone' patiënten. Cultuur Migratie Gezondheid 2004; 1; 2: 28-39.
26. Diamond LC, Schenker Y, Curry L, Bradley EH, Fernandez A. Getting by: underuse of interpreters by resident physicians. J Gen Intern Med 2009; 24; 2: 256-262.

Over de auteurs

Dr. Jeanine Suurmond werkt als postdoc onderzoeker bij de afdeling Sociale Geneeskunde, Academisch Medisch Centrum/Universiteit van Amsterdam. Zij geeft en ontwikkelt onderwijs over etnische diversiteit voor geneeskundestudenten en doet kwalitatief onderzoek naar zorg aan patiënten van allochtone herkomst.

Ir. Conny Seeleman is onderzoeker bij de afdeling Sociale Geneeskunde van het Academisch Medisch Centrum/Universiteit van Amsterdam. Haar onderzoek richt zich op het onderwerp etnische diversiteit in de zorg en culturele competenties. De afgelopen jaren heeft zij onder meer onderzoek gedaan naar de zorg voor asielzoekers, de zorg voor allochtone kinderen met astma en het ontwikkelen van meetinstrumenten voor cultureel competente zorg. Daarnaast ontwikkelt ze onderwijs over dit onderwerp voor studenten geneeskunde, artsen en andere zorgverleners.

Prof. dr. Karien Stronks is hoogleraar sociale geneeskunde en hoofd van de afdeling Sociale Geneeskunde, Academisch Medisch Centrum/Universiteit van Amsterdam. Zij leidt daar epidemiologisch en sociaal-wetenschappelijk onderzoek met betrekking tot de gezondheidstoestand en het zorggebruik van verschillende etnische groepen. Daarnaast verzorgt ze onderwijs over dit onderwerp aan studenten geneeskunde.

Dr. Marie-Louise Essink-Bot is arts Maatschappij & Gezondheid en epidemioloog. Zij werkt als universitair hoofddocent bij de afdeling Sociale Geneeskunde van het Academisch Medisch Centrum/Universiteit van Amsterdam. Zij leidt een onderzoeksprogramma op het gebied van diversiteit en kwaliteit van zorg en is coördinator van het onderwijs op het gebied van diversiteit in het curriculum geneeskunde van de UvA.

Register

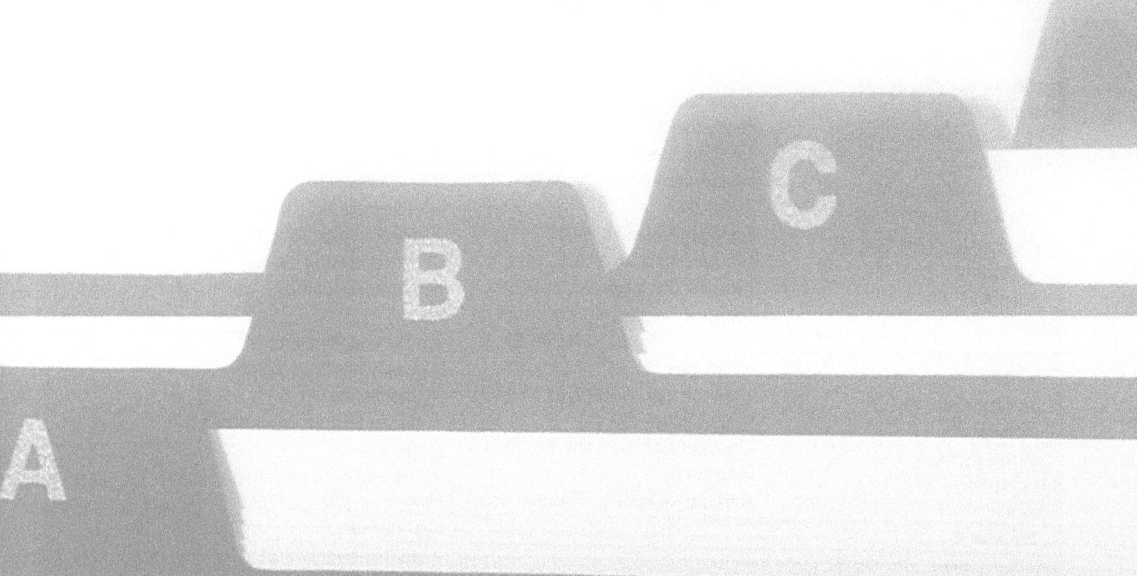

A

aangeboren afwijking 84, 90, 200, 205
acculturatie 7, 33, 134
alcoholgebruik 61, 195, 211
allochtone arts 149
allochtonen
- aantal 4
- definitie 2
- en verschil in sociaaleconomische status 8
alternatieve geneeswijzen 23, 147, 155
alternatieve therapieën 148
anemie
- diagnose van 38
anticonceptie 103
antigenen 42
antihypertensiva
- angst voor bijwerkingen 23
- differentiatie behandeling 21
arbeidsmigranten
- aantal 4
- sociale context 212
arbeidsongeschiktheid 174
arbeidsparticipatie 8, 174
arbozorg 176
asielzoekers
- aantal 4
- gezondheidsproblemen 118
- ptss ▶ zie ook PTSS 119
- uitgeprocedeerde 166, 170
- zelfdoding 170
- zwangere 168
astma
- patient centered communicatie 71
- percepties op 70
- ramadan 65
- sociale context 71
autochtonen
- aantal 5
- definitie 2
autonomie 66, 87, 115, 151, 182, 186

B

bedplassen 76
besluitvorming 77
- taalbarrière 101
betrokkenheid 66, 74
- arts 9, 101, 127, 154
- familie 196

bloedtransfusie
- levensbeschouwelijke principes 42
- sikkelcelziekte 42
bovennatuurlijk
- alternatieve therapie 147
- hiv als straf 51
boze oog 147
brandwonden 208
buitenland 115
- consult in 67
- ziek in 112

C

collectivisme 86
communicatie
- gespreksnormen 113
- hulpvraag 43, 100, 130
- kinderen 77
- met tolk 185
- metacommunicatie 93
- misverstanden 23, 84, 86, 101, 106, 175
- patient centered 72
- taalbarrière 101, 149
conflicthantering 93
consanguïniteit 200
constructie culturele verschillen 64
copingstrategieën 134, 155
culturele afstand 4, 10, 85, 213
culturele competenties 9, 14, 213
cultuur
- constructie 3, 7, 10, 13, 64, 85
- definitie 3
- kennis van 9, 55, 62, 63, 73, 83, 121, 126, 136, 192, 193
- reflectie op de eigen 114, 151, 163, 205
cultuurgebonden syndromen 194

D

dementie 122
depressie 91, 118, 126, 135, 139, 193
diabetes 200
- kinderen 76
- moederschap 201
- prevalentie 82
- zelfmanagement 82
diabeteseducatie 82
discriminatie 51, 52, 134, 137–139, 141, 175, 190
djinn ▶ Zie geesten 147

E

empathie 74, 101, 156, 193
erfelijkheidsvoorlichting 41, 201
etniciteit
- definitie 3, 4
etnocentrisch 73
euthanasie 10, 184, 185

F

familie 75, 84, 121, 183, 192, 195
fatalistisch 66, 156, 177

G

geesten 147
geneeskundige verklaring 169, 191
gezinshereniging 6, 119, 128
gezondheidsvaardigheden 63, 71, 83, 91, 103, 209, 210
GGZ 136, 156, 212

H

hart- en vaatziekten
- incidentie 60
- risicofactoren voor 60
- ziektebeleving bij 63
hemoglobinopathieën 39, 76, 200
hiv
- effect behandeling 48
- man/vrouw verschillen 48
- prevalentie 48
- preventie en voorlichting 53
- taboe 49
- therapietrouw 48, 50
hulpvraag 106
hypertensie
- antihypertensiva 21
- huismiddelen 23
- prevalentie 20
- stressfactoren bij 25
- therapietrouw 23
- ziektebeleving 22
- zwangerschap 90

I

illegaal 166
illegaal ▶ Zie onverzekerden 50

Register

Immigratie- en Naturalisatiedienst 169
individualisme 86
informatieplicht 182
instructie
- over geneesmiddel 103, 211
interculturalisatie 33, 176
islam 42, 65, 104, 147, 184, 185, 204
islamitische genezer 147

J
Jehova's getuigen 42

K
kennismaking 101, 136
kinderen
- als tolk 180
- besluitvorming met 77
- en lage gezondheidsvaardigheden 210
- gezondheidsverschillen 76
- met een chronische ziekte 43
- onverzekerd 167
- perspectief op astma 70
- therapietrouw 71
klachtpresentatie 62, 175
Koppelingswet 166

L
lactose-intolerantie 34
leefstijladviezen 23, 44, 63, 82, 83

M
maagdelijkheid 104
machtsafstand 113
marteling 118, 122, 134, 168
meisjesbesnijdenis
- argumenten tegen 163
- medische gevolgen 161
- prevalentie 160
- redenen 161
- voorlichting 162
- vormen van 160
- wet- en regelgeving 162

N
nationaliteit
- definitie 3
normen en waarden
- van artsen 87, 186
- van patiënten 54, 115

O
ondertoezichtstelling 150
onverzekerden 166
- financiering zorg 166
- kinderen 167
- medische klachten 168
- medische zorg aan 166
- zwangeren 168
onzekerheid bij artsen 10, 73, 112, 142
ouderen 121
- opleiding 7
- psychische aandoeningen 135
ouders
- van ziek kind 43, 70, 75, 77, 150, 209, 210
overgewicht 61, 76

P
palliatieve zorg 185
passieve patiënt 63, 85, 114, 210
patient delay 94
perinatale morbiditeit 90
perinatale sterfte 90
pijn
- en cultuur 175
prenatale diagnostiek 41, 203
protoprofessionalisering 63
psychische aandoeningen
- migratie als verklaring 190
- prevalentie 135
- verband met migratie 134
psychosociale anamnese 128
psychosomatische klachten 128
PTSS (posttraumatisch stressstoornis) 118

R
Raamplan geneeskunde 8, 9, 13, 14
racisme 138
ramadan 65
ras 3

rechterlijke machtiging 191
referentiekader 66, 75, 100, 107, 112
relativisme 192
religie 3, 42, 50, 53, 65, 104, 121, 147, 170, 182, 185, 202, 204, 213
revalidatie 63
risicoprofiel 60
- verschillen in 32
roken 60, 65, 91
rouw 25, 129, 155

S
schizofrenie
- discriminatie 190
- migratieproces 190
- prevalentie 135
schoonheidsidealen 163
seksualiteit 54, 105, 161
sikkelcelziekte 38
- behandeling 41
- diagnose 40
- leefregels 43
- prevalentie 76
- screening 41
sociaaleconomische status 7, 91, 174, 208
somatisatie 118, 126
stereotypering 10, 137, 193
sterven 129, 182
stigma 48, 51, 136, 196
stress 22, 33, 118, 134, 139, 155, 168
superioriteitsgevoelens
- arts 163

T
taal
- beheersing Nederlandse taal 102, 212
taalbarrière 13, 72, 93, 101, 102, 106, 180, 209
terugkeer 24
thalassemie 39
therapietrouw 22, 23, 50, 52, 70, 71, 83, 209, 210
tienerzwangerschap 91
toegankelijkheid zorg 33, 72, 166
tolk 180
transplantatie 42, 209
trauma 118, 119, 154, 155
tweede generatie 2, 7, 84, 85, 102, 134, 135, 140, 142, 181, 190

U

universalisme 192

V

verslaving 194
vertrouwen 116, 127, 129, 131, 136
vertrouwensrelatie 74, 78, 95, 127, 171, 185
verwachtingen 66, 84, 100, 112, 113
verzorgingshuis 121
VETC (voorlichter in eigen taal en cultuur) 163, 181
vitamine D-deficiëntie 30
- behandeling 31
- diagnose 31
- prevalentie 34
- verschil in risicoprofiel 32
vluchtelingen
- aantal 4
- copingstrategieën 155
- gezondheid van 118, 126, 135
voedingsadvies 24, 32, 83
vooroordelen 15, 51, 85, 120, 137, 142, 156, 177, 213
Vreemdelingenwet 24

W

westerse allochtonen 2, 5, 205, 212
WIA (Wet werk en inkomen naar arbeidsvermogen) 174

Z

zelfdoding 170
zelfmanagement 70, 82, 210
ziektebeleving 22, 23, 32, 53, 62, 70, 83, 114, 126, 136, 147, 148, 191, 209
zorg 139
zwangerschap 41, 85, 86, 90, 168, 200, 203
zwangerschapsafbreking 204

If you have any concerns about our products,
you can contact us on
ProductSafety@springernature.com

In case Publisher is established outside the EU,
the EU authorized representative is:
**Springer Nature Customer Service Center GmbH
Europaplatz 3, 69115 Heidelberg, Germany**

Printed by Libri Plureos GmbH
in Hamburg, Germany